# 中医特色亚健康评估技术

许家佗　张志枫　编著

U0252329

科学出版社

北京

## 内 容 简 介

本书研究团队从 20 世纪 70 年代开始致力于中医诊断技术现代化研究。在费兆馥教授等老一辈中医名家带领下，开展了脉诊客观化、望诊(舌诊)信息化、证候诊断智能化、中医特色健康辨识技术等研究，并将这些研究广泛应用于健康评估和亚健康诊疗中，积极探索建立中医特色的亚健康评估技术体系。研究初步形成了集亚健康理论研究，亚健康诊断与干预、疗效评价为一体的亚健康诊疗体系。本书主要是对这一系列研究工作进行系统介绍。

本书可以为中医特色的保健、康复、养生的信息化提供参考技术方案，为亚健康状态的中医临床诊断、疗效评价提供有效方法和指标，为临床个体健康分类与监测、社区医疗、个人健康管理、保健与疗效评价等提供信息化的决策支持和评价方法。冀以同道共同致力于中医诊疗技术智能化发展。

本书可供中医诊疗信息化、智能化，健康评估及亚健康干预等研究方向的同道参考阅读。

**图书在版编目(CIP)数据**

中医特色亚健康评估技术 / 许家佗,张志枫编著.
—北京：科学出版社,2021.2
ISBN 978－7－03－068024－2

Ⅰ.①中…　Ⅱ.①许…②张…　Ⅲ.①中医学—保健
—基本知识　Ⅳ.①R212

中国版本图书馆 CIP 数据核字(2021)第 026108 号

责任编辑：陆纯燕 / 责任校对：黄晓鸣
责任印制：谭宏宇 / 封面设计：殷　靓

科学出版社 出版
北京东黄城根北街 16 号
邮政编码：100717
http://www.sciencep.com

南京展望文化发展有限公司排版
广东虎彩云印刷有限公司印刷
科学出版社发行　各地新华书店经销

\*

2021 年 2 月第　一　版　开本：B5(720×1000)
2024 年 7 月第二次印刷　印张：16 1/4
字数：300 000

定价：100.00 元
(如有印装质量问题,我社负责调换)

# 前　言

随着时代变迁、世界经济与社会环境的改变,维护健康状态、提高生命质量成为全球共同关注的重大卫生议题。21 世纪以来,"疾病医学"向"健康医学"发展,已经成为全球医学的发展新趋势。我国卫生服务的发展方式也在从"偏重治疗"向"健康促进"转变。传统中医学作为国粹,具有完善的健康理论、丰富的健康实践经验与技术手段,中医"治未病"的健康理念深入人心。发挥中医药在维护健康、防治疾病领域的特色与优势,服务"健康中国"战略,已经成为中医药领域发展的核心任务。随着中医现代诊疗技术、仪器设备的发展,尤其近年来互联网、人工智能与大数据等信息技术的发展,为中医学现代化发展提供了新的技术支持,中医特色的信息化、智能化健康诊断与评价已经成为可能,这一研究与应用也受到越来越多的关注。中医特色的健康辨识与亚健康评估技术研究正体现了当今医学模式的转变和"健康中国"战略的需求。

本研究团队从 20 世纪 70 年代开始,在上海中医药大学费兆馥教授等老一辈中医名家带领下,在国内率先开展脉诊客观化研究,研究的关键技术与研发的核心仪器设备已经成为行业公认的代表性成果。从 20 世纪 90 年代后期开始,团队又在张志枫、许家佗教授的带领下,与厦门大学周昌乐教授等计算机领域专家深入合作,开展了面色诊、舌诊信息化研究。随着舌脉诊等中医诊断技术信息化研究的逐渐深入,中医诊断技术科研攻关的协同推进,团队研究聚焦中医健康评估与亚健康诊断领域。在国家高技术研究发展计划(简称"863 计划",2008AA02Z407)、"十二五"国家科技支撑计划(2012BAI37B06)、国家自然科学基金(30300443、30873463、81173200、81102558、81373556、81873235、81904094、81973750)等项目的支持下,研究应用现代中医诊断信息化技术,围绕中医特色健康辨识和亚健康评估,积累了一系列原创关键技术及专利、高水平论文和专著、核心仪器等应用成果,逐步建立中医特色的健康辨识技术体系。本书系统回顾了团队的研究历程,归纳和总结了中医亚健康评估的主要内容,围绕中医特色健康辨识方法、亚健康评估分类方法、健康与亚健康评估技术与仪器研发、信息化智能化技术应用等内容,探讨建立中医特色的健康状态辨识与亚健康评估技术体系。

本书汇集的研究内容和成果主要包括如下内容。

（1）探讨建立中医特色的健康辨识体系及亚健康评估分类方法，提出基于中医诊断信息数据化的健康辨识与分类方案。

（2）建立适用于健康状态辨识的面色诊、舌诊、脉诊、问诊检测技术与方法，并建立与之相适应的硬件采集系统、软件分析系统。

（3）建立中医四诊信息数据库、健康分类信息数据库，发展健康辨识与亚健康评估数据分析技术，构建中医特色的亚健康评估分类方法与指标体系。

本研究初步形成了集亚健康理论研究、亚健康诊断与干预、疗效评价为一体的亚健康诊疗体系，可以为中医特色的保健、康复、养生提供数字化工具，为亚健康状态的中医临床诊断、疗效评价提供有效方法和指标，为临床个体健康分类与监测、社区医疗、个人健康管理、保健与疗效评价等提供信息化的决策支持和评价方法。

我们将近 20 年的部分研究工作汇集成册，希望能为中医领域从事亚健康研究的同道提供参考。由于本研究是探索性的工作，相关工作还在不断进行中，不当之处在所难免，欢迎同道批评指正。

编 者

2020 年 6 月

# 目　录

# 引 言

从严格意义上讲,亚健康或亚健康状态(sub-health status)不属于中医学范畴,而是随着现代医学模式转变而产生的类似"亚疾病"分类模式。20世纪70年代开始,人类医学模式逐渐从生物医学模式向"生物-心理-社会"医学模式转变,并迅速在全球医学领域达成普遍共识。20世纪80年代,Berhman提出"亚健康"概念,引起医学界的广泛关注。这反映出人类对医学提出了更高的要求,逐渐从"关注疾病"向"关注健康"发展,从"追求解决疾病的基本需求"向"完美健康的高端需要"转变,体现了医学功能和健康内涵的扩展。应注意,新的医学模式对健康状态提出了更为严格甚至近乎苛刻的要求,绝对意义上的"健康"更像是一种不可企及的医学愿景。对于每个个体——人而言,应当最大限度地追求和维持高质量的相对健康状态。

1. 医学模式与健康、疾病分类

中西方医学对健康和疾病的关注,从本质上讲是一致的,没有对疾病的认识,就不会有对健康的评价;同样,没有对健康的评价,也就不会产生疾病的概念。健康的概念随着医学模式的发展而不断丰富、变化。中西方医学对健康的认识有所不同,但在新的"生物-心理-社会"医学模式下没有本质区别。而在疾病分类体系上,中西方医学却有显著的差异,这种差异不仅仅体现在地域、种族、体质、疾病谱上,还包含了哲学、文化、习俗,甚至是社会、精神、道德上的差异。以西医学为主流的现代医学体系形成了日益复杂的疾病体系。《国际疾病分类》(*International Classification of Diseases*)是由世界卫生组织(World Health Organization,WHO)制定颁布、国际统一的疾病分类标准,作为权威的国际标准已有百年历史,它是确定全球卫生趋势和统计数据的基础,使卫生专业人员能够通过一种通用语言来交换世界各地的卫生信息。值得一提的是,2019年5月25日,第72届世界卫生大会通过了包含起源于中国的传统医学的《国际疾病分类第十一次修订本》(ICD-11),中医药正式接入这一国际主流医学分类体系。

在数千年的实践中,传统中医学已经形成了一套相对独立的医学体系,具有独特的理论体系、疾病分类方法和治疗干预手段。对于疾病的分类,中医更注重人与疾病共同作用关系,以及人体功能状态的综合表现,这是中医整体观思维和微观认识的局限性共同决定的。西医学在疾病体系分类方面可谓精细,从某种意义上讲,但凡有一种不适症状表现或若干种不适症状的组合表现,都可以给一个疾病名称下定义。这种疾病名称的定义,可以完全不依赖于其发病机制是否明确。因此,从这个角度而言,西医学并不需要在真正意义上关注所谓的"亚健康"。即使是一种亚疾病状态(亚临床状态),或者某一种疾病的亚临床状态,西医学同样可以给出适当的命名而纳入疾病分类体系。虽然亚健康概念的提出已经近40年,但在西医学领域中并未有实质性的发展,甚至存在一定争议。我们很少听说某位西医学者专门从事"亚健康研究",或许在某些西医医生眼中,"亚健康"可能不属于其专业领域。很多临床疾病的命名也可以说明这一现状,尤其各类以"××综合征"命名的疾病,如女性"更年期综合征"或"围绝经期综合征",更年期本是生命过程的特定年龄段,女性绝经期也是必然的生理过程,女性在围绝经期的各种不舒适症状都可以归入这一诊断;再如"慢性疲劳综合征(chronic fatigue syndrom,CFS)",如果疲劳是亚健康最常见的异常症状,那么慢性疲劳综合征可以将所有不明原因的各种持续性疲劳纳入其中。现代医学在临床指标检测方面日益多样和微观化,不但包括心电图、超声、CT、MRI、血液免疫等各类临床理化指标,而且分子层面疾病基因的风险分析也日益主流化。针对各个临床常规指标,现代医学已经建立了一个基于人群基数的正常参考范围,并以此为依据对每个个体进行健康和疾病的评估与诊断,甚至对指标的依赖远远超过了患者的主观感受和症状表现。这种对指标的过度依赖是一把双刃剑:一方面,的确可以实现无症状患者的早诊断、早治疗,但也会因为指标的阴性结果而忽略某些疾病诊断,造成误诊、漏诊;另一方面,对指标的过度依赖可能导致过度诊断、过度治疗。可以说,以西医学为主体的现代医学疾病分类是建立在明确概念定义、具体指标两个方法学上的,在概念范畴和具体指标体系的约束下,疾病分类和诊断具体而明确,符合现代标准化管理体系。

2. 中医特色健康辨识现状与分析

习近平同志指出:中医药学凝聚着深邃的哲学智慧和中华民族几千年的健康养生理念及其实践经验,是中国古代科学的瑰宝,也是打开中华文明宝库的钥匙。深入研究和科学总结中医药学对丰富世界医学事业,推进生命科学研究发展具有积极意义。中医学具有完善的健康理论、丰富的健康实践经验与技术手段,中医"治未病"理念已经在健康领域深入人心。中医药在健康领域拥有广阔的群众基础和社会需求。现有的健康体检评价都是建立在现代医学指标评价基础上的,中医对健康的评价理论、方法虽然长期存在,但没有形成具体、客观的评价体系,严重影响了中医药健康辨识、干预和疗效评价方面的推广应用。随着中医现代诊疗技术、仪器设备的发展,尤其近年来互联网、人工智能与大数据等信息技术的发展,为中医学现代化发展提供了新的技术支持,中医特色的信息化、智能化健康诊断与评价已经成为可能,这一研究与应用也受到越来越多的关注。中医四诊和辨证理论是中医诊疗的特色,随着中医诊疗技术的现代化发展,将中医四诊与辨证诊疗模式通过数字化、信息化形式完善,应用数据挖掘等人工智能方法完善中医健康辨识体系,成为新的研究增长点。本研究旨在围绕"中医特色健康辨识方法、亚健康分类方法""相关健康与亚健康评估技术与仪器设备"两方面研究,构建具有中医特色和内涵的健康评价决策支持体系,建立以信息技术为平台的中医特色的健康辨识、亚健康分类方法,为中医药健康领域在人工智能、大数据与"互联网+"模式下的新发展提供技术支持。

随着我国居民生活水平的不断提高,公众对医疗健康服务的质量也有了更高的要求,对医疗保健的需求更加多样化。另外,由于我国工业化、城市化地域不均衡,人口老龄化进程不断加速,又突显出医药卫生资源总量不足、基层医疗卫生体系薄弱、疾病模式转变引发医疗费用过快增长等问题,导致我国医疗卫生面临的形势更加严峻。为此,政府已经提出:从根本上缓解群众的看病就医难题;减轻百姓看病负担,扩大服务覆盖人群;卫生服务发展方式必须从偏重治疗向健康促进转变等要求;进一步扩大基本公共卫生服务覆盖人群,增加服务内容;要求居民健康档案规范化电子建档率达到75%以上。深入开展健康状态评估和中医学健康评估干预体系研究,是现阶段有效解决我国医疗卫生供需矛盾的重要举措之一。中医学在人类健康领域做出的独特贡献,具有重要的社会价值和现实意义。

中医学数千年的丰富理论和实践经验,形成了独特的"形神合一""整体审查""辨证论治"等健康观念,使得中医学在健康状态的辨识、干预和疗效评价研究中更具特色和可行性。中医学对健康状态的评估和干预优势已经逐渐显现,可以大致归纳为预防优势、诊断评价优势、天然药物及自然疗法的优势。

1)"治未病"原则指导的预防优势

中医对亚健康的认识,历史悠久,实践经验丰富。早在《黄帝内经》中就已经将"治未病"思想提升到哲学高度和理论层次:"圣人不治已病治未病,不治已乱治未乱,此之谓也,夫病已成而后药之,乱已成而后治之,譬犹渴而穿井,斗而铸锥,不亦晚乎?"即提倡"未病先防,既病防变",防胜于治。"治未病""养生防病""体质学说"等内容,体现了以中医学预防为主的防病治病观。对体质和健康偏态的干预,本质是对疾病的一种预防措施,是预防和阻止健康状态向疾病状态转变,对于健康指导和干预具有重要指导意义。中医学认为,人体是一个自我调节、自我平衡、自我恢复、自我建设的整体功能和合系统。从现代医学角度来看,亚健康患者没有明确的疾病诊断依据,但从中医角度看,亚健康状态可归结为阴阳、气血、脏腑功能开始"失于平衡"的病理状态,进而辨证论治,有针对性的干预,以平为期。

2)"整体观"指导的诊断评价优势

"整体观"注重人体功能的综合反应状态,"整体观"是中医学对人体的认识论、方法论区别于现代医学最显著的特点。中医学对健康偏态、疾病的诊断都是通过"望、闻、问、切"四诊合参的方法,全面地收集症状、体征,及时动态地把握病理变化过程,并将其概括为特定的病理本质——"证"。这一独特理论不仅在健康评估、亚健康干预方面,还是在疾病治疗中都与现代医学具有较强的互补性。中医学注重从整体角度认识机体功能状态及内在各子系统(阴阳、气血、脏腑)的相互关系,通过"望、闻、问、切"四诊合参的独特诊断方法,全面、动态地把握人体的生理、病理信息。中医四诊结合的"整体观"与疾病预防理念相得益彰,使中医诊断方法在健康偏态评估和干预领域具备明显的优势。

3)天然药物及自然疗法的优势

目前,针对人的亚健康状态,现代医学尚缺乏有效的特异性治疗措施,但中医药却有着丰富的实践经验和巨大的潜能,中医擅长对人体非健康状态的调整。中医药包括综合调理、双向调节、多靶点综合干预、提高机体抵抗力等治疗原则,对亚健康状态的干预更加契合。在预防上,中医学有悠久而丰富的养生理念和体质学说内容,指导人们怎样聚精会神、保生长全,"未病先防",防止疾病的发生;通过研究不同体质的生理、病理特点,分析疾病状态、病变性质和发展趋向,"既病防变",从而指导疾病的诊疗,防止疾病加重,干预疾病转归。在诊断上,中医学从整体观念出发,全面审查人的神、色、态、脉、舌等体征及症状,与性格、饮食、二便等诊断信息,四诊合参,综合判断"证",通过辨证推导病理体质或疾病特征。在治疗上,中医学以调整阴阳、纠正气血与脏腑偏盛偏衰、扶正祛邪为原则,运用综合调理的方法,借助中药和针灸、推拿、导引、食疗疗法对亚健康状态进行干预,这种针对"调整状态"的治疗方式较西医更加适合亚健康状态的干预。

中医药在亚健康诊疗方面的潜在优势是明显的,但在实践中这种潜在优势尚未得以发挥,因此,如何提升和发挥这种优势,已经成为中医药领域的重要研究课题。中医学对人体的认识论、方法论区别于现代医学的另一个特点,就是注重人体的功能反应状态。因此,中医学强调四诊合参,动态把握特定的病理本质——"证"。中医学注重不同的生理反应类型(体质)和病理反应状态(证候)。在此基础上,中医体质学与健康状态的关系探讨引人关注。从体质学方面去研究健康状态,是中医学辨证思维的集中体现。在体质研究中有人指出,除了正常体质外的不同体质类型,即不同偏态体质(亚健康)类型。体质是相对稳定的个体特征,具有可变性,即"体质可调性"。刘保延等通过研究指出,中医证候存在不同类别与层次,健康、亚健康、疾病都存在证候这样一种"运动状态和方式"。由王琦教授领衔的"九种中医体质分类"研究成果,已经成为中华中医药学会推广的"行业标准之一"。这一标准突出了中医学"形神合一""四诊合参"的特点,体现了中医体质特色,同时,选择了现代人能够接受的体质分类角度(没有选择传统的"阴阳二十五人"等体质分类),是中医体质学现代发展的重要标志之一。这一体质评估方法为中医药进一步评估和干预不同健康状态提供了重要的依据。该体质评估方法的核心是采用主观问卷的方式进行体质评估,如果能够进一步结合中医四诊客观信息数据,无疑将会进一步提升中医体质学的科学内涵。

对于中医诊断评价过程来说,体质和健康状态的"偏态"只要有"四诊"症状的存在,就可以依据中医学"辨证论治"原则,进行证候的辨识和区分,并指导临床干预与治疗。2006年中华中医药学会在《亚健康中医临床指南》中提出了亚健康中医临床指导原则,把亚健康分为3类8个证型,为健康状态偏态的评估和分类奠定了基础。以体质和亚健康分类为指导,从中医学角度进行体质与健康评估、健康偏态干预疗效评价已经可行,但尚缺乏具体的实施方法、技术规范,中医特色亚健康评估和干预仍未形成一个完善的技术体系,这已成为限制中医药在亚健康领域发挥优势的瓶颈。因此,当务之急是要建立符合中医理念的健康评估分类体系和标准,用以规范和指导健康分析和疗效评价。

近半个世纪的中医四诊技术的客观化研究为现代中医诊断技术信息化应用奠定了重要基础,现代信息技术的发展又为中医诊断技术信息化的应用提供了前所未有的良好平台,建立"基于四诊信息化技术的中医健康评价体系"将会极大地促进中医健康维护、亚健康干预、体质与健康管理的普及与应用,该体系具有广泛的需求和社会效益。

3. 决策支持系统与中医信息领域应用研究

决策支持系统是信息技术领域备受瞩目、快速崛起的技术方法,经过40多年的发展,其基本理论,如最核心的证据数据采集、存储、加工和再现方面,已经有了长足进步;其技术系统,如硬件配置、软件工具平台在商业方面已取得显著成就。根据数据挖掘的知识类型,可以将其分为关联分析(association analysis)、分类(classification)、聚类(clustering)、相似性分析(similarity analysis)和异常数据分析(outlier analysis)等。中医诊断决策支持系统常用到的是关联规则挖掘和分类挖掘等。

关联分析的提出侧重于确定数据集中项和集之间的关系。自从 Agrawal 等首次提出关联规则的概念以后,涌现了大量针对关联规则相关算法的研究,包括模糊关联规则、量化关联规则等。关联规则挖掘的对象一般是大型数据库,目的是用来发现一组项目数据之间的关联/相关关系,它们经常被表达为一组规则形式,形式一般被表示为

$$A_1, A_2, \cdots, A_m \Rightarrow B_1, B_2, \cdots, B_n \qquad (0.1)$$

式(0.1)中,$A_k(k=1, 2, \cdots, m)$,$B_j(j=1, 2, \cdots, n)$是数据库中的数据项,根据一个事件中某些数据项的出现可以导出另一些数据项在同一个事件中的出现是关联规则挖掘的目标。中医症状之间具有一定的内在相关性,因此,关联分析是寻求中医理论指导思想下的分类重要方法。

分类问题是数据挖掘的一个非常重要的研究内容,即通过对已有数据的学习,构造具有某些特定属性的分类器(也称为分类函数)。构造的过程包括分类模型创建和分类模型使用。目前已开发出多种用于解决文本数据分类、医学诊断、智能计算等领域的分类问题的算法,如决策树(decision tree)、贝叶斯网络(Bayesian network)、人工神经网络(artifical neural network,ANN)、支持向量机(support vector machine,SVM)、粗糙集(rough set)等。决策树是数据挖掘领域最常用的解决分类问题的算法。贝叶斯网络分类是基于统计的分类,使用贝叶斯公式进行预测,把从训练样本中计算出的各个属性值和类别预测比作先验概率,利用贝叶斯公式及相关的概率公式计算各实例的条件概率,选取概率值最大的类别作为预测值。贝叶斯网络主要是研究不确定性知识表达和推理的方法,可以把概率推理和网络结构有效地结合起来,该算法提供了进行知识表达、解释、推理和预测等框架。ANN的研究已经取得了许多的进展,主要有4种类型:前向型、反馈型、随机型和自组织型。SVM也是数据挖掘和决策支持系统常用的算法之一。

中医诊断决策支持系统是利用上述算法进行数据挖掘,从大量的中医四诊数据库中抽取与诊断分类、证候分类有关的隐含的、未知的、有意义的知识模型或分类规则。由于决策支持系统是以应用为导向的,不断拓展新的应用问题、解决限制应用深化过程中的实际难题会成为将其运用于中医诊断过程的主要内容,使分析模型的功能问题成为不同于信息获取、系统设计、可视化等其他问题,而成为由中医专家和知识系统工程师共同承担的问题。由于通用的数据库基础平台都是以提供数据管理、可视化、简单处理工具等为目的,只有简单的查询、量算、统计等功能,分析能力弱,不可能完成复杂的、有领域约束的、动态变化的、特定的智能化信息处理任务。因此,中医诊断需求与专家系统相结合成为中医现代化发展中更具挑战性的方向。

现代信息技术的飞跃式发展,为中医诊疗技术信息化提供了重要前提。中

医诊断决策支持系统集合了多领域数据和多种数据形式,可以存储大量的医学相关数据,实现了中医诊断现代化。中医诊断技术信息化的应用将会愈来愈广,处理的问题也会越来越复杂,单靠传统的中医诊断手段已经不能满足社会对信息快速、准确和智能化处理的要求,如在诊断技术标准化、临床海量诊疗数据分析与处理、远程医疗、个人健康管理等方面,对中医诊断决策支持系统的需求越来越明显。中医诊断决策支持系统是一个集中医诊断学、计算机科学、人工智能、管理科学等为一体的新兴研究方向,它的发展与相关学科的进步是密不可分的。

中医诊断决策支持系统是针对基于中医特定知识与经验来解决中医诊断过程中的决策问题,如确定证候分型、决定治则治法、选择治疗方药、评价疗效等。因此,中医诊断决策支持系统的具体应用是人工智能领域问题求解研究的典型问题,它具有两个特点:一是涉及大量的中医四诊数据;二是需要中医专业的领域知识来指导和约束。以往中医药领域已经开展了大量的智能辨证分析研究,取得了很多研究经验。但以往研究仅仅把计算机系统作为一个存储数据、融合信息和可视化的工具,而对于决策之类的问题求解,仅是起到辅助性的作用。以往中医智能化辨证研究中,任务中最困难、最核心的决策支持工作由系统的使用者来完成,而非真正实现智能化决策支持。其具体原因在于:一是原始诊疗数据的支持性不够。主观性太强的四诊信息在数据稳定性、可重复性、纯净性上都存在很大问题,还没有实现"真正意义上的数据化"。二是缺乏中医特色的数据模型指导"决策支持"。中医疾病分类方法的独特性决定了单纯性的数据挖掘、知识发现并不能够建立符合临床实际的决策模型,应该建立具有中医内涵的指导模型,如先从某些特定领域展开,然后逐步推广到疾病全领域。"基于四诊信息化技术的中医健康评估体系"这一特色领域研究正是针对以上两个原因设计和展开的,其直接目标是基于四诊客观信息建立中医特色健康评估体系,更长远的目标是指向"建立中医诊断决策支持系统",这是更具挑战意义的研究,也是中医真正实现自身现代化的核心内容。

4. 现代中医诊断技术与中医特色健康状态评价研究

充分利用中医诊断技术的信息化手段,将现代中医诊断技术有效地客观化、标准化,建立健康状态的现代中医诊断评价方法,将有助于建立中医特色的健康状态评价体系。传统的中医四诊方法存在主观性强、缺乏统一标准等不足。现代中医诊断技术是传统中医诊断方法的发展和延续,其中,信息化、数字化、标准化是现代中医诊断技术研究的主要内容。现代中医诊断技术是以中医四诊原理为指导,利用现代计算机技术、信息采集分析技术等,进行人体生命复杂信息采集、分析与处理的中医诊断技术现代化的方法。本研究主要从 20 世纪 80 年代开始,随着计算机信息技术的发展,尤其是舌诊、脉诊等具有中医特色的诊断方法客观化,近年来受到计算机、电子、信息、中医学等领域广泛关注,诸多的研究人员跨学科投入到这一研究方向,这一研究方向已经成为中医药现代化研究的热点内容之一。

以舌诊、脉诊信息化,辨证标准化方法为主要评估手段,结合体质分类和证候表现特征,建立基于四诊信息化的健康状态评估体系是可行的。舌诊、脉诊都是在机体整体状态的基础上建立的综合诊断方法,适宜机体功能状态的综合评价,是较好的健康状态客观综合评估手段。长期以来,中医四诊现代化研究是中医现代化研究的重要内容之一,从舌象、脉象采集仪器的研发到舌象特征、脉象信号的分析与智能辨识的方法都取得了突破性进展,基于脉象信号分析的亚健康综合诊断仪的发明及舌诊仪、脉诊仪、四诊仪等研究成果和产业化成果也在不断涌现。此外,近年来应用信息采集技术和数据挖掘技术对辨证信息智能化、规范化研究也逐步深入,有望建立智能化辨证标准体系,并且已出现亚健康状态的计算机评估方法的专利技术。

健康状态的综合辨识,符合中医辨证分类的依据,具有中医辨证的基本要素,即四诊信息的具体表现。健康状态的辨证分类是可行的,而且对中医药干预具有指导性意义。四诊信息规范化采集与分析可以为健康状态评估方法、评估标准的建立提供关键的客观依据。另外,一般健康检测手段都是建立在现代生理指标基础上的,其预警信息直接指向西医概念的"病理变化",若出现机体主观感觉异常,但体检却没有"疾病指标"的中间状态,一般健康检测手段不便于对健康状态进行调整和干预。

中医在基于体质的保健领域具有明显优势,关键在于中医对人体健康评价抓住了"体质"和"功能反应状态"。现代医学检测指标体系中"遁形"的健康偏态,可以用中医药理论和四诊合参的方法进行评估辨识。但目前中医辨识亚健康的优势在实践中尚未确切地转化为"行业规范和指导标准",出现了鱼龙混杂、无"法"可依的"伪中医"现象。因此,从根本上讲,将中医的健康理念和方法转化为现代技术表现形式,是解决这一问题的关键所在。建立中医特色的健康评价体系,让中医保健领域有明确的评估方法、判断指标、疗效标准,对进一步发挥和提升中医在亚健康方面的诊疗优势有着至关重要的作用。

由于健康状态表现广泛,涉及社会、心理、躯体表现等多方面信息,症状多样、信息复杂,符合信息学中典型的"海量数据"特征,一般的分析方法难以胜任。因此,研究在已建立的中医诊断信息化技术的基础上,将充分应用机器学习仓库、数据挖掘、决策支持等人工智能技术,建立具有中医内涵的健康评估体系。

研究具体定位应该包含以下 3 个方面。

(1)以中医学健康观为指导,分类以"证候"基本要素为核心评估依据,并充分考虑人体基本生理功能指征。

（2）以"数字化中医四诊技术"为信息采集分析手段，四诊信息采集与处理充分考虑体质特征、个体差异、中医特色的整体性和综合性（四诊合参）。

（3）以数据挖掘原理与技术为海量信息数据分析指导，充分利用人工智能、决策支持系统等信息技术，建立具有中医理念和技术特色的健康评估与分类决策支持系统。

本研究最终形成的健康评估决策支持系统的分类方法，具有中医学特色，其特点是实用性强和可操作性强，可面向社会实践应用。本研究将充分应用信息采集分析技术，跨学科实施中医学的信息化研究与应用，在健康与亚健康分析评估中发挥中医学的优势。

## 参 考 文 献

罗辉,王琦,2016.中医体质类型与代谢综合征相关性研究的系统评价和 Meta 分析[J].北京中医药大学学报,39(4)：325 - 334.

许家佗,2002.舌象客观化识别方法的研究进展[J].上海中医药杂志,54(2)：42 - 45.

许家佗,2012.基于四诊信息决策支持的中医健康评价体系研究述评与展望[J].中国中西医结合杂志,32(3)：307 - 310.

许家佗,崔骥,屠立平,等,2018.一种小型台式舌面诊数字图像采集装置及方法：108926327A[P].[2018 - 12 - 04].

许家佗,李蕾,包怡敏,2010.中医药诊疗干预亚健康状态的研究进展[J].中国中医基础医学杂志,16(1)：85 - 87.

许家佗,屠立平,费兆馥,2008.现代中医诊断技术对亚健康评价的分析与展望[J].上海中医药杂志,42(1)：74 - 76.

许家佗,屠立平,张志枫,等,2016.一种无线传输的脉诊方法及系统：105769137A[P].[2016 - 07 - 20].

中华中医药学会,2006.亚健康中医临床指南[M].北京：中国中医药出版社：10.

中华中医药学会,2009.中医体质分类与判定(ZYYXH/T157 - 2009)[J].世界中西医结合杂志,4(4)：303,304.

DE RAMÓN FERNÁNDEZ A, RUIZ FERNÁNDEZ D, PRIETO SÁNCHEZ M T, 2019. A decision support system for predicting the treatment of ectopic pregnancies[J]. Int J Med Inform, 129：198 - 204.

HELD F P, FIONA B, DANIJELA G, et al., 2016. Association rules analysis of comorbidity and multimorbidity：The concord health and aging in men project[J]. J Gerontol, 71(5)：217 - 223.

DSEASES T L I, 2018. ICD - 11：in praise of good data[J]. Lancet Infect Dis, 18(8)：813.

# 第一章
# 亚健康状态研究面临的主要问题

揭示健康的真谛,提高人们的健康质量和水准,一直是医学界的历史使命和不懈追求。近年来,随着我国经济高速发展和城市化、老龄化进程的加快,人们的生活方式在不断改变,亚健康的发生率呈现快速上升的态势。亚健康日益危害人民健康,成为学术界高度关注的重要课题。近年来国内外多项调查表明,亚健康的知晓率与重视情况均不容乐观。

我国党和政府高度重视人民群众的健康水平。在中共中央、国务院印发的《"健康中国 2030"规划纲要》中明确提出:"以提高人民健康水平为核心,以体制机制改革创新为动力,以普及健康生活、优化健康服务、完善健康保障、建设健康环境、发展健康产业为重点,把健康融入所有政策,加快转变健康领域发展方式,全方位、全周期维护和保障人民健康,大幅提高健康水平,显著改善健康公平,为实现'两个一百年'奋斗目标和中华民族伟大复兴的中国梦提供坚实健康基础。"《"健康中国 2030"规划纲要》提到的健康事业遵循的若干原则:首先,健康优先。把健康摆在优先发展的战略地位,将促进健康的理念融入公共政策制定实施的全过程,加快形成有利于健康的生活方式、生态环境和经济社会发展模式,实现健康与经济社会良性协调发展。其次,科学发展。把握健康领域发展规律,坚持预防为主、防治结合、中西医并重,转变服务模式,构建整合型医疗卫生服务体系,推动健康服务从规模扩张的粗放型发展转变到质量效益提升的绿色集约式发展,推动中医药和西医药相互补充、协调发展,提升健康服务水平。因此,保障人民的健康不仅要重视防病治病,更应该预防为主、未病先防,发挥中医药"治未病"优势,中西医结合,将预防关口前移到亚健康状态,才能切实提高人民的健康水平。

近年来,在党和政府的重视下,学术界对亚健康问题的研究层次与研究水平不断提升:"十二五"国家科技支撑计划、863 计划等重大研究计划均设立了健康状态与亚健康的相关研究项目,如"十二五"国家科技支撑计划——"中医特色健康状态辨识与亚健康评估技术研究"、863 计划——"基于中医诊断信息处理技术的亚健康诊断与分类研究"等。同时,中华中医药学会亚健康分会等亚健康领域国家级学会及各省市分会陆续成立,以上海中医药大学、北京中医药大学、南方医科大学为代表的高水平的亚健康研究团队在亚健康人群的中医辨识、干预方面均取得了一系列创新性研究成果：小型舌诊仪、四诊仪等中医特色亚健康辨识设备落地，并在 2010 年上海世博会、"火星－500(MARS－500)"航天领域等展示与应用；涌现出一批高质量的亚健康论文、专著，如《亚健康状态评估与康复》《亚健康中医评估干预指导手册》；并开始尝试构建中医亚健康学科体系，以中医学理论为基础，出版了一系列中医亚健康专业教材，如中国中医药出版社出版的亚健康专业系列教材：《亚健康临床指南》(何清湖主编)、《亚健康学基础》(孙涛主编)等。本章结合亚健康领域的最新进展，将亚健康状态研究面临的主要问题做一概述。

## 1.1 健康与健康状态评估

### 1.1.1 世界卫生组织关于"健康"的定义

关于"健康"的定义，在不同时代背景、社会制度、经济卫生和环境等条件下，具有不同的内涵。目前被广为接受的"健康"的定义，源自《世界卫生组织宪章·序言》：健康不仅为疾病或羸弱之消除，而是身体、精神与社会的完好状态。健康是人类的基本需要和权利，维护高质量的健康水平，合理防治疾病，是衡量社会文明程度的基本条件。

### 1.1.2 "健康"的定义随着时代而变迁

1946 年 7 月 22 日，联合国经社理事会在纽约举行了国际卫生大会，61 个国家的代表签署了《世界卫生组织宪章》。1948 年 4 月 7 日 WHO 宣布成立，《世界卫生组织宪章》开始生效。WHO 是联合国专门机构之一，是国际上最大的政府间卫生组织，其宗旨是使全世界人民获得可能的最高水平的健康。由此可见，"健康"的定义具有浓厚的时代特征，是"生物-心理-社会"现代医学模式结合时代背景的产物。"健康"的定义伴随着 WHO 诞生而推广和普及，是全人类智慧的结晶，体现了全世界人民对健康水平的追求和向往。

随着时代变迁，世界经济环境的改变，为了推动人类健康的实现，WHO 陆续对"健康"的内涵和外延做了补充和升华。1978 年，WHO 在《阿拉木图宣言》中提出：健康是基本人权，并明确提出 2000 年全世界人人享有健康的社会性目标。1986 年，首届全球健康促进大会提出：健康是生命资源，是一种积极的定义，强调社会资源、个人资源与身体能力的综合运用。2001 年，WHO 在世界健康报告中强调重视和评估精神卫生。2013 年,WHO 在《2013—2020 年精神卫生综合行动计划》再次强调精神卫生是健康的重要组成部分。2017 年,WHO 重申"一个健康"行动,旨在通过政策、立法和研究等多方面举措,建立人与社会、环境和谐相处的生态系统。

### 1.1.3　健康状态评估与理论研究

什么是健康? 如何维持高质量的健康水平? 这些问题持续引发全球学者的思考、讨论和实践。

1943 年,Canguilhem 提出,判断健康要重视个体适应环境的能力和个人的主观感受,而不能仅仅依靠统计学方法、机体器官功能和医生的客观诊断标准。限于时代背景,其健康学说较为朴素而零散。20 世纪 70 年代开始,健康理论的发展步入快车道,其内涵不断完善。Burnet 提出环境对健康有重大影响,并对单纯生物学研究和生物医学模式提出质疑。1977 年,Engel 提出著名的"生物-心理-社会"现代医学模式。1987 年,Nordenfelt 提出健康是有能力适应一定环境以求达到幸福。1998 年,Kovács 提出健康是有能力没有痛苦和困难地适应合理的社会规范。2005 年,Bircher 认为健康是一个动态的生理、精神和社会的完好状态。2009 年,*The Lancet* 发表题为"What is health? The ability to adapt"的编辑评论,强调健康的适应能力属性。2011 ~ 2013 年,Huber 等提出健康是个体在面临社会、生理和心理挑战时的自我管理和适应能力;Sturmberg 则强调健康的综合属性是适应社会的综合能力。2014 年至今,Bircher 在前人健康理论的基础上,提出了更为综合的健康模式——迈基希健康模式(Meikirch health model):健康是个体潜能、生命需要与社会和环境因素良性互动的综合状态。当个体的生物学潜能(biologically given potential,BGP)和获得性潜能(personally acquired potential,PAP)与社会和环境因素相互作用并满足生命需要,则处于健康状态。

## 1.2　对亚健康的认识

### 1.2.1　亚健康的定义与危害

亚健康是指机体虽无明显的疾病诊断,却过早表现出活力降低、反应能力减弱、适应性减退,是介于健康与疾病之间的一类生理功能低下状态。这一概念由 20 世纪 80 年代中期 Berhman 首先提出。我国于 1997 年在北京市召开会议,将这种状态定名为"亚健康状态"。现代医学将其称为"第三状态",又称"病前状态""亚临床期""临床前期""潜病期""灰色状态""中间状态"等。

亚健康在身体、心理上没有疾病,但在主观上却有许多不适的症状表现和心理表现,大体可包括以躯体症状为主的躯体性亚健康、以心理症状为主的心理性亚健康、以人际交往中的不良症状为主的社会交往性亚健康及道德方面的亚健康。有调查显示,全球人口中真正健康者仅占5%,患有疾病者占20%,约75%的人处在亚健康状态。处在亚健康状态的人,若不对健康给予足够的重视并及时进行治疗,进一步恶化就有可能转变为各类疾病,甚至导致过劳死。

### 1.2.2　亚健康的形成原因及表现形式

亚健康的发生原因错综复杂,表现形式多样,其形成机制尚不明确。目前学术界多认为亚健康的发生可能与个人的生理状况、心理状况、职业情况、居住环境、社会环境、不良生活方式等多种因素有关,直接或间接影响机体免疫-神经-内分泌系统的自我调节,进而导致亚健康的发生。

国内学术界认为亚健康的发生可能与以下几个因素相关:① 代谢失衡。不合理的饮食摄入导致营养缺乏或肥胖症增多,机体的代谢功能紊乱。② 心理失衡。社会环境压力影响人体免疫-神经-内分泌系统的自我调节,进而影响机体各系统的正常生理功能。③ 缺乏运动。生活方式的改变使人们长期缺乏运动,导致体质和免疫力下降。④ 作息节律紊乱。熬夜等不良生活方式,破坏机体生物钟节律,引起生物节律相关分子信号转导通路异常。⑤ 噪声干扰和光污染。噪声干扰和光污染对人体的心血管系统和神经系统会产生不利影响,长期则引起身心亚健康状态。可见,不良的生活方式是导致亚健康状态的主要原因。

### 1.2.3　现代医学对亚健康状态的辨识

由于亚健康的概念较为宽泛,其表现形式具有广泛性和非特异性,涉及躯体、心理、社会等因素,因此,单一指标或手段难以实现对亚健康状态的辨识,现多采用主观感受和客观指标相结合的综合评估体系来评价亚健康。现代医学对亚健康的辨识方法较多,尚缺乏统一的辨识标准,主要包括主观量表问卷、机体功能检测、机体影像形态学检测、实验室生化指标检测等辨识方法。① 基于主观感受的量表评估:现今已有多个针对亚健康进行评估的量表,其中应用比较广泛的有康奈尔医学指数(Cornell medical index,CMI),综合心理评定量表,如一般症状自评量表(symptom check list 90,SCL - 90)、健康状况调查简表(the MOS item short form health survey,SF - 36)、WHO 生存质量评估量表(quality of life,WHOQOL)等;② 有创的实验室生化指标:目前运用于亚健康研究的比较热门的仪器是多功能显微诊断仪(multifunctional microscopy diagnostic instrument,

MDI)和多媒体显微诊断仪(Tsing Hua multimedia microscopy diagnostic instrument, THMMDI),均需抽血检测;③ 无创的机体功能检测:主要包括电子扫描仪、红外热成像仪等,通过机体电生理活动或热断层扫描成像(thermal texture maps, TTM)技术间接反映亚健康状态的程度;④ 机体影像形态学检测:目前比较热门的影像学检测手段有虹膜诊断仪、PET-CT、MRI等。

### 1.2.4 亚健康的干预研究

亚健康是人体处于健康和疾病之间的中间状态,因此,亚健康既可以发展为疾病状态,又可以在合理的干预下逆转为健康状态。利用亚健康的双向转化特点,将亚健康人群恢复到健康状态是亚健康研究的核心任务。但目前现代医学尚无针对亚健康状态的特异性干预手段。亚健康的干预研究主要集中于生活方式干预、心理学干预及手段多样而有卓效的中医药疗法。① 生活方式干预,如改变作息、饮食、情绪等不良生活方式,通过体育锻炼及健康教育促进健康行为等积极的生活方式,能够维持、促进、增强个体的健康状态。② 心理学干预等辅助性治疗,如音乐治疗、精神疗法等,有助于缓解紧张压力,消除身心疲劳。另外,还可以在改善症状的同时提高亚健康人群的生活质量。③ 中医药方法多样,通过辨证论治可综合干预亚健康状态,其方法包括中药复方、中成药、药茶、针灸、推拿,以及太极拳、易筋经、八段锦、五禽戏等都可用于亚健康状态的干预,并经证实,其疗效确切,这提示中医药干预亚健康状态具有独特优势与广阔潜力。

## 1.3 中医学对健康状态的认识

### 1.3.1 中医学的健康观

传统中医学源远流长,根植于中国传统文化与古代哲学,在"整体观""阴阳"理论指导下,中医"阴平阳秘"动态平衡的理念深得"健康"要旨。根据中医学理论,人是一个有机的整体,并与社会、自然环境息息相关,人体的生命活动是在内外环境的作用下,多种因素相互作用而维持的一种动态的、相对平衡的过程。正常状态下,人体生命活动及其与外界环境处于相互协调的动态平衡之中,即所谓"阴平阳秘",乃是"健康"。健康是指机体内部的阴阳平衡,以及机体与外界环境(包括自然环境和社会环境)的阴阳平衡。健康意味着形体、精神心理与环境适应的完好状态。阴阳双方交感相错,对立制约,互根互用,相互转化,消长平衡,处在永恒的运动之中。因此,健康是一个动态的概念。由此可见,中医"阴平阳秘"动态平衡的"健康"理念与现代医学对健康的认识相契合。

### 1.3.2 中医"治未病"与亚健康

与中医"阴平阳秘"动态平衡的"健康"理念相对应,亚健康辨识与干预也属于中医学"治未病"范畴。中医学"治未病"中的"病"不仅仅是指现代医学所言"病"的概念,也包括亚健康状态。亚健康是在现代医学视野扩展、健康观念转变、医学模式更新的基础上提出的新概念,是现代社会发展的产物。传统中医虽未明确提出亚健康的概念,但在中医经典中处处体现着亚健康状态的理念。早在《黄帝内经》中就有契合亚健康状态的论述,如《素问·序》中的"消患于未兆""济羸劣以获安",《素问·上古天真论篇》曰:"以酒为浆,以妄为常,醉以入房,以欲竭其精,以耗散其真,不知持满,不时御神,务快其心,逆于生乐,起居无节,故半百而衰也。"并系统提出了"治未病"的预防思想,《素问·四气调神大论篇》指出:"圣人不治已病治未病,不治已乱治未乱……夫病已成而后药之,乱已成而后治之,譬如渴而穿井,斗而铸锥,不亦晚乎。"因此,亚健康虽属新概念,但其预防和干预理念早在《黄帝内经》时代就有体现。

中医学"阴平阳秘"动态平衡的失调即为疾病。产生疾病的原因有六淫、七情、遗传、饮食劳逸等因素,而发病过程则是机体阴阳气血等发生紊乱,机体的生理状态被破坏,出现机能或形态等方面的异常变化,并反映为一定的临床症状或体征。因此,从"治未病"理论角度来看,中医学关于"病"的概念,涵盖了现代医学的疾病和亚健康状态。中医学的"未病"与现代医学的亚健康有一定的对应关系,但中医学"未病"的范畴要远大于现代医学的亚健康概念。

虽然中医学的"未病"不完全等同于亚健康,但我们可以应用中医学"治未病"的理论指导亚健康状态辨识和干预。亚健康状态的双向转化特点,将亚健康人群恢复到健康状态,与中医学"治未病"理论不谋而合。中医学关于"治未病"理论可以概括为以下几个方面:① 未病养生、防病于先;② 欲病救萌、防微杜渐;③ 已病早治、防其传变;④ 瘥后调摄、防其复发。中医学认为由于各种原因所导致的机体阴阳气血之间暂时的失衡、情志失调、饮食失节、劳逸失度、体质偏颇、年老体衰等是亚健康的主要病因病机。中医药干预亚健康,即应做到"虚邪贼风,避之有时""法于阴阳,和于术数,食饮有节,起居有常,不妄作劳",在生活中顺应四时,合理饮食,保精全神,清心寡欲,调畅情志,使得"正气存内,邪不可干"。

中医干预亚健康的依据不应只限于"症状表现"的范畴,还应包括机体一定阶段整体状况的综合反映,其表现形式是一组相关联的症状,即辨证原则。亚健康状态作为一种以不同症状组合出现的症状群,符合中医证候概念的内涵。中医学独特的理论体系、辨证论治的个体化诊疗思维及丰富的干预手段,使得中医学在调治亚健康方面有着得天独厚的优势。

传统中医学以"治未病"理论为指导,以"整体观念""辨证论治"及"因人、因时、因地制宜"等为特色,以病性辨证和脏腑辨证为辨证原则,以中医传统"望闻问切"四诊及现代四诊客观化技术为依据,以精神调摄、生活起居调摄、饮食与食疗、经络调养、火罐与刮痧、功法、中药等疗法为干预手段,构建中医特色亚健康评估、干预及疗效评价技术体系,有助于推动中医药事业和中医药健康产业的高质量发展,充分发挥中医药干预亚健康的独特优势和作用,切实提高人民的健康水平,推动中医药走向世界,为建设健康中国贡献力量。

### 1.3.3  中医评估亚健康的特色与优势

1. 亚健康状态评估、疗效评价中存在的难点

亚健康状态评估缺乏统一客观的标准。目前,对于亚健康状态的判定没有特异的实验室诊断指标,主要是在排除疾病的基础上,依据亚健康者的主观陈述来判断。亚健康人群的评估、疗效评价容易受到医生对疾病的诊断水平、患者对症状的感受程度及医生对症状的把握程度等方面的影响,从而导致在亚健康状态评估、疗效评价时可能存在非同质性,进而直接影响亚健康状态评估、疗效评价。

亚健康状态的表现复杂多样。亚健康状态的症状表现复杂多样,尚没有统一的分类标准,如《亚健康中医临床指南》,从大范畴上将亚健康分为躯体亚健康、心理亚健康和社会交往亚健康三大类。有学者将亚健康按身体的组织结构和系统器官分为神经精神系统、心血管系统、消化系统、骨关节系统、泌尿生殖系统、呼吸系统、特殊感官等亚健康状态。还有一些学者以症状表现特征为基础将亚健康分为心理性、疲劳性、睡眠性、胃肠性、口咽性、体质性、疼痛性等亚健康类型。从亚健康的概念及上述分类可以看出,亚健康是一个宽泛的大概念,它所涵盖的人群在症状表现上复杂多样。如果在如此宽泛的大概念范围内进行亚健康状态评估、疗效评价研究,就没有针对性,难以建立统一规范的亚健康状态评估、疗效评价技术体系。

亚健康状态的双向转化特点。研究表明,亚健康者中疲劳、易怒、睡眠异常等症状表现最为常见。这些症状容易受到内外环境的影响而出现一定的波动,如在环境优美、心情放松的情况下,疲劳感可能会有所减轻,而在环境嘈杂、工作压力大的情况下,或遇突发事件、紧急任务时,疲劳感可能会加重,同时也容易出现情绪的不稳定和睡眠异常等。这种由于环境的变化而引起的亚健康症状的波

动,会给亚健康状态评估、疗效评价带来一定的影响。

亚健康的概念过于宽泛,其范畴界定不甚清楚,导致对其客观评价与量化诊断的标准和方法一时难以确立;亚健康状态的表现形式具有广泛性和非特异性,涉及多个要素、多个可变量,且很大程度上离不开人的自我感受,存在一定的主观性,这也导致了评价上的差异性。因此,对于亚健康状态这类客观存在的事实,仅采用单一的方法和手段进行测量和评价是不客观的、不科学的,应当考虑采用主观指标和客观指标相结合的综合评价体系来评价亚健康。

2. 运用中医学对亚健康状态进行评估的可行性分析

中医学理论和方法在亚健康状态评估、干预、疗效评价研究中更具特色和可行性。充分利用中医诊断信息化技术,建立亚健康状态的现代中医评估与疗效评价方法,将有助于建立中医特色的健康状态评估体系。现代中医诊断技术是以中医四诊原理为指导,利用现代计算机技术、信息采集分析技术等对人体表征信息进行采集、分析与处理,是传统中医诊断技术的发展和延续,数字化、标准化研究是其主要内容。这一研究方向已经成为中医药现代化研究的主要热点内容之一。以舌诊、脉诊技术数字化,辨证智能化、标准化方法为主要评估手段,结合体质分类和证候表现特征,建立基于四诊信息化的中医健康评估体系极为可行。

基于四诊信息决策支持的中医健康评估体系的建立,有望改变中医健康领域"概念化""主观性强""缺乏评价标准"的现状,实现中医特色的亚健康状态评估、疗效评价。本研究充分利用现代信息技术,具有鲜明的跨学科特色,同时也具有相当的研究难度,本研究将围绕以下3个方面展开:① 中医特色健康状态评估的要素分析。研究应对健康状态的基本特征进行中医学要素的归纳与分析,将中医体质学说、四诊理论、辨证体系进行有机融合,总结出具有中医内涵的健康特征要素。② 健康状态的中医诊断规范方法与标准。研究应从基础生理和中医的四诊信息角度,采用大样本、多中心、标准化的数据采集模式,多领域、多地域配合,共同建立中医健康评估指标体系。③ 中医特色健康状态评估的数据挖掘与决策支持技术。应用数据挖掘理论与方法,在健康大数据的基础上,通过多学科合作,进行"四诊信息与健康分类、证候要素内涵"之间的关联规则分析,建立相应的数学及医学模型,构建适合中医健康评估的算法体系,实现健康评价的智能化决策与支持。

基于四诊信息决策支持的中医健康评估体系研究最终形成的健康评估、决策支持体系的分类方法与指标,应该面向实践,立足应用,具备中医学特色,突出实用性和可操作性。本研究将充分应用信息采集分析技术,跨学科实施中医学的信息化研究与应用,发挥在健康辨识与亚健康评估、疗效评价中的中医学优势。

## 1.4　体质与亚健康状态的关系

体质学的发展进一步阐释了健康状态与亚健康状态的内在联系与异同。"体质"是人体在遗传性和获得性的基础上表现出来的功能和形态上相对稳定的固有特性。中医体质学源自《黄帝内经》,《黄帝内经》中的体质理论立足于先天。20世纪70年代伊始,现代中医体质学兴起,其内涵更为强调后天,成为中医基础理论一门新的独立分支学说,从第七版全国统编的《中医基础理论》教材开始,专设"体质"一章。体质与亚健康关系密切,在概念上存在诸多交叉,但内涵存在明显区别,其历史沿革、形成因素不尽相同,分型繁简差异明显,临床证候及症状表现各有特点,干预措施有联系也有区别。

### 1.4.1　体质的概念及历史沿革

《辞海》对"体""质"分别解释为:"体"指身体,"质"为性质、本质。所谓体质,就是机体因为脏腑、经络、气血、阴阳等的盛衰偏颇而形成的素质特征。《中医基础理论》(高思华主编,2001年)将体质的概念表述为:"体质是人体在生命过程中由先天禀赋和后天调养所决定的表现在形态结构、生理功能和心理状态方面综合的、相对稳定的固有特性。"可见,体质是指人体生命过程中,在先天禀赋和后天获得的基础上逐渐形成的,是与自然、社会、环境相适应的形态结构、生理功能、心理状态方面综合的、相对稳定的固有特质。对体质的研究有助于分析疾病的发生和演变,为健康辨识、诊断和治疗疾病提供依据。

《黄帝内经》对体质形成、体质影响因素、体质差异现象、体质与疾病的关系、体质与治疗的关系有着全面的认识,是中医体质学的源头。《素问·厥论篇》中提出"此人者质壮","质"不仅涵盖了人的外表形态的差异,而且还指出了人体机能特性的区别。最典型的体质分类代表篇目——《灵枢·通天》《灵枢·阴阳二十五人》对体质差异的论述比较完备,已有对不同体态、性格、处事特点、脏腑功能的描述,同时将人体与发病倾向、疾病治疗相结合。因此,《黄帝内经》关于体质的内涵着眼于人体先天禀赋。

重视体质、辨识体质的思想也贯穿于后世医家的临床实践中。张介宾是最早提出"体质"一词的医家。《景岳全书·杂证谟》曰:"矧体质贵贱尤有不同,凡藜藿壮夫及新暴之病,自宜消伐。"现代体质分类思想的明确提出,最早见于清代叶桂《临证指南医案》"阴虚体质""木火体质"等。20世纪70年代王琦、匡调元等一批学者开始了体质学的研究并发表了相关论文,王琦、盛增秀于 1982 年出版了第一部中医体质学专著《中医体质学说》,该书的出版奠定了中医体质学研究的理论与实践基础,标志着"中医体质学说"这一概念的正式确立,并受到中医学术界广泛关注与肯定。现代体质分类法多融合《黄帝内经》与明清医家各种分类方法,即采取以人体生命活动的物质基础——阴阳、气血、津液的盛、衰、虚、实变化为主的病理体质分类法,其中以王琦 9 种体质影响最为广泛。

现代体质分类虽承袭《黄帝内经》中体质理论赋予体质的内容形式,内容上包括体质的形体特征、心理特征、常见表现、外界环境适应能力、发病倾向 5 个方面,形式上包含体质形成、体质分类、体质与疾病的关系、体质与治疗的关系,但其强调体质是在先天禀赋和后天获得的基础上所形成的相对稳定的固有特质。着重点为体质的固有性和可变性,其中固有性来自先天禀赋,即来源于《黄帝内经》时期对体质赋予的内涵。后天生命活动的偏颇运化状态,即立足于人体生命活动的物质基础——阴阳、气血、津液的盛、衰、虚、实变化,来源于后天环境等因素对生命活动物质基础的影响。

### 1.4.2　体质与亚健康概念辨析

体质与亚健康的概念既有联系也有区别。体质的表现形式,首先作为一种固有的、内在的、相对稳定的固有特质,生理状态下,体质可以判断生理反应性;病理状态下,体质则有助于判断发病倾向性。而亚健康状态则是机体某一段时间内的瞬时状态,是中医常态与病态之间的临界状态,既可以向常态转化,也可以向病态转化,其必然通过一系列的症状、体征表现出来,归纳为中医证候来辨识,进而进行中医辨证论治。体质与亚健康的异同点见图 1-1。

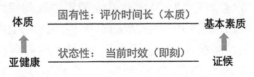

**图 1-1　体质与亚健康的异同点**

1. 体质与亚健康在内涵上的相同点

体质与亚健康在内涵上重叠的部分主要包括以下 3 点:① 两者都是机体的反应状态。体质是机体在内外环境因素综合作用下,结构和功能表现于外的具有个性特征的稳定状态;亚健康是机体在内外环境因素作用下表现出的一种介于疾病和健康之间的整体状态。② 两者都是机体内外环境因素相互作用的结果。③ 两者都是通过当前症状、体征分析而进行判断的。偏态体质和亚健康状态的症状表现与证候分类在指向上也基本一致。

2. 体质与亚健康的不同点

第一,形成因素各不相同。体质的形成主要与先天禀赋和后天自然、社会环境综合因素相关,其中先天禀赋占据重要的地位,且导致体质形成的这些因素难以明确地区分开来。亚健康状态的形成主要和社会心理因素、生活与行为方式、环境污染等密切相关。因此,体质的形成与先天因素关系密切,但主要责之于后天因素。

第二,稳定性和持续时间不同。体质的形成包含了先后天诸多因素,一经形成常常会贯穿整个生命过程,相对较为稳定,不易发生变化。亚健康状态虽然与体质相关,但除了体质以外其他因素也发挥着重要作用,其状态在持续时间上长短不一,变化性也更大,继而逐渐向疾病或健康方向发展,而并非伴随终生。

第三,各自分类差异明显。体质伴随终生且不易发生变化,以王琦9种体质分类方法影响最为广泛(平和质、气虚质、阳虚质、阴虚质、痰湿质、湿热质、血瘀质、气郁质、特禀质)。此外,还有基于五音与五行相结合的阴阳二十五人等诸多体质分类方法。亚健康状态根据定义从理论上可分为三大类,即躯体性亚健康、心理性亚健康和社会性亚健康,还有学者在此基础上增加道德性亚健康,并将每一类进一步细化为3~4个亚类。在中医辨证理论的指导下也可以从阴阳、气血、津液、脏腑、经络等诸多角度进行分类,主要以当前状态的偏态表现为依据。

第四,症状构成各有特点。体质中的生理性体质表现为正常生命活动的特征,病理性体质有症状和体征的表现,其四诊信息与同名证候的特征基本一致,但持续时间较证候明显延长,机体症状、体征的表现程度明显低于疾病状态下的证候表现,相同体质的人的症状和体征的趋同性显著。亚健康可分为有症状性亚健康和无症状性亚健康两大类,有症状性亚健康的表现特点也较为突出和集中,主要有3个方面:① 躯体方面,包括失眠、头昏、乏力、困倦、疲劳、心悸、肌肉酸楚、关节疼痛、性机能减退等;② 心理方面,包括情绪低落、反应迟钝、精神萎靡、记忆力减退、心烦意乱、恐惧、焦虑、烦躁等;③ 情感方面,包括冷漠、无助、孤独、空虚等。无症状性亚健康则仅仅体现为某项生物学指标有所偏离,既无症状、体征,又难以明确诊断为某种疾病。

第五,干预措施效果有别。体质具有伴随机体终生的性质和特点,具有长期稳定性,因此,对干预措施的反应较为迟钝,干预措施常常很难从根本上改变体质的类型。一般来说,对体质进行干预的目的在于控制其病理性体质的程度,防止其向疾病阶段发展。亚健康的时相性明显短于体质,因此,亚健康对干预措施的反应效果通常较为显著,经过足够长的一段时间,亚健康可以在正确的干预措施调治下恢复健康状态。

# 1.5 关于亚健康状态认识的争议

近年来,亚健康已成为研究热点,但在学术界对亚健康概念、范畴、病因病机等诸多方面仍存在不同看法,亚健康领域的研究者之间亦存在较大分歧。常有亚健康领域外学者对亚健康的概念提出质疑。这提示,学术界对亚健康状态的认识仍存在一定争议,亚健康研究领域的一些基本概念和内涵可能存在尚待商榷之处,亟须进一步阐明。

## 1.5.1 对亚健康概念的质疑

1. 否认亚健康概念

有学者限于分析论和还原论的局限性,认为健康就是没有疾病,而疾病就是不健康。他们认为疾病可通过客观生化指标或半定量量表评判,客观指标无异常者仍应归属于健康。健康与疾病两者截然相对,黑白分明,他们认为亚健康的概念存在着定义不严谨的问题,认为亚健康是"伪概念"。

2. 认为亚健康就是疾病的初级阶段,或者说还没有命名的疾病

有学者忽视了亚健康的双向转化特点,认为亚健康是疾病发生发展的早期阶段,人体功能异常但器质上还未受到影响,未形成器质性病变,难以通过生化检验或影像学仪器检测等现代医学技术手段确诊。因而,他们认为亚健康仍归属于疾病的特定阶段。

3. 认为亚健康是诸多特定不适症状,未构成疾病

有学者"只见树木不见森林",忽视了无症状亚健康的存在,片面地看待亚健康的部分不适症状,认为其未构成疾病,应当只关注疾病特定不适症状。

4. 认为亚健康是疾病发展过程中的阶段性概念,最终会消亡

有学者将现阶段疾病早期误诊或者漏诊现象与亚健康混为一谈。他们认为部分亚健康者其实是个别误诊或漏诊者。大部分疾病都存在一个长期发生、发展的病理进程,许多疾病在早期阶段具有一定误诊率和漏诊率。恶性肿瘤早期诊断困难,尤其在其原发病灶明确前,部分恶性肿瘤的临床表现不典型甚至没有任何症状,很容易导致早期误诊。因此,有学者认为随着现代医学诊断技术的提升,疾病早期筛查的开展,误诊率和漏诊率下降,亚健康可能会最终消亡。

5. 认为亚健康是部分精神疾病

有学者将部分精神疾病与亚健康状态混淆,认为部分亚健康者虽然出现了身心不适和情绪异常,但现代医学检测结果却不符合任何疾病诊断,可能是因为

多数医生对精神疾病或心理疾病缺乏认识,导致了相关心理或精神疾病的误诊或漏诊,因此,应当求助于心理医生或者精神专科医生。也有学者对以往亚健康的研究过程和研究方法提出质疑,认为很多亚健康人群并未排除抑郁症、神经症性障碍、人格障碍等精神疾病。

### 1.5.2 面对质疑的思考

从优化亚健康研究方法和完善研究设计的角度思考,部分关于亚健康的质疑和争议具有一定的积极意义。面对学术界针对亚健康质疑和争议的不同声音,笔者认为,其原因是多方面的,应当客观辩证地思考其根源。

首先,对疾病体系与确切指标的依赖性,只认指标而忽视社会环境下的人体综合状态。现代循证医学(evidence-based medicine)过度依赖生化、免疫、基因等生物学检测指标或影像学检查,而且过度追求诊断标准的确定性,难以跟踪观察人体机能状态的动态波动变化,也忽视了人不仅是自然人,更是社会人的属性。任何一种现代医学诊断方法都会有其优势和不足,因而,现代医学提出"生物-心理-社会"现代医学模式,强调多种诊断依据综合确定疾病,如新型冠状病毒肺炎的诊断标准,从最初的核酸检测,发展到结合肺部影像学检查和血常规检查等。

其次,疾病认知的不确定性。由于人体和疾病的复杂性、人类知识及医疗技术等方面的局限性,所以人们对很多疾病或疾病的早期阶段的认识是不确定的。面对患者,医生通常要做的第一件事就是进行诊断,只有明确是何种疾病,医生才能给患者制定具体治疗方案。分子诊断和影像诊断就是目前最主要的诊断方法。不论面对什么样的病,医生的治疗决策都必须建立在疾病确定的基础上。诊断方法可以非常明确,但诊断价值有高有低,不同诊断方法有特异性和敏感性的差异,因而可能出现假阳性、假阴性的误诊漏诊现象。因此,某种疾病的确诊通常都需要提供多种诊断依据。首选的诊断依据一般称为"金指标",如果"金指标"仍然没有达到诊断标准,则需要综合其他诊断方法。治疗方案的制定通常要依靠科学研究提供的证据,需要遵行相应的临床指南。这些临床指南一般都是建立在通过随机对照试验(randomized controlled trial,RCT)等各种研究方法获取的循证医学证据之上。尽管治疗决策针对的是确定的疾病类型,具体治疗方案也很明确,但是其产生的治疗效果却并非确定的,可能有效,也可能无效;可能出现副作用,也可能不出现副作用。在许多临床指南中,常常准备好了几个备选治疗方案;首选的治疗方案一般称为"一线"方案,如果"一线"方案的实施没有达到预想的疗效或者副作用过大,医生常常改换成"二线"方案;如果"二线"方案仍然没有达到预期,且尚有其他备选方案,那就选"三线"乃至"四线"治疗方案。

再次,绝对化的分类观念,否认疾病与健康的中间状态。由于还原论思维模式的影响,医学领域存在一定的绝对化、静止化分类观念,这种观念难于阐明人体和疾病的复杂性。19世纪中叶,在西方产生了以法国哲学家 Comte 为代表的实证主义思潮,认为现代自然科学的实证方法是一切研究领域必须遵循的方法。在此基础上,逐渐产生了唯科学主义的绝对化分类观念。但现实中大部分复杂疾病并不是由单个致病基因引起的,而是受先后天影响的、机体内环境与社会外环境多种因素综合导致的。从绝对化分类观念角度防治复杂疾病,若靠单途径、单靶点治疗的效果可能不好,但通过多种途径作用在多个靶点上的复合调节产生协同效应,往往可以治疗复杂疾病。现代医学也愈发重视从多因素、多靶点、大数据角度认识复杂疾病,基因组学、蛋白质组学及代谢组学等各种高通量组学技术的不断进步,系统医学、网络生物学、网络药理学等新概念的提出,为多组分、多靶点协同防治复杂疾病提供了新思路和新途径。

最后,亚健康相关研究主要活跃于东亚地区,特别是国内学术界,而西方国家研究相对较少。这背后折射出的是东西方文化和理念的差异。现代医学形成和发展的基础是物理学、化学、生物学、微生物学、解剖学等现代自然科学,在一定程度上忽视医学的人文属性,因此,现代医学提出了"生物-心理-社会"等医学模式,发展心理医学、精神医学、伦理学等学科加以纠偏。医学本身具有人文和自然的双重属性,而中医学的人文属性更为突出。医学对健康状态的判断、复杂疾病的认识应是多途径、多视角的。因此,通过不同的审视角度,采用不同的研究方法,以不同的理论体系来研究、揭示事物的本质属性是完全可能的。

------------------------------- **参 考 文 献** -------------------------------

毕紫娟,王瑜,王珏,等,2020.基于数字化脉图评价易筋经调节大学生健康状态研究[J].中国中医药信息杂志,27(6):23-27.

陈洁瑜,余克强,孙晓敏,等,2017.健康促进生活方式对亚健康状态转化的影响[J].南方医科大学学报,37(2):184-191.

陈清光,许家佗,2011.亚健康状态及其客观评价与量化诊断的研究概述[J].上海中医药大学学报,25(1):79-82.

鈕桂祥,陈清光,许家佗,等,2012.亚健康状态人群的脉象图特征分析[J].中西医结合学报,10(10):1099-1105.

崔骥,许家佗,邸智,等,2013.大学生亚健康状态中药干预前后脉图分析[J].中华中医药杂志,28(5):1564-1567.

崔龙涛,邸智,于波,等,2012.大学生亚健康状态中药干预前后舌象分析[J].中国中医基础医学杂志,18(9): 1044-1046.

崔龙涛,张志枫,许家佗,等,2012.亚健康状态大学生中药干预前后面色图像分析[J].上海中医药大学学报,26(2): 56-59.

高峰,2010.医疗决策模型中不确定性与患者的差异性的综合分析[J].医学与哲学(临床决策论坛版),31(12): 76.

郭蕾,赵雨薇,2017.证候、体质与亚健康的关系探析[J].中医杂志,58(3): 192-194.

吉文辉,2002.人文属性是中医学的最大特色[J].南京中医药大学学报(社会科学版),3(2): 55-61.

刘宝延,何丽云,谢雁鸣,2006.亚健康状态的概念研究[J].中国中医基础医学杂志,12(11): 801,802.

马宁,刘民,2012.亚健康状态的流行病学研究进展[J].中国预防医学杂志,13(7): 556-559.

任重宇,杨光,任伟,等,2016.亚健康对诱发大学生体质下降的作用机制研究——基于结构方程模型[J].中国卫生事业管理,33(7): 541-546.

王光辉,王琦,薛俊宏,等,2010.亚健康干预的现状与进展[J].世界中西医结合杂志,5(10): 908-910,913.

王慧如,于宁,刘哲,等,2017.《黄帝内经》体质学说与现代中医体质学说比较[J].中华中医药杂志,32(4): 1458-1461.

王琦,2002.中医体质学说研究现状与展望[J].中国中医基础医学杂志,8(2): 6-15.

王琦,2005.9种基本中医体质类型的分类及其诊断表述依据[J].北京中医药大学学报,28(4): 1-8.

许家佗,2012.基于四诊信息决策支持的中医健康评价体系研究述评与展望[J].中国中西医结合杂志,32(3): 307-310.

许家佗,屠立平,张利,等,2012.基于图像处理的大学生亚健康状态面色特征分析[J].中华中医药杂志,27(3): 567-571.

薛晓琳,王天芳,张雅静,等,2009.亚健康中医药干预效果评价体系的构建思路[J].中西医结合学报,7(3): 201-204.

张寅,刘玥,王新月,等,2013.不同健康状态人群中医脾虚证检出率及症状特点的增龄变化规律研究[J].中华中医药杂志,28(5): 1615-1618.

赵晖,陈家旭,2008.亚健康若干问题思考[J].山东中医杂志,27(9): 583,584.

赵蕾,武嫣斐,高耀,等,2017.基于网络药理学的百合地黄汤干预心理亚健康作用机制研究[J].药学学报,52(1): 99-105.

朱嵘,2009.《亚健康中医临床指南》解读[J].中国中医药现代远程教育,7(2): 79,80.

朱素蓉,王娟娟,卢伟,2018.再谈健康定义的演变及认识[J].中国卫生资源,21(2): 180-184.

BUNKENBORG M, 2014. Subhealth: questioning the quality of bodies in contemporary China[J]. Med Anthropol, 33(2): 128-143.

LIAO Y, LIN Y, ZHANG C, et al., 2015. Intervention effect of baduanjin exercise on the fatigue state in people with fatigue-predominant subhealth: a cohort study[J]. J Altern Complement Med, 21(9): 554-562.

LI G L, XIE F X, YAN S Y, et al., 2013. Subhealth: definition, criteria for diagnosis and potential prevalence in the central region of China[J]. BMC Public Health, 13: 446.

LUO C, XU X, WEI X, et al., 2019. Natural medicines for the treatment of fatigue: bioactive components, pharmacology, and mechanisms[J]. Pharmacol Res, 148: 104409.

SHIN S, OH H, KANG M, et al., 2019. Feasibility and effectiveness assessment of a mobile application for subhealth management: study protocol for a randomized controlled trial[J]. Medicine (Baltimore), 98(21): e15704.

WANG T F, WANG J J, XUE X L, et al., 2010. Distribution characteristics of traditional Chinese medicine syndromes and their elements in people with subhealth fatigue[J]. Zhong Xi Yi Jie He Xue Bao, 8(3): 220-223.

# 第二章
# 亚健康的中医辨识评估

## 2.1 亚健康人群的主要临床表现及分类

亚健康状态是一种健康偏态，从疾病诊断角度来说，是一种似病而非病的状态，从生理状态来说是一种低水平的生理状态，有别于健康状态和疾病状态。因为亚健康状态的主诉症状多种多样而不固定，所以又称之为不定陈述综合征（uncertainty statements syndrome，USS）。虽然亚健康状态的表现多种多样，但归纳起来可以概括为：① 功能活力降低；② 适应力下降；③ 感觉异常；④ 指标疾病诊断的不确定性。临床指标基本正常，或部分指标异常，但疾病诊断指向无法确定，不能明确诊断为特定的某种疾病。

在《亚健康中医临床指南》中，对亚健康状态的诊断是依据临床表现而得出的三类临床症状：① 以疲劳，或睡眠紊乱，或疼痛等躯体症状表现为主；② 以郁郁寡欢，或焦躁不安、急躁易怒，或恐惧胆怯，或短期记忆力下降、注意力不能集中等精神心理症状表现为主；③ 以人际交往频率减低，或人际关系紧张等社会适应能力下降表现为主。若上述 3 条中的任何 1 条持续发作 3 个月以上，并且经系统检查排除可能导致上述表现的疾病者。

有研究者将亚健康状态分为两个阶段：轻度心身失调阶段和亚临床阶段。轻度心身失调阶段常以疲劳、失眠、纳差、情绪不定等为主要表现。这种失调进一步发展，则进入亚临床阶段，这时已经呈现出可能发展成某些疾病的高危倾向，突出的表现：三种减退（活力、反应能力、适应能力）和"三高一低"（高血压、高血脂、高血糖、低免疫力），并有向各种疾病（肥胖、高血压、冠心病、糖尿病、中风）综合发展的趋势。

### 2.1.1 亚健康状态的分类方法

亚健康状态的分类方法是由医学模式的健康概念决定的，人体有不适症状，通过现代医学手段检测人体正常或处于疾病的临界状态，这种状态不能明确诊断为现代医学疾病分类中的某种确切疾病,却可描述为"疾病的前驱状态"。由于亚健康状态表现的多样性,故其表现涵盖的范围与疾病范围几乎同样复杂,通常将其按照现代医学指标及症状进行分类,一个疾病对应一种或几种的该病的前驱状态。如感冒来临之前,出现如疲乏、无精打采、食欲不振等就是这个范畴。现代医学从疾病分类的角度可以对其前驱状态进行分类,传统的中医学也可以从病、证角度对这类亚健康状态进行分类。中医学对亚健康状态的辨识,以"望、闻、问、切"四诊为基本方法,通常从阴、阳、表、里、寒、热、虚、实的八纲角度,以及病因、气血、脏腑、经络等角度,按照身体偏态特征进行中医证候、脏腑功能(五脏六腑及脏腑兼证)、体质、经络等分类(详见第三章3.3)。根据WHO对健康的定义,一般从躯体健康、心理健康、社会适应能力等维度对亚健康进行分类。

### 1. 躯体性亚健康

人体各系统都可以存在亚健康状态,一般表现为生理功能紊乱或功能减退,综合体能下降,精力不足,经常疲劳等躯体性症状,其具体表现可以说是"五花八门",包括头疼头晕、两眼干涩、胸闷气短、心慌、疲倦乏力、少气懒言、食欲不振、消化吸收不良及胸胁胀满等各种主要症状,但是在临床各类项目检查中却未发现异常指标,不能诊断为某种疾病(图2-1)。导致躯体性亚健康的原因多样复杂,可能是长期过度劳累导致体能透支,或长期不规律生活方式,或长期处于紧张焦虑的精神状态等,不能及时解除疲劳、缓解压力,产生躯体性亚健康状态。躯体性亚健康状态最终往往积劳成疾,甚至会导致猝死。

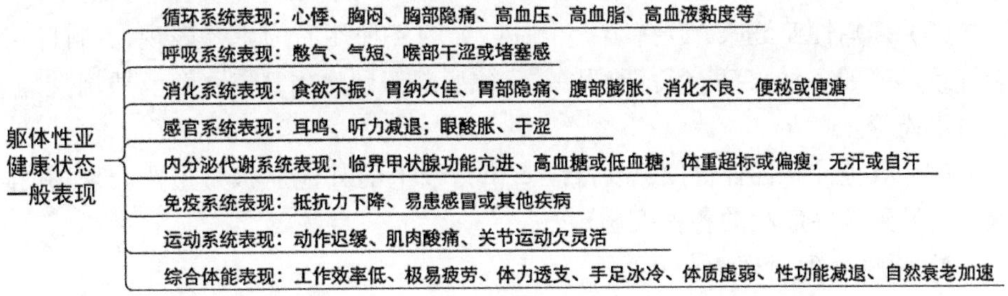

**躯体性亚健康状态一般表现**

- 循环系统表现:心悸、胸闷、胸部隐痛、高血压、高血脂、高血液黏度等
- 呼吸系统表现:憋气、气短、喉部干涩或堵塞感
- 消化系统表现:食欲不振、胃纳欠佳、胃部隐痛、腹部膨胀、消化不良、便秘或便溏
- 感官系统表现:耳鸣、听力减退;眼酸胀、干涩
- 内分泌代谢系统表现:临界甲状腺功能亢进、高血糖或低血糖;体重超标或偏瘦;无汗或自汗
- 免疫系统表现:抵抗力下降、易患感冒或其他疾病
- 运动系统表现:动作迟缓、肌肉酸痛、关节运动欠灵活
- 综合体能表现:工作效率低、极易疲劳、体力透支、手足冰冷、体质虚弱、性功能减退、自然衰老加速

**图2-1 躯体性亚健康状态一般表现(引自《亚健康状态评估与康复》,2007年)**

1)根据症状表现分类

躯体性亚健康的症状可以单独出现,也可以多个同时出现。如果多种症状同时出现,可以以最为严重者作为归类依据。具体症状表现如下。

(1)目干涩:指眼睛缺乏精血滋养而导致双目干燥、涩痛、视物模糊的一组临床常见症状,可伴有畏光、口干、瘙痒等表现,并排除引起双目干涩的某些疾病,如沙眼等。

（2）头晕：可能是头部的感觉,也可能是身体的感觉,或两者皆有,多数描述为"整天昏昏沉沉,脑子不清,注意力不集中",可伴有头痛、失眠、健忘、低热、肌肉关节疼痛和多种神经精神症状。其基本特征为休息后不能缓解,同时排除可能引起头晕的各种器质性病变,如高血压等。

（3）齿龈出血倾向：指牙龈自发性的或由于轻微刺激引起的少量流血。轻者表现为仅在吮吸、刷牙、咀嚼较硬食物时唾液中带有血丝,同时排除牙周炎和牙龈炎等,或者全身出血性疾病,如血小板减少性紫癜等。

（4）口干：指口腔内有干燥感,同时排除引发口干的多种疾病,如干燥综合征及药物引起的不良反应等。

（5）自汗：指不因劳累、炎热、衣着过暖、服用发汗药等因素而时时汗出,动辄益甚的汗出异常症状,故又称自汗,同时排除甲状腺功能亢进等因素引起的汗出。

根据具体症状表现的不同,躯体性亚健康可分为以下几类。

（1）疲劳性亚健康：以持续3个月以上的疲劳无力为主要表现,并排除一切可能导致疲劳的疾病,如病毒性肝炎、糖尿病等。如果将慢性疲劳综合征归为疾病的一种,根据慢性疲劳综合征的诊断标准,6个月以上的疲劳性亚健康大多可归纳为慢性疲劳综合征。

（2）睡眠失调性亚健康：以持续3个月以上的入睡异常(入睡困难,或多梦、易醒、醒后难以入睡等)或嗜睡,晨起时困难或仍疲倦不舒为主要表现,并排除可能导致睡眠紊乱的各种疾病,如睡眠呼吸暂停综合征等。

（3）疼痛性亚健康：以持续3个月以上的各种疼痛为主要表现,并排除可能导致疼痛的各种疾病,多表现为头痛、颈肩部僵硬疼痛、腰背酸痛、肌肉酸痛、关节疼痛等。

（4）其他症状性亚健康：以持续3个月以上的其他症状为主要表现,并排除可能导致这些症状的各种疾病。

2）根据生理病理特点分类

躯体性亚健康状态还可以从人体生理功能异常,或某种疾病易发性,或某种疾病前驱状态角度进行归纳分类。

（1）易感冒性亚健康：主要表现为抵抗力下降,易受感染,反复感冒,常伴咽痛、低热等。

（2）消化不良性亚健康：主要表现为食欲不振、有饥饿感却没有胃口、腹胀、嗳气、腹泻、便秘等症状。

（3）心肺功能低下性亚健康：主要表现为胸闷气短、胸痛、喜太息、心悸、心律不齐、血压不稳,经各种检查排除器质性心肺疾病。

（4）内分泌代谢紊乱性亚健康：主要表现为月经失调、痛经、轻度高血脂、高尿酸、糖耐量异常、性功能减退等症状。

（5）易过敏性亚健康：主要表现为对紫外线、冷空气、灰尘、油烟、食物等常见物质较其他人更容易发生喷嚏、瘙痒及胃肠道反应等症状。

此外,还可以从肝肾功能、糖脂代谢、运动功能等多种指标反复异常的高风险角度,或从某些特定疾病的前驱状态角度进行分类。

2. 心理性亚健康

心理性亚健康以情绪低落、郁郁寡欢、情绪急躁、紧张易怒、焦虑不安、心中懊悔、睡眠不佳、记忆力减退、兴趣爱好减少及精力下降等为主要症状,其中最为常见的症状是焦虑,一旦症状持续存在,就很难解脱和控制自我,从而进入心理障碍和心理疾病阶段甚至诱发躯体疾病（图2-2）。相关领域学者指出心理性亚健康是未达到《中国精神障碍分类与诊断标准第 3 版》（Chinese Classification of Mental Disorders Ⅲ,CCMD-Ⅲ）等精神病学诊断标准的介于心理健康与精神疾病之间的中介状态。在国外研究中,虽无明确的"心理性亚健康"概念,但相关内容的研究比较活跃,并提出了类似的概念,代表性的如阈下抑郁、阈下强迫抑郁等。

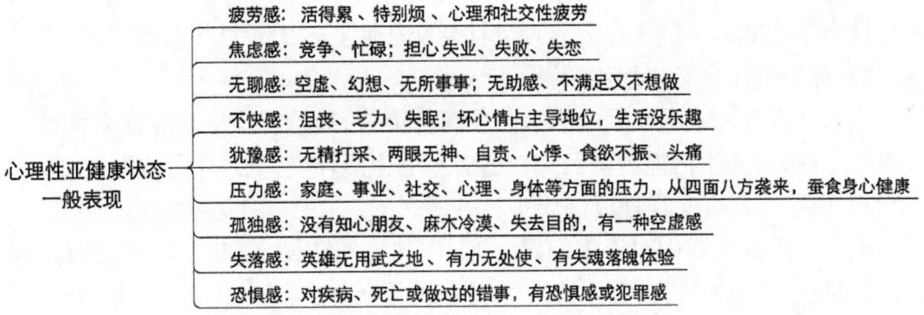

心理性亚健康状态一般表现

| | |
|---|---|
| 疲劳感: | 活得累、特别烦、心理和社交性疲劳 |
| 焦虑感: | 竞争、忙碌；担心失业、失败、失恋 |
| 无聊感: | 空虚、幻想、无所事事；无助感、不满足又不想做 |
| 不快感: | 沮丧、乏力、失眠；坏心情占主导地位,生活没乐趣 |
| 犹豫感: | 无精打采、两眼无神、自责、心悸、性欲不振、头痛 |
| 压力感: | 家庭、事业、社交、心理、身体等方面的压力,从四面八方袭来,蚕食身心健康 |
| 孤独感: | 没有知心朋友、麻木冷漠、失去目的,有一种空虚感 |
| 失落感: | 英雄无用武之地、有力无处使、有失魂落魄体验 |
| 恐惧感: | 对疾病、死亡或做过的错事,有恐惧感或犯罪感 |

图2-2　心理性亚健康状态一般表现（引自《亚健康状态评估与康复》,2007 年）

最常见的心理性亚健康状态类型有以下几种。

1）焦虑性亚健康

持续 3 个月以上的焦虑情绪,并且不满足焦虑症的诊断标准。焦虑情绪是一种缺乏具体指向的心理紧张和不愉快的情绪,主要表现为精神焦虑不安、急躁易怒、恐慌,可伴有失眠、噩梦及血压升高、心率增快、口干、多汗、肌肉紧张、手抖、尿频、腹泻等自主神经症状,也可因这些躯体不适而产生疑虑和抑郁。

2）抑郁性亚健康

持续 3 个月以上的抑郁情绪,并且不满足抑郁症的诊断标准。抑郁情绪是一种消极情绪,主要表现为情绪低落、郁郁寡欢、兴趣减低、悲观、冷漠、自我感觉很差和自责,还有失眠、食欲和性欲减低、记忆力下降、体重下降、兴趣丧失、缺乏活力等表现,有的甚至产生自杀念头。

3)恐惧或嫉妒性亚健康

持续 3 个月以上恐惧情绪,并且不满足恐惧症的诊断标准。情绪主要表现为恐惧、胆怯,还有妒忌、神经质、疑虑等,精神不振、记忆力减退、注意力不集中、失眠健忘、反应迟钝、想象力贫乏、情绪易激动、容易生气、爱钻牛角尖、过于在乎别人对自己的评价等。

4)记忆力下降性亚健康

一般以持续 3 个月以上的近期记忆力下降或做事情不能集中注意力为主要表现,且排除器质性疾病或非器质性精神类疾病。记忆力下降性亚健康在一定程度上也可以归入躯体性亚健康分类中。

3. 社会交往性亚健康

社会交往性亚健康以孤独、冷漠、自卑、猜疑、自闭、虚荣及骄傲等为主要表现。现代人际交往离不开健康的心态和良好的道德水准。现代社会人与人之间的情感沟通越来越少,这也是现代人患心理障碍和心理疾病人数众多的原因。该类亚健康状态的特征是以持续 3 个月以上的人际交往频率减低或人际关系紧张等社会适应能力下降为主要表现。社会交往性亚健康常见类型如下。

1)青少年社会交往性亚健康

因家庭教养方式不良及个人心理发育等因素,导致青少年适应社会困难,一旦离开家庭,独立生活能力差及难以适应新的生活环境,处理不好人际关系。

2)成年人社会交往性亚健康

成年人因为需要面对许多问题,如工作环境的变换、复杂人际关系的处理、家庭的建立、子女的养育、工作的压力、知识的更新等,容易陷入不良的情绪当中。

3)老年人社会交往性亚健康

由于老年人难以调整适应退休后的生活内容,适应不了社会地位的改变,引起不同程度的心理障碍,故老年人容易感到孤独、苦闷、孤僻或自怨自艾。

由于人与人之间社会关系的多样性和复杂性,该类亚健康的归纳和分类也存在相当的难度,临床常以社会关系异常是否影响躯体健康和心理健康为评判依据,如果影响到躯体健康和心理健康,则可以判断为典型的社会交往性亚健康状态。

4. 现代医学指标分类

亚健康状态的诊断,临床指标的排除起到至关重要的作用。因此对疾病前趋的亚健康状态(如处于高血压、糖尿病、高脂血症、肥胖等疾病及肝肾功能异常的前期),都是通过按血压、血脂、血糖等现代医学指标进行诊断排除和分类的。亚健康中常用的临床检验指标有一般检查项目、实验室检查项目等(详见第三章3.2)。

### 2.1.2　中医学对亚健康状态的评价方法

1. 中医学对亚健康状态认识和评价角度

亚健康是介于健康与疾病之间的中间状态,是一种生理功能异常或衰退,而非器质性病变,如不及时加以干预,它有可能进一步发展为疾病,当然也可通过积极的治疗使机体恢复到健康状态,这种认识恰好与中医学"治未病"的思想不谋而合。中医学的"治未病"理念,是一种以预防理念为主导的"防患于未然"的健康观念,"未病防病""既病防变""病后防复",其中的"未病防病"与现代医学的亚健康有一定的对应关系,但中医学"未病"的范畴要远大于现代医学的亚健康概念。

中医学理论与实践已有两千多年积淀,以"整体观念""辨证论治"及"因人、因时、因地制宜"等为特色,在亚健康状态的干预方面也独具特色和优势。在中医学理论中,健康状态是指机体内部的平衡,以及机体与外界环境(包括自然环境和社会环境)的平衡,概括来说就是"平衡即为健康"。健康状态意味着形体、精神、心理与环境适应的完好状态。中医学借用阴阳学说来解释这种内外的动态平衡,阴阳双方交感相错,对立制约,互根互用,相互转化,消长平衡,处在永恒的运动之中。因此,健康是一个动态的概念。疾病状态则是在某种致病因素的影响下,机体"阴平阳秘"的正常生理平衡被破坏,从而发生"阴阳失调"所致。

传统中医学中虽然没有亚健康状态的概念,却有类似的中医特色亚健康状态的分类方法,并对亚健康状态基本特征要素进行了较为明确和系统的论述。传统中医学把人体状态分成"常态""偏态"两种状态,中医学常说的"知常达变"即为此意。中医学的"偏态"是广义的疾病状态,包括了"疾""病"两种不同程度的机体状态。"疾"通常特指小病,可以理解为类似亚健康状态;而"病",意即"疾加也",可以理解为类似西医的某种疾病状态。现代医学与传统中医学对健康状态认识的异同点,可以简单地用图2-3来表示。

当然,在综合分析亚健康的所有可能症状后会发现亚健康状态虽然不能达到西医某种疾病的诊断标准,但在中医诊断中可以辨证为某类证候,继而可以通过中医辨证立法处方进行调理和治疗。中医学对人体的认识论、方法论区别现代医学最显著的特点,就是中医学对人体的认识以"整体观"为原则,注重人体功能的综合反应状态。因此,中医学对健康状态的辨识是通过症状、体征(健康量表及中医证候问卷),运用四诊合参的方法,全面地收集症状、体征,动态把握

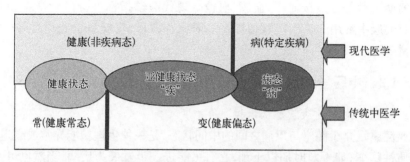

图2-3 现代医学与传统中医学对健康状态的不同认识

病理变化,并将其概括为特定的病理本质——"证候"。由此可见,中医学对亚健康状态的研究与"证"的要素密切相关。因此,如果以证候要素为核心,探索包括四诊在内的亚健康状态的各种生理功能和指标间的关系,则可逐步建立中医特色的亚健康状态评估方法。

对于亚健康状态,中医可通过望、闻、问、切等实现明确的证候诊断,在辨证方法上多以病性辨证和脏腑辨证为主。尤其是中医舌诊、脉诊方法,由于其客观性的基础,在证候诊断中发挥了重要作用,在亚健康状态的诊断中更是主观症状的重要补充。中医的舌诊和脉诊具有悠久的历史,《黄帝内经》《伤寒论》等古典医籍中就有关于望舌诊病、切脉诊病及望面色诊病的记载,充分体现了个性化评估、功能状态评估、平衡观念。因此,进一步发挥舌诊、脉诊的特色和客观性的优势,是实现中医亚健康状态诊断的重要技术途径。

2. 基于四诊技术的亚健康状态评估方法

在中医体系中,人体被视为一个有机整体,机体内部的脏腑与外在的体表官窍相互联系。《灵枢·本藏》中说:"视其外应,以知其内脏,则知所病矣。"《丹溪心法》也有:"有诸内者形诸外。"因此,中医重视通过四诊收集到的体表信息的变化,来判断内部的生理病理变化,传统中医以"望、闻、问、切"四诊进行健康状态判断及疾病诊察。正确的诊断方法是辨识疾病进而采取有效治疗措施的前提与依据,关于中医诊断技术的描述较贴切的是《难经》中的记载:"望而知之谓之神,闻而知之谓之圣,问而知之谓之工,切脉而知之谓之巧",这概括地说明了四诊技术在中医诊疗中发挥着重要作用。中医四诊方法,在传统理论和经验指导下,千百年来逐渐完善,是经验性和技术性的广泛结合。随着时代进步,中医诊断方法的技术性内涵得到了迅速的发展,使得中医诊断技术体系不断地得以补充、改进和提升。

传统上,中医多以医生主观经验为主,通过医生的经验来进行辨别与诊断。随着现代中医诊断技术的发展,借助现代仪器,如舌诊仪、脉诊仪等客观化设备,使得中医评估亚健康更具数据化与信息化。随着四诊技术的信息化,由之前"在心易了,指下难明"的脉象变成脉图,舌象变成舌图,叹息、喘息等声音变成可以测量的指标值,并采用一些通用问卷量表辅助问诊,使医生可以更加客观、量化地评估亚健康。

1) 望诊评估方法

医者运用视觉,对人体全身和局部的一切可见征象及排出物等,进行有目的的观察,以了解健康或疾病状态,称为望诊。望诊内容具体可分为整体望诊和局部望诊,包括望神、色、形、态、头颈、五官、舌象、皮肤等。其中舌诊和面色诊在反映健康状态、内脏病变的诊断方面有很高的临床实用价值,长期被中医药领域所重视。到了近现代,望诊的技术发展为其临床应用奠定了新的基础。因此,目前中医临床望诊方法包括传统望诊与现代化望诊两个部分,两部分在共同的理论原理指导下,相辅相成地发挥作用。中医望诊在亚健康状态的诊断应用上,也是遵循望诊基本原理和方法的。

传统的望诊具体可包括:① 望神,通过观察人体生命活动的外在表现,即观察人的精神状态和机能状态,从而判断其得神与神气不足的特征;② 望面色,通过观察面部颜色与光泽,运用五色诊的原理分析和诊断疾病;③ 望形体,通过望人体的形体特征进行健康状态与疾病的诊断,包括身体的强弱胖瘦、体型特征、躯干四肢、皮肉筋骨等;④ 望姿态,主要是观察患者的动静姿态、异常动作及与疾病有关的体位变化实现诊断,包括某些疾病特定的肢体姿态表现,如不同的坐卧姿势等,均可反映体内阴阳、气血盛衰的偏颇情况;⑤ 望舌,舌诊的内容主要分为望舌质和望舌苔两个方面,进而推测个人身体状态、功能特点、病变属性、疾病性质、机体气血津液或邪正盛衰的变化特点。

现代化的望诊则包括:① 面色,通过分光测色图像识别技术,把运用光谱色度测定方法得到的面色光谱色度,作为评估亚健康状态的重要指标;② 舌象,以舌象数字图像色度学指标诊察、分析舌象图像特征,采用舌诊仪及数码摄像技术,实现基于舌象的健康状态与病证诊断;③ 其他还包括用多特征的察目望神客观化方法对眼神信息进行构建,进而进行健康辨识和中医证候的诊断等。

2) 闻诊评估方法

闻诊是中医学临床常用的一种诊断方法,是医生通过听觉和嗅觉,了解由病体发出的各种异常声音和气味,以诊察病情的方法,其所依据的理论包括"五气所病"和"五脏相音"两个方面。闻诊包括听声音和嗅气味两方面。

传统闻诊的评估方法具体可包括:① 听声音,即以言语气息的高低、强弱、清浊、缓急等变化,以及咳嗽、呕吐、呃逆、嗳气等声响的异常特征信息,来分辨病情;② 嗅气味,即嗅患者病体、排出物、病室等的异常气味,以了解病情,判断疾病的寒热虚实。

而现代化闻诊研究则包括：① 听声音，即借助于现代基础医学、临床医学、物理学、空气动力学等多学科的现代科技技术与方法，对患者的语声、语言、呼吸、咳嗽、呕吐声等进行客观化、标准化的研究，进而可以更深入地理解和定义相关的中医学声诊理论；② 嗅气味，指通过电子鼻、直接顶空分析、气相-液相色谱分析法、便携式口气测量仪等对患者的口气、汗气、痰涕之气等进行研究，进而制定人体正常气味的参考标准，建立各种疾病气味的数据库和人体气味学，为健康状态评估提供支持。

3）问诊评估方法

问诊是询问患者或家属，了解患者身体健康状态及其变化与发展过程，从而判断健康与疾病的方法。明代张介宾认为问诊是"诊病之要领，临证之首务"，并将问诊归纳为"十问篇"，后经清代陈修园修改成《十问歌》，即"一问寒热二问汗，三问头身四问便，五问饮食六问胸，七聋八渴俱当辨，九问旧病十问因，再兼服药参机变，妇人尤必问经期，迟速闭崩皆可见，再添片语告儿科，天花麻疹全占验"。问诊一般包括：① 患者的姓名、年龄、性别等一般情况；② 个人感觉不适的症状及其时间、诱因、诊治经过等现在情况；③ 过去病史等既往史；④ 患者的生活起居、婚姻生育等生活史。问卷等主客观相结合的方法及计算机辅助问诊系统等信息化手段也是问诊常用的方法。

4）切诊评估方法

中医切诊是指运用手对患者体表某些部位进行触、摸、按、压，以获得机体和疾病相关信息的一种诊察方法，包括脉诊和按诊两部分。其中，脉诊是医生切按患者一定部位的脉搏，一般多为寸口部（桡骨茎突内侧桡动脉搏动处，中医学分为寸、关、尺三部）；按诊是指对患者的肌肤、手足、胸腹、腧穴等处进行触、摸、按、压的诊断方法。

传统切诊的方法则包括：① 脉诊，中医学最基本的特色诊断方法，《黄帝内经》中便有记载，即通过脉象的"常"与"变"来评估人体的健康、亚健康及疾病状态。中医脉学发展至今，已经提出了基于位数形势特征的 28 脉、32 脉等多种分类方法，以此来对应健康状态与疾病的分类。② 按诊，作为切诊的组成部分，可对一些特有的胸腹部的疼痛、肿胀、痰饮、肿块等病变提供明确的疾病部位和性质等情况，诊察信息包括位置、压力、紧张度、温度、湿度等多种。

现代化切诊的发展则是结合现代传感器技术及生物医学、计算机科学等学科，与中医领域相融合，运用现代压力传感器等记录人体脉象和其他按诊信息，并进一步提供相应的脉搏、压力、温度、湿度等特征指标及临床应用；最有代表性的是脉诊现代技术研究，研究建立了基于压力传感器的脉象检测、分析技术，形成了以脉图为核心的脉象分析诊断方法,逐步建立临床适用的脉图诊断标准,结合病史和实验室诊断,四诊合参,分析脉图与病、证的相关性,为中医临床提供客观化的诊断方法。

3. 基于八纲的亚健康状态评估与分类方法

八纲是指表、里、寒、热、虚、实、阴、阳八个辨证纲领。八纲作为辨证的基本纲领,其指导作用是不可替代的。"望、闻、问、切"四诊收集到的健康及病情资料,通过综合分析,以探求病变部位、病变性质、邪正盛衰、病证类别,并归纳为表、里、寒、热、虚、实、阴、阳八类证候指向,阴阳为总纲,统领表里、寒热、虚实其他三对纲领。阴阳可概括其他六个方面的内容,即表、热、实属阳;里、寒、虚属阴,故也称八纲为"二纲六变"。表里是辨别疾病病位内外和病势深浅的两个纲领;寒热是辨别疾病性质的两个纲领;虚实是辨别邪正盛衰的两个纲领。因此,八纲是作为辨证纲领指导病证分类,包括健康偏态的亚健康的分类方法。

在临床诊断与评估中,由于表里、寒热、虚实之间有时是相互联系交织在一起的,不能截然分开。因此,阴证和阳证之间有时也不是截然分开的,常常会出现阴中有阳、阳中有阴的复杂证候。

4. 基于病性诊断的亚健康状态辨证方法

中医的整体观和辨证论治对辨识及评估亚健康或疾病有独特的理解。根据中医临床上收集到的"望、闻、问、切"四诊的内容,进行中医辨证。辨识亚健康通常从八纲辨证、气血津液辨证等角度进行证候属性的分类,尤其气血津液辨证是基于气血津液理论对全身生理、病理状态的综合概括,对亚健康状态辨证尤为适合,是亚健康辨证的重要方法。立足气血津液的病性辨证,一般从阴阳、气血、津液的寒热虚实角度,将基本病性分为气虚、血虚、阴虚、阳虚、津(液)亏、痰湿、湿热、寒湿、气滞(气郁)、血瘀等。这些常见的病性分类种类,也是亚健康状态常见的分类角度。

5. 基于脏腑诊断的亚健康状态辨证方法

构成中医脏腑理论的基础即五脏六腑,主要包括了肝、心、脾、肺、肾五脏及其对应的表里关系的六腑。五脏具有化生和贮藏精气的生理特性,且与躯体官窍、气血津液运行有着特殊的联系,这种联系形成了以五脏为中心的系统。中医理论认为,脏腑功能正常,则"阴平阳秘,精神乃治"。亚健康状态的本质是机体脏腑功能失调,包括单个脏腑功能异常(如心气虚、心血虚、肝气郁结、脾气虚、肺气虚、肾阴虚、肾阳虚等)和多个脏腑功能的异常(如心脾两虚、肝郁脾虚、心肾不交、肝肾阴虚、脾肾阳虚等)。从脏腑辨证的角度,可以对亚健康状态进行相应的脏腑单证或兼证的证候诊断,根据临证表现,可以概括为一个或多个脏腑证候。

6. 基于经络理论的亚健康状态诊断方法

经络学说是中医学的特色理论之一,通过经络实现生理、病理状态的诊断和分型。人体是一个有机的整体,五脏、五体、五官、五志、经络等之间发生相互联系和作用,其中又以五脏为基础,经络分布于人体内外表里,将五脏六腑、五体、五窍、四肢百骸等相互联结为一体。十二经脉是人体经络的主干,包括手三阴经(手太阴肺经、手厥阴心包经、手少阴心经)、手三阳经(手阳明大肠经、手少阳三焦经、手太阳小肠经)、足三阳经(足阳明胃经、足少阳胆经、足太阳膀胱经)、足三阴经(足太阴脾经、足厥阴肝经、足少阴肾经),而不同的经络可反映特有的病症表现。

## 2.2　亚健康的影响因素及其他生理特征

有报告显示,健康人群仅占全球人口的 5%,患病者占 20%,而 75% 的人处于亚健康状态。中国亚健康学术成果研讨会有数据显示,我国人口 70% 属于亚健康,亚健康人数超过 9 亿。不同职业人群亚健康状态的现患率有所不同。企业员工、高校教师及机关干部等职业人群中现患率普遍较高。有关广东省的几项研究结果显示,企业员工的亚健康现患率在 44%~65% 之间,机关干部亚健康现患率为 51%,高校教师为 65%~69%。不同年龄人群的亚健康现患率也有所不同。大多数的研究显示,亚健康现患率随年龄增长而升高,特别是一项在老年人群中进行的调查发现,亚健康的现患率超过了 90%。也有研究认为中年人是亚健康状态受累最严重的人群。不同性别人群亚健康的现患率也有差异。大部分研究发现,女性亚健康的现患率高于男性;另外有研究表明,随着学历上升,亚健康的现患率也随之增加。亚健康已对人们的健康构成较大的威胁,其已经被医学界认为是 21 世纪人类健康头号大敌。

### 2.2.1　亚健康的影响因素

1. 遗传和生理因素

遗传因素属于先天因素,个体的健康状态受先天因素的调控,因此,亚健康状态与个体的遗传因素密切有关。例如,一项针对社区居民亚健康状态的研究结果显示,亚健康人群和健康人群外周血单个核细胞中部分 RNA 的表达存在差异,说明亚健康与表观遗传相关。亚健康的发生还与个体的生理因素密切相关。有研究表明,单胺类神经递质的生物合成途径可能与亚健康的临床表现有关。国内有学者对亚健康与生殖内分泌功能进行相关性研究,研究发现躯体和心理应激均能在"下丘脑-垂体-性腺轴"多水平抑制或损害生殖内分泌功能,尤其是女性生殖内分泌功能,从而导致亚健康状态的发生、临床生殖内分泌系统疾病及机体早衰。

2. 性格心理因素

性格是亚健康的独立影响因素,对心理性亚健康影响显著。例如,中国不同地区高中生心理性亚健康的调查显示,性格内向是高中生心理性亚健康发生的危险因素。个体的心理失衡状态,如焦虑、抑郁等与亚健康的发生密切相关。据统计亚健康伴抑郁症者占 40%~47%、焦虑症者 32%、躯体化障碍者 15%。并且 A 型性格(好强、急躁、紧张)、C 型性格(内向、少语、压抑)者多见亚健康状态。不同性格类型还与疾病的发生、发展和预后有密切关系,消极性格使人体长期处于一种精神低迷状态,易诱发亚健康状态,而积极性格则有助于亚健康的恢复。通常情况下,性格暴躁、冲动和孤僻的人相比情绪稳定、随和的人发生疾病及过早死亡的风险要高得多。另外,不同的性格及心理状态还与免疫系统功能相关。研究显示,乐观的个性与良好的情绪可以提高免疫细胞数量和活性。因此,积极的性格和良好的心理状态有助于保持健康,远离亚健康状态。

3. 体质因素

体质是亚健康状态的重要相关因素之一,并影响着亚健康状态的转化。研究发现,中医体质类型与亚健康之间存在明显的相关性,其中,中医平和质是亚健康的保护因素,中医偏颇体质是亚健康状态转化的重要危险因素之一。此外,亚健康的分型与体质有关,不同体质人群发生不同亚健康分型的倾向也不相同。一项针对广东省、北京市、上海市、成都市等地人群进行的研究显示,躯体性亚健康与阳虚质、阴虚质对应,心理性亚健康与气虚质、瘀血质对应,社会适应性亚健康与平和质对应。另外,不同职业的亚健康状态与体质分布有关。有调查发现,广东省行政工作人员亚健康人群中前三位的体质为平和质、气虚质、湿热质。在广东省公务员中亚健康人群以气虚质居首位,其余依次为湿热质、阳虚质、痰湿质等。在广州市医学生群体中亚健康人群体质以血瘀质为主,随后为气虚质、气郁质、阴虚质。

4. 年龄因素

年龄因素是造成亚健康状态的重要因素之一,不同年龄段的人群,亚健康的发生率也不同。在亚健康人群的年龄层中,中年人是亚健康的高发阶段。中年人在心理上处于人生的成熟阶段,也是负担最重的阶段。在生理上,组织和器官开始老化,生理功能、体能、免疫力下降,高血压、高血脂、高血糖"三高"状况及疲劳综合征、更年期综合征、抑郁症等亚健康状态陡增,其年龄多分布在 35~55 岁之间。在老年人群中,亚健康状态常与各种慢性疾病掺杂交错,生理性衰老属于亚健康状态。老年人的细胞、组织及器官随年龄的增长,其形态、功能上会出现一系列的退行性变化,导致机体器官趋于萎缩、生理功能明显退化、免疫能力相对低下,最终出现亚健康症状。有研究显示,亚健康老年人组的免疫细胞水平明显低于健康人群。亚健康状态也开始逼近青少年。我国青少年多属独生子女,面临着升学、就业的压力,加上环境、社会、人际关系等问题,常有亚健康状态的表现。一项对全国22个省市的青少年调查显示我国有3 000万青少年处于亚健康状态。此外,也有研究发现甚至在幼儿这一特殊群体中也出现了亚健康问题。由此可见,亚健康问题已超越了年龄的限制,成为全年龄层健康的共同威胁。

5. 性别因素

由于男女生理结构、社会职能不同,在疾病患病风险、症状、诊治预防等方面存在差异。性别是亚健康发生、发展的一个重要影响因素。不同性别的人群在亚健康的发病率上不同,如对苏州市、江门市居民亚健康的调查报告中,指出女性亚健康检出率高于男性,女性比男性更易发生亚健康,这与女性要同时面对工作、家庭、生理方面的压力及情绪变化快等有关。同时,男女性亚健康状态的发生也会受到职业的影响。一项有关军官亚健康状况与性别、年龄特征的研究指出,心理性亚健康状态中男性军官占16.2%,女性军官占8.0%,男性心理性亚健康的发生显著高于女性,这与男性军官高效的运作体制、严格的身体训练有关。此外,不同性别的人群在亚健康的症状表现上也存在差异。相关学者对武汉市居民亚健康状况进行分析后指出,不同性别亚健康症状检出情况有差异,在女性群体中,亚健康症状检出率较高的依次是精力不足、饮食不振、胸闷气短、呼吸障碍和焦虑不安;而男性群体亚健康症状主要表现为饮食不振、精力不足、胸闷气短、呼吸障碍和腰酸腿胀。

6. 职业因素

不同职业的劳动强度、工作方式和承受的职业压力不同,因此,职业也会影响亚健康状态。不同职业人群亚健康状态的发生率不同。在我国6省市5类职业人群亚健康状况及影响因素调查研究中发现,教师的亚健康发生率最高,然后依次为科技人员、公务员、体力劳动者,而企业管理人员的亚健康发生率最低。在专业技术人员中,亚健康甚至过劳死已成为我国知识分子共同面临的健康问题。例如,教师和医务人员因其从事的工作都具有工作负荷高、时间压力大、酬劳低等特点,成为亚健康状态的高危人群。2008年对全国1万余名医务人员的调查研究显示亚健康的发生率为54.7%,其他研究显示国内医务人员亚健康发生率为40%~75%。针对高校教师亚健康的研究显示,其亚健康发生率明显高于其他职业人群。在军人群体中,亚健康相关的研究正逐渐增多,如对6 658名部队在职干部的调查显示,亚健康的总发生率达 64.67%,其中又以适应能力减退及记忆力减退为最多。另外,一些职业如农民工,从农村流动到城市,工作和生活条件的巨大改变往往容易消极地影响到农民工的身心健康。一项来自深圳市外来务工人员调查结果表明,农民工群体亚健康发生率为 65.30%。

### 7. 生活方式

生活方式属于后天获得性因素之一,同时,由于健康状态受后天获得性因素的影响,故生活方式与健康状态具有相关性。吸烟、饮酒是亚健康发生、发展的危险因素。例如,一项对广东省城镇居民的调查研究显示,不同吸烟情况、不同饮酒情况的城镇居民生理亚健康得分显示,不吸烟、不饮酒者得分高于吸烟、饮酒者。运动锻炼不足或久坐行为与亚健康状态的发生有着密切的联系,与体重的增加、过度肥胖、抑郁、焦虑、睡眠质量或生活质量下降有关。饮食习惯对亚健康也有影响,研究表明,多食用高钙食物对缓解亚健康状态有一定的作用,而偏甜食及偏肉食者的亚健康程度较健康者高。此外,饮食的时间对于健康也很重要,正确的饮食时间能促进健康,预防亚健康。不良生活方式中的睡眠问题,如熬夜、睡眠不足、失眠等,是亚健康发生发展的重要危险因素。相关调查显示,睡眠异常是亚健康状态的重要表现之一,且对亚健康的发生发展具有重要的促进作用,如睡眠时间不足与亚健康临床表现中的睡眠紊乱、记忆力下降、精神紧张、反应迟钝等具有显著的相关性,且长期熬夜还会影响机体内分泌紊乱,导致免疫力下降,引起感冒、胃肠功能不适等。每天实际睡眠时间小于 6 小时的人群发生亚健康的比例明显高于睡眠 6~8 小时人群。

### 8. 环境因素

#### 1) 自然环境

人生活在自然环境中,与自然环境相互依存,随着人们生活水平的提高和生存环境恶化之间的矛盾日益突出,森林锐减、土地资源恶化、水资源短缺、全球变暖、生物多样性减少、病虫害增加等生态环境的破坏,以及工业化发展带来的空气和水源的污染,这些最终造成自然环境的破坏,影响到人体,使机体变得脆弱,机体易感性增加,进而导致人体功能失衡,出现亚健康状态。有研究显示,在镉污染居民中,头痛头晕、食欲下降、咳嗽、气喘等亚健康状态发生率高于非污染区,且胃及十二指肠溃疡、支气管炎、泌尿系统结石等慢性病的发生率也高于非污染区。

#### 2) 社会环境

人们的身体健康不仅受到自然环境的影响,还会受到社会环境的影响。在不同的社会背景条件下,人们的疾病和健康状况往往是不同的。社会环境包括很多方面,如社会政治局势、社会经济形势、社会文化背景等。政治局势动荡,生产遭受严重破坏,人民生活困苦,甚至战乱频繁,使得人们的身心遭受双重巨创,引起各种疾病和亚健康状态。在社会经济环境方面,随着经济的不断发展,人们生活水平的提高,导致大量的人群患肥胖症、高血压、高脂血症、高血糖等疾病。电子技术的发展也让更多的人沉迷于电子产品而引起各种身体和心理疾病。现代文明、经济的富足让更多现代社会病应运而生,不断危害着人们的身体健康。另外,不同的文化背景下产生的文化习俗,包括饮食习惯、生产方式、语言文字、法律制度等,会对个人的身心发展和个性形成产生影响。因此,文化环境的改变也会影响个体的健康状态。此外,社会疫病的流行也会给人们健康带来巨大的冲击。每次疫病的流行,都会给人类造成巨大的伤痛和难以估量的损失,它不但给人们的身体健康带来严重的威胁,也使人产生极大的恐慌心理,对正常的社会秩序会造成严重的冲击,引发各种社会及健康问题。

3)家庭环境

家庭因素也可能影响亚健康的发生,不同家庭状态居民亚健康状况不同。例如,对北京市崇文区(现东城区)居民进行现场调查发现,崇文区居民中再婚、家庭不和睦、有家庭暴力及生活满意度较差等人群亚健康状态较多。研究显示父母的职业、健康程度与子女亚健康状态有一定的关联性,若其父亲职业是农民或知识分子,其亚健康的现患率高于父亲为工人者。单亲家庭和父母健康程度低可能是子女亚健康的危险因素。此外,家庭关系与氛围对子女的亚健康也有影响。对太原市初中生亚健康现状及其与家庭和学校氛围的关系进行研究,发现在家庭环境中,矛盾性、成功性是亚健康主要的危险因素,而亲密度、娱乐性等是保护因素,良好的家庭关系是预防亚健康发生的保护因素。

4)地域环境

地域环境因素也是影响亚健康状态的重要因素之一。我国四大地理区域气候各异,北方地区冬冷夏热,四季分明;南方地区,冬温夏热,温暖湿润;西北地区,降水稀少,气候干燥;青藏地区海拔高、气温低、昼夜温差大。不同地区人群亚健康的患病率不同,如有研究显示,北京市人群亚健康患病率为75.31%,上海市为73.49%,广东省为73.41%;经济发达地区高于贫困落后地区。另外,不同地域的饮食也具有差异性。我国北方地区饮食口味重,人均食盐摄入量为$12 \sim 18 \, \text{g/d}$,远远超过了WHO建议的人均$6 \, \text{g/d}$的标准。研究表明,高血压患病率与食盐摄入量呈正相关,高盐饮食对胃肠黏膜也会造成明显损害。南方地区民众喜食麻辣炙煿、肥甘厚味之品,长期饮食偏嗜辛辣易伤胃,进而影响到脾的功能,久而影响到其他脏腑,易导致亚健康发生。例如,成都市脾胃阳虚证多发,湿热或湿热瘀结更是引起妇科疾病的常见病因病机,尤其是在川蜀地区更为多见。

### 2.2.2 亚健康的其他生理特征

**1. 青春期亚健康状态**

青少年是从儿童过渡至成年的重要一环。在此期间,青少年形体外观和激素水平将发生明显变化,并发生青春期的心理、社会、认知行为的巨大变化,同时面临着巨大的学习压力和人际交往、社会适应的发展任务,因此,不少青少年也被纳入亚健康人群范畴。中学生亚健康症状表现相当普遍,主要表现为持续的或再发的易疲劳性、容易感冒或者患其他疾病、头痛、注意力不集中、记忆力减退等。

**2. 妊娠期亚健康**

女性在妊娠期间,由于生理上的一系列变化,会出现各种不适反应。这些反应除个别严重者需要就医外,大多数不会造成严重危害,其中相当一部分属于亚健康状态,需要引起足够的重视。妊娠期亚健康的症状可以出现如妊娠缺钙反应、妊娠贫血、妊娠高血压及早孕反应,消化系统可能会出现如妊娠期牙龈炎、妊娠期消化不良、孕期排便困难、便秘。这些症状一般并无器质性改变,而且在分娩后通常会减轻或消失,故也属于亚健康状态。

**3. 围绝经期亚健康**

围绝经期亚健康是处于这一特殊时期的女性表现出来的躯体、心理及社会人际交往的不适状态或适应能力显著减退的状态,但尚未满足围绝经期综合征的诊断标准。这是反映围绝经期妇女的一种机体状态,包括躯体性、心理性及人际交往性亚健康状态。常出现月经不调、多汗、失眠、头晕等躯体不适的症状;产生悲观、失望、抑郁、焦虑、紧张等各种心理不适反应。对于临床症状较轻甚至不明显的围绝经期妇女,在生理或生活上所表现出的种种不适应性的表现,都可以归属为围绝经期亚健康。

**4. 月经期亚健康**

女性的健康状态与月经关系十分密切,月经正常来潮是衡量女性健康与否的重要标志。女性处于月经期这个特殊的生理时期会出现各种不适症状,如在躯体方面的不适表现为下腹部胀痛、头晕、乏力、乳房胀痛、腰痛和手脚冰凉等症状;在情绪方面出现烦躁、郁闷、心烦、焦虑等。这些症状影响到女性的正常生活和工作,但在临床上不构成疾病,月经结束后这些不适症状也随着消失,因此属于月经期亚健康的范畴。

**5. 产褥期亚健康状态**

女性在妊娠期间为适应胎儿发育及分娩,生殖器官及其他脏腑器官在此期间发生了很大变化,分娩后除乳房外,在经过排尿和排汗增多、胃酸增加、胃肠道蠕动增强等一系列变化后恢复至非孕状态,此生理变化时间为 42~56 天。在产褥期间,产妇由于生理状态的改变和心理角色的转换过程,会出现一些身心上的不适,相当一部分的不适症状被归为产褥期亚健康状态。如产妇在躯体上出现的乳房胀痛、消化不良、便秘、失眠、小腹坠痛、多汗、恶露持续等症状;在心理上表现出产后郁闷、情绪不稳、易发脾气等。这些症状多由于激素水平的变化引起,通过正确的饮食方法、形体恢复训练和心理疏导,一般都可以恢复到健康的状态。

## 参 考 文 献

蔡文智,邓凌,陈美伦,等,2009.医务人员亚健康状态及相关因素的调查研究[J].中华护理杂志,44(10):869-873.

常乐,刘群才,段国方,等,2007.驻某地部队干部亚健康特点分析[J].临床军医杂志,35(4):603-605.

陈晶,魏敏,戴红芳,等,2011.健康大学生中医体质现状调查[J].中国公共卫生,27(1):1488,1489.

陈青山,王生涛,荆春霞,等,2003.应用 Delphi 法评价亚健康的诊断标准[J].中国公共卫生,19(12):1467,1468.

邓卫,谭晓军,邱玉明,等,2012.公务员亚健康中医体质特征分析[J].广东医学,33(1):32-34.

范存欣,王声湧,朱丽,等,2003.广东省高校教工亚健康现况及危险因素分析[J].中华流行病学杂志,24(9):774-777.

姬成伟,罗伟民,胡姝,2013.太原市某中学 460 名初中生亚健康现状及其与家庭和学校氛围的关系[J].中国儿童保健杂志,21(1):82-84.

姜雨微,聂宏,2016.运用中医药膳法预防剖宫产产褥期疾病的研究[J].护理学杂志,31(6):45-47,52.

李霞,2015.艾灸不同穴位对围绝经期亚健康状态女性的干预作用及其内分泌机制[D].南京:南京中医药大学:4,5.

李晓亮,李凤玲,韩清泉,2015.高校行政人员亚健康状态及运动习惯的相关分析——以河北省承德市为例[J].广州体育学院学报,35(1):98-101.

连晓媛,2001.应激与生殖内分泌功能障碍[J].中国药理学通报,17(1):5-8.

林广平,2003.机关干部亚健康状态的流行病学研究[J].广东药学院学报,19(2):176-178.

林妙霞,李泽楷,陈燕铭,等,2009.广州市某企业人群亚健康状态流行病学调查[J].中山大学学报(医学科学版),30(21):36,37,50.

刘欢欢,张小远,周志涛,2006.大学生心理亚健康状态筛查及评价[J].中国公共卫生,22(6):647-649.

刘雷,龙云,张涛,等,2010.湖北省青壮年人群亚健康状况及其与睡眠和性格之间的关系研究[J].中华流行病学杂志,31(9):970-974.

柳秀春,王志强,吐达洪,等,2009.北京市崇文区不同家庭状态居民亚健康状况[J].首都公共卫,3(5):206-209.

陆艳,2013.广东省城镇居民亚健康状况及其影响因素研究[D].广州：南方医科大学：26-29.

吕倩,林文娟,王建平,2000.心理社会因素与人类免疫功能[J].心理学动态,18(2)：67-73.

吕兆彩,张弘,时学峰,等,2002.5所武警医院护士亚健康状况调查分析及对策[J].武警医学,13(11)：693-695.

欧爱华,麦润汝,原嘉民,等,2012.亚健康状态分型与中医体质类型相关性的对应分析[J].广东医学,33(1)：11-14.

庞静,李英华,杨宠,等,2011.我国6省市5类职业人群亚健康状况及影响因素研究[J].中国健康教育,27(11)：803-806.

乔志恒,华桂茹,2007.亚健康状态评估与康复[M].北京：化学工业出版社：5.

邱玉明,2011.疲劳型亚健康的中医体质特征及其尿液代谢组学研究[D].广州：南方医科大学：5-7.

石阶瑶,2008.亚健康的流行病学研究[J].长春大学学报,18(6)：51-54.

孙晓敏,魏敏,朱春燕,等,2008.广东地区亚健康状态的流行病学调查研究[J].山东医药,48(4)：59,60.

孙彦玲,苏洁,2005.孕妇亚健康状态的探讨[J].光明中医,20(5)：23,24.

唐永云,2011.青春期知信行、成长发展和心理亚健康的关系探索[D].济南：山东大学：21-27.

王兰阁,徐露,王志强,2009.北京市崇文区天坛地区居民亚健康状态流行病学特[J].中国民康医学,21(14)：1662,1663.

王淑斐,许金成,程明刚,2011.亚健康状态老年人血白细胞介素18和白细胞介素10水平变化及意义[J].实用老年医学,25(5)：388,389,392.

王为民,黄泽宇,张平,等,2013.苏州市居民亚健康流行率及影响因素分析[J].中国公共卫生,29(3)：325-327.

魏绍斌,黄玲,王烨,等,2018.四川湿热气候与妇科疾病证治特色[J].中华中医药杂志,33(4)：1308-1310.

温海辉,黄飞雁,陈思东,等,2003.深圳市龙岗区坪地外来工亚健康状态的研究[J].广东药学院学报,19(4)：379,380,383.

吴思英,田俊,王绵珍,等,2004.镉污染对居民亚健康状态和慢性病发生的影响[J].中国公共卫生,20(9)：33,34.

徐岫茹,2003.心理危机干预及健康教育(一)[J].中国健康教育,19(7)：513-515.

徐勇灵,李香兰,2010.高钙饮食以及饮食习惯对亚健康状况影响的调查[J].甘肃医药,29(4)：378,379.

严仲连,陈时见,2003.中大班幼儿亚健康状况的调查报告[J].健康心理学杂志,11(6)：454-457.

姚荣英,陶芳标,庄颖,等,2010.蚌埠市大学生亚健康状况与家庭环境因素的关系[J].卫生研究,39(2)：212-215.

殷淑珍,1999.亚健康与QT离散度[J].中国全科医学,2(3)：227.

由娟,2008.某新建本科高校教职工健康状况的调查[J].现代预防医学,35(5)：817,818.

袁萍,唐亚丽,于雪芳,等,2012.江门市居民亚健康状况及影响因素分析[J].中国公共卫生,

28(6)：844－847.

曾祥英,常凤,2018.湖北省武汉市居民亚健康状况分析[J].湖北大学学报,40(3)：306－310.

张进军,粟朝明,袁志丹,等,2005.军队老干部亚健康流行病学调查研究[J].中华临床医学杂
　　志,6(8)：137,138.

张丽,2014.三级甲等医院精神科护士亚健康状态及相关因素的调查[J].中华现代护理杂志,
　　49(9)：1046－1050.

张鲁俊,梅思敏,梁超,2018.基于气候、饮食因素分析成都地区脾阳虚型脾胃疾病[J].世界最
　　新医学信息文摘,18(92)：254,255.

张巧辉,2015.社区居民亚健康状态评价及其与 miRNA－125a－5p、miRNA－155、miRNA－21
　　和 miRNA－133a 关系初探[D].福州：福建医科大学：31－34.

赵润栓,王佳佳,胡坤,等,2011.辨体论治当"食药并举,食养为先"[J].中华中医药杂志,
　　26(2)：228－230.

中华中医药学会,2006.亚健康中医临床指南[M].北京：中国中医药出版社：10.

周姗姗,杨全龙,王新本,等,2015.老年人亚健康现状影响因素及干预对策[J].保健医学研究
　　与实践,12(4)：85－87.

朱德礼,黄淑芳,2003.走出心理亚健康[M].呼和浩特：内蒙古人民出版社：150－152.

朱红红,许家佗,2010.亚健康状态流行病学特征研究进展[J].辽宁中医药大学学报,12(8)：
　　52－54.

FRIEDMAN H S, 2000. Long-term relations of personality and health：dynamisms, mechanisms,
　　tropisms[J]. J Pers, 68(6)：1089－1107.

STEELE L, DOBBINS J G, FUKUDA K, et al., 1998. The epidemiology of chronic fatigue in San
　　Francisco[J]. Am J Med, 105 (3A)：83S－90S.

WANG T, YIN J, MILLER A H, et al., 2017. A systematic review of the association between
　　fatigue and genetic polymorphisms [J]. Brain Behav Immun, 62(1)：230－244.

YANG G, LAI C S, CICHON J, et al., 2014. Sleep promotes branch-specific formation of dendritic
　　spines after learning[J]. Science, 344(6188)：1173－1178.

# 第三章
# 亚健康状态的检测与评估方法

## 3.1 基本原则和方法

### 3.1.1 基本原则

亚健康状态评估主要是对人体功能状态、生活质量、隐藏信息、疾病危险因素等进行评估,属于人体功能评估、功能调理康复范畴。亚健康状态的评估具有十分重要的意义。首先,能够早期发现亚健康状态,评估机体的健康状况,早期进行康复调理,从而达到预防疾病的目的;其次,能够为判定近期、中期、远期康复调理效果提供客观数据指标;再次,能够为制定康复目标、康复调理计划和指导健康生活方式等提供科学依据;最后,还可以为个体进行健康消费、健康投资、健康管理提供数据并积累资料。

目前,亚健康状态的检测和评估方法有很多,但对其诊断还缺乏统一公认的评估标准,有报道的亚健康状态研究多围绕主观指标与客观指标相结合的方法进行评估。其中主观指标的获取包含了个体健康状态的自我评估,一般通过制定健康量表来实现;而客观指标的获取与现阶段的检测技术密切相关。然而,在亚健康状态的检测与评估中,如何使评估结果更加客观全面?在制定和选择检测方法上需遵循一定的依据和原则,结合目前亚健康状态的临床研究状况,归纳如下。

1. 概念范畴依据:亚健康状态的检测与评估需涵盖生物、心理、社会等维度

1989 年 WHO 对健康进行了新定义:健康不仅是没有疾病,而且包括躯体健康、心理健康、社会适应良好和道德健康。因此,对于亚健康状态的检测与评估也应涵盖这四个维度,而健康量表和问卷调查是常用的方法。目前临床研究中的量表和问卷尚未统一,大多采用自拟的问卷和量表进行调查,常涉及生物、心理、社会这三个维度,并获取了不同的研究结果,证明这三个维度对亚健康状态评估十分必要。在道德评估方面,由于缺乏相应的评估标准,目前问卷及量表

研究尚未涵盖这一部分。有学者认为道德的最高标准是无私奉献,最低标准是不伤害他人,道德亚健康指的是公民道德行为处于一种道德与非道德的状态中,多表现为损人利己和损人不利己,包含了各种各样的社会行为。随着经济的快速发展,我国社会已步入全方位、多层面的转型时期,而与之相应的道德体系尚不健全,道德作为一种社会意识,必然受到社会转型的影响。道德失范不仅已经构成了我国社会"亚健康"的主要因素,而且在个体健康发展中也产生了巨大的影响,如"药家鑫案"所折射出的道德亚健康构成行为犯罪的结果。因此,在亚健康状态检测和评估中逐步增加道德维度内容,能够更好地反映个体的健康状况,尤其在青少年人群中,道德评估能够及时发现问题,早期干预和引导,以避免或减少相应的不良社会事件发生。

2. 主客观症状、指标依据:亚健康状态的检测与评估方法需客观、科学、全面

现代研究中,亚健康状态的检测与评估多采用主观问卷量表调查、实验室检查或其他仪器检查。其中,使用亚健康问卷量表为主要的评估方法,但临床研究中多采用自制量表进行检测,缺乏统一共识,使得不同的研究结果间可比性较差。另外,制定可靠、准确的量表,需要进行信度、效度的评价。信度和效度是评价量表可靠性和准确性的主要参考依据。其中信度是指测量结果的可靠性或精确度,包括内部一致性信度、分半信度、重测信度等;效度是指量表能准确测出所需测量事物的程度。目前,对于信度和效度评价的方法较为成熟,临床应用广泛。在制定和选取评估量表时,可首先采用小样本的流行病学调查,对其信度和效度进行评价,并根据调查结果对其进行相应的调整和修改以制定出更为全面的、适合人群特征的问卷量表。

随着医学检测技术的发展,检验医学在亚健康诊疗中的地位和作用逐渐突显,能够更加客观、精确、动态地监测亚健康状态,增强亚健康状态检测的科学性和可重复性。有学者提出了亚健康的实验诊断定义:作为群体诊断,若某一群体的某一检测指标均值在该检测指标参考范围的1个标准差和2个标准差之间,则认为该群体处于亚健康状态。亚健康实验室诊断主张对健康状态做出多维度的量化评价,对疾病的发生做出预警。目前的检测指标多包含免疫系统功能改变、神经内分泌系统功能改变、心血管系统功能改变及肿瘤相关指标等。在指标选择中,多个同类指标需采用中位平均值法;而对于不同维度的评估结果,如应激、过度营养、脏器功能等,应取成绩最差(最不利于健康)的维度结果作为总体健康的评估结果,其原因在于各个维度对健康的影响具有相对的独立性,并且不具有互补性。然而,目前文献报道的亚健康研究中这部分内容涵盖较少,因此,在亚健康状态的研究中需要考虑增加检验内容,以获取更为客观、精确的数据。

目前临床报道的与亚健康相关的检测仪器和检测技术中,有超高倍显微分析仪、红外热成像术(infrared thermography)、生物电阻抗测量技术、TTM 等,然而在临床应用中的应用效果及检测结果所揭示的临床意义有待进一步研究,因此,需合理选择,以提高亚健康状态识别的准确性和科学性。

3. 个性化动态评价依据：亚健康状态的检测与评估需"因人而异"

"因人而异"指的是按照不同人群特点制定不同的检测和评估方法。亚健康状态是介于疾病与健康之间的第三状态,它所涵盖的人群范围较广。现代研究揭示,在年龄、职业、生活方式、社会环境、病源因素等影响因素下,人体亚健康状态的表现各异。就群体而言,目前的研究较多集中在大学生、教师及老年人等,同时也涵盖有公务员、医务人员等不同职业人群,这些人群的亚健康表现及危险因素存在着差异,为制定不同的健康管理方案提供了依据。

目前的研究大多根据构成亚健康状态的要素对亚健康状态进行分型,然而这些分型标准及方法并未统一,但是这些要素为临床研究选取目标人群及问卷量表的设计提供了参考,也为制定特定人群亚健康状态的调理方案提供更加可靠的数据来源。例如,目前常见的按照个体症状进行分类,分为躯体不适综合征、亚临床状态综合征、原因不明综合征等类别。也有学者提出需以健康新概念为基础进行分类,如颈型亚健康这一概念,并提出了相应的诊断方法及危险因素。

4. 多维度评价依据：中医辨证在亚健康状态的检测和评估中不可或缺

中医学中"未病先防""上工治未病"等理念与亚健康状态识别目的相一致,都是通过对健康与疾病之外的第三状态进行早期识别和干预。而中医学在亚健康调理上的优势十分突出,它独特的辨证论治理念,使得亚健康状态的分类更为具体,治疗和干预更为便捷,且在临床使用中取得了较好的效果。望、闻、问、切是中医诊断常用的方法,在亚健康状态的识别和诊断中有着重要的意义。但是中医诊断需要专业中医师进行,使中医技术在亚健康状态的检测和评估中的应用和推广受到了限制。随着计算机技术及人工智能的发展,中医客观化诊断方法、诊断技术及相应的诊断仪器发展迅速,而四诊合参辅助诊疗及中医四诊检测系统的研发,建立了更适合中医思维的辨证模型和人工智能识别平台。这些都为获取更为客观的中医辨证要素提供了便利,也使中医诊断技术的临床应用和推广更为便捷。随着信息技术的革新,未来可建立新一代智能化四诊采集平台,实现四诊信息全面收集;借助物联网技术、云平台技术、可穿戴技术,四诊信息采集设备将逐渐向小型化、可穿戴式发展。基于四诊信息化技术,研究亚健康人群的中医证候诊断及风险评估系统,构建智能化的中医健康管理服务云平台,从而实现对亚健康人群的个性化、动态化管理。因此,在亚健康状态的检测与评估中,中医的地位将日益突显。

5. 综合分析科学评价依据：亚健康状态的检测与评估数据可采取数据挖掘技术，构建数学模型

亚健康状态反映的是人体整体的生理心理状态的改变，会受到社会环境、生活方式等影响，具有一定的可变性。因此，对于亚健康状态的评估不能完全期待某几个新型标志物来提示，需要通过全面可靠的检测，以获取更多的临床资料及数据进行判别。同时，随着现代化的信息化技术手段，如互联网、云计算技术、智能传感技术、大数据技术等的发展，"互联网+健康管理"的模式已在各类慢性疾病的管理中应用，如慢性阻塞性肺疾病、肥胖人群、非酒精性脂肪性肝病、脑卒中等，将会带来更多的亚健康数据和信息。但如何将获取的数据进行合理化分析以获取更为客观、科学、全面的解读，需要进一步探索和研究。目前有报道通过建立相应的数学模型对亚健康数据进行综合分析，能够对亚健康状态进行量化评估。但不同的方法各有优势和不足，这就需要在数据处理及方法学上进行更为深入的研究。随着计算机技术及数据挖掘技术的应用，通过人工智能来深度挖掘一些常规检验指标所隐藏的信息会比某些标志物能更好地预测疾病。近年来已有研究采用概率神经网络、灰色聚类、人工神经网络（ANN）及支持向量机（SVM）等方法对亚健康状态进行分类和诊断，并取得了较好的结果。因此，对于亚健康状态研究所获取的临床数据和资料不再依靠单纯的统计学对比分析，而是通过找出危险因素及与健康者的差异等方法，运用机器学习及构建数学模型将更有利于亚健康状态的检测及应用。

### 3.1.2 常用方法

亚健康检测评估已在临床中广泛开展，除使用问卷量表评估外，目前也多结合一些客观化测量方法及实验仪器。根据目前报道，将测量方法及实验仪器归纳如下。

1. 一般生理状态检测

在健康体检及亚健康检测方面，最基本的生理指标涵盖身高、体重、血压、脉搏等方面。这些检测手段简单、无创且能够反映出个体基本生理状况，是识别亚健康状态的基本检测项目。

2. 实验室检查

亚健康的实验诊断定义：作为群体诊断，若某一群体、某一检测指标的均值在该检测指标参考范围的 1 个标准差和 2 个标准差之间，则认为该群体处于亚健康状态。检验方法和技术的快速发展，使得实验室检测内容逐渐增多，涵盖了人体各个系统及器官功能的检测，为疾病的早期诊断及亚健康状态的识别提供

了便利。在临床应用中,实验室检查对防治心脑血管病、免疫系统疾病及肿瘤等,具有重要意义。

3. 血液流变学

人体一切的正常生理活动必须依靠正常的血液循环。血液流变学研究和应用范围颇为广泛,它包括血液流量、流速、流态、血液凝固性、血液有形成分、血管变形性、血管弹性和微循环等内容。在检验医学中血液流变学指标的一个显著特点是无特异性,不能特异地诊断某种疾病。但是很多种疾病如心脑血管疾病、呼吸系统疾病、消化系统疾病、血液疾病、内分泌系统疾病等,在发病前期或不同的病程阶段就可能出现血液流变学指标异常。应用血液流变学检测评估亚健康状态,采取降低血液黏度的调理性治疗,也有着不可取代的作用。

4. 骨密度(bone mineral density,BMD)检测

对骨骼功能状态、骨钙流失、骨质疏松进行量化评估和预测,在临床医疗、保健医学研究和延缓衰老方面的研究,具有实用价值。

5. 微循环检测

采用高倍率微循环显微检测仪,直接观察甲襞血液流经血管的动态变化可以直观、准确地评估身体健康状况,通过计算分析,可以发现潜在危险因素和早期病理改变,预测、筛选和提示心脑血管病变、恶性肿瘤、代谢失调及脏器功能受损等。

6. 细胞成像检测

细胞成像检测评估是通过高倍显微镜,对细胞形态进行直接观察,捕捉人体各种生理、病理信息,如正常或异常细胞形态、流动、聚集,斑块,血栓体,结晶体,微生物,寄生虫,乳糜微粒等。可根据血液中胆固醇结晶、乳糜微粒的多少,来判定血脂水平。对心脑血管疾病出现的高血液黏度、高聚、高凝、血栓前状态和微循环障碍等病理生理变化,进行快捷预测和评估。这为评估人体健康状态、亚健康状态或疾病诊断提供依据。

7. 热断层扫描成像技术

人体组织脏器的代谢热表现与组织脏器的新陈代谢水平、解剖结构、生理病理反应,血流灌注及热物理特性密切相关。正常人体是一个代谢基本平衡的热辐射体,若某一区域的代谢出现异常活跃或减低,则提示该部位出现了病理性改变。而TTM技术检测评估,就是一种通过人体表面热分布、表面热与热源深度关系来锁定细胞新陈代谢、热强度功能的医学影像评估技术,通过细胞新陈代谢强度、热像图,可以评估器官功能和人体健康状况。

8. 红外热成像技术

作为恒温动物,人体正常温度具有稳定性和对称性,这为研究体温与疾病之

间的关系奠定了基础。同时,人体也是一个优良的红外辐射源,与组织结构、能量代谢、温度调控及功能改变有着密切的内在联系,有其特定的生理机制和结构基础。亚健康状态下,全身或局部机体的热平衡会受到破坏或影响,表现出体温的上升或降低。医用红外热成像术通过被动接收人体发出的红外辐射信息可展现一幅人体温度分布图,即红外热图;同时其可在空间和时间上连续测定人体温度,并能通过温度测量,探测到局部微小的温度变化,这为亚健康的研究提供了可视化依据并提高了亚健康状态评估的准确性。然而由于该技术缺乏相关的大样本研究,未形成统一的诊断标准,并且红外仪器品种多样,尚未确定统一的测量仪器。同时,人体温度的变化常受到多种因素的影响,干扰因素较多,目前还未明确人体红外辐射信息的变化与生理、病理改变的相关性。因此,红外热成像技术应用于亚健康状态的评估还需更多的基础及临床研究。

9. 基因检测

有研究显示氧化应激可对基因及其相关转录因子进行调节,并通过对基因表达的调控而对细胞增殖、分化和凋亡进行全方位的调控,从而影响到机体整体的自稳调节机制。通过基因检测,建立基因健康信息卡,使被检者能及时了解自己基因信息,如被检者身体所含肿瘤、高血压、糖尿病等疾病易感基因,检测机构定期对会员进行跟踪咨询服务,实施健康评估、健康管理,从而达到改善生活方式,调整生活环境,提高生活质量,预防高血压、高血糖、高脂血症等相关疾病发生的目的。

10. 量子共振检测

量子共振检测仪是一种使用微弱磁场能量信息的测定装置,可检测人体细胞、组织器官的微弱磁场、生物磁波的变化,其特点是灵敏度高,可早期发现异常隐潜信息,适合对人体亚健康状态进行检测评估,对临床、亚健康状态的防治工作,均具有一定意义。

目前用于亚健康检测的方法较多,除了以上列举之外尚有其他检测方法,每一种方法都有自己独特的检测维度,但也存在一定的局限性,尤其在临床试验论证方面的数据尚缺乏。因此,在选择方法时需要根据研究内容科学选用,实施纵向的长期动态观察更能够展示每一种检测方法的准确性及可信度。

## 3.2 常用现代医学检测技术、指标及应用

现代医学对亚健康(处于高血压、糖尿病、高脂血症、肥胖、肝肾功能异常等疾病的前期)通过按血压、血脂、血糖等现代医学指标进行了分类。目前,在亚健康状态的测定中,检验医学有着重要的地位,也是量化评估人体健康状态的主

要测试方法。亚健康状态的人常在无症状时发现临床检验指标偏高,或达到正常值高限,或显著异常。如早期发现血压、血脂、血液黏度、血糖和免疫功能等异常,对防治心脑血管病、肿瘤等具有重要意义。现根据人体不同系统常见疾病,将常用医学检测技术、指标及应用进行归纳。

### 3.2.1 亚健康状态评价中现代临床医学检验技术及指标

1. 一般项目

目前在健康评估中,常用的基本检测项目包含血压、体重指数(body mass index,BMI)、腰臀比等。血压正常范围的界定在临床应用中存在差异,如美国高血压指南将诊断标准定为血压≥130/80 mmHg。国内外一些临床研究显示,正常范围内的血压水平与罹患心脑血管疾病的风险也有相关性,收缩压(systolic blood pressure,SBP)每增加 20 mmHg 或舒张压(diastolic blood pressure,DBP)每增加 10 mmHg,脑卒中、缺血性心脏病、血管疾病相关死亡风险就增加 1 倍。中国医师协会专家组依据国内外研究结果及我国现状,目前仍将高血压诊断标准定为 SBP≥140 和(或)DBP≥90 mmHg,但对(130~139)/(80~89)mmHg 这部分人群单独列出,按照不同心脑血管疾病风险、动脉粥样硬化性心血管疾病(arteriosclerotic cardiovascular disease,ASCVD)风险给予不同的建议,具体内容见表 3-1。

表 3-1 血压、BMI 临界高值分布及临床意义

| | 临界高值 | 临 床 意 义 |
|---|---|---|
| 血压(mmHg) | 130~139/80~89 | 1. 无临床心脑血管疾病及 10 年 ASCVD 风险<10%,推荐改变生活方式<br>2. 无临床心脑血管疾病且 ASCVD 风险≥10%者,推荐改变生活方式;不建议用药,医师可根据具体情况将降压药物干预启动阈值和降压目标值下调至 130/80 mmHg<br>3. 年龄≥65 岁老年人,推荐改变生活方式;不建议用药,医师可根据具体情况将降压药物干预启动阈值和降压目标值下调至 130/80 mmHg;不耐受者,可根据情况上调目标值 |
| BMI (kg/m²) | 24.0~24.9 | 1. 若男性腰围<85 cm,女性腰围<80 cm,罹患相关代谢性疾病风险增加<br>2. 若男性腰围为 85~95 cm,女性腰围为 80~90 cm,罹患相关代谢性疾病风险高<br>3. 若男性腰围>95 cm,女性腰围>90 cm,罹患相关代谢性疾病风险极高 |

近年来,大量临床研究显示肥胖与代谢性疾病、心脑血管疾病、妇科疾病及肿瘤等发病相关。因此,在亚健康检测中,体重检测也十分重要,标准体重可根据年龄和身高进行计算,若实际体重超过标准体重的 20%,且排除肌肉发

达或水分潴留等因素,即可诊断为肥胖症。目前临床常用 BMI 来评估肥胖,两者算法:① 标准体重(kg) = [身高(cm) − 100] × 0.9;② BMI(kg/m²) = 体重(kg)/身高(m)²。

WHO 在 2002 年针对亚洲成人,将 BMI 在 23.0 ~ 24.9 kg/m² 之间定为肥胖前期。《中国成人超重和肥胖症预防控制指南(试行)》2003 版中提出了中国人肥胖的 BMI 界值。腰围是另一个被用来反映肥胖程度的指标,该指标和腹部内脏脂肪堆积的相关性优于腰臀比。WHO 推荐腰围测量的部位为最低肋骨下缘与髂嵴最高点连线的中点作为测量点,被测者取直立位,在平静呼气状态下,用软尺水平环绕测量部位,松紧应适度,测量过程中避免吸气,并应保持软尺各部分处于水平位置。目前对肥胖的研究多采用腰围联合 BMI 指数进行测定。BMI 或腰围增大可与相关代谢性疾病(如高血压、糖尿病、血脂异常等)危险因素聚集相关,体重过低可能预示有其他健康问题,具体见表 3 − 1。腰臀比用于评估向心性肥胖,亚洲人男性腰臀比 > 0.95,女性腰臀比 > 0.85 即可诊断为向心性肥胖。

2. 实验室检查项目

1) 常规检查

实验室常规检查内容包括血常规、尿常规、粪便常规检查,其中包含的具体条目较多,正常状态下这些指标均处于正常范围内,当机体出现异常或处于疾病状态时可见部分指标升高。如贫血时可见血红蛋白(hemoglobin,Hb)降低,细菌感染时可见白细胞(white blood cell,WBC)、中性粒细胞增高,尿路感染时可见尿液 WBC、红细胞(red blood cell,RBC)增多,消化道出血时可见粪便常规隐血阳性等。然而,在正常体检时,也可见到部分指标单个增高,但缺乏相关临床症状及直观的病理状态支持,此时可预警机体正处于亚健康状态,需要在生活方式或其他方面进行及时调整。

2) 常用生化检查

实验室常规检查包含肝、肾功能检查及血脂、血糖检查等。其中,肝功能检查是通过各种实验室方法检测与肝功能及肝代谢有关的各项指标,以反映肝功能的基本状况。常用的指标包含谷丙转氨酶、谷草转氨酶、白蛋白、球蛋白、白球蛋白比值、胆红素等(具体指标参考范围见表 3 − 2)。当上述项目检验值处在正常范围但接近临界参考值时,即称为临界肝功能异常。当伴有其他症状,如痤疮、粉刺、皮肤瘀斑、胸胁胀满或者走窜痛时,多提示受检者亚健康状态,需要及时进行干预。而对于肾功能相关指标的检查,如肌酐值,不可单纯参考正常范围,需结合受检者体重、年龄进行公式测算以更加精确地评估肾功能,尤其对于已有乏力等其他不适症状的受试者而言,专业医师的建议将更为重要。

表 3-2　肝功能检查指标及正常参考值

| 指　标 | 正 常 参 考 值 |
|---|---|
| 谷丙转氨酶 | 0~40 U/L |
| 谷草转氨酶 | 0~40 U/L |
| 碱性磷酸酶 | 30~90 U/L |
| γ-谷氨酰转肽酶 | <40 U/L |
| 总蛋白 | 60~80 g/L |
| 白蛋白 | 40~55 g/L |
| 球蛋白 | 20~30 g/L |
| 白球蛋白比值 | 1.5~2.5 |
| 总胆红素 | 1.71~17.10 μmol/L |
| 间接胆红素 | 1.70~13.70 μmol/L |
| 直接胆红素 | 1.71~7.00 μmol/L |

3）其他生化检查

（1）血脂检查：血脂检查适合疑有高脂血症、肥胖症、糖尿病、动脉粥样硬化、脂肪肝等人群和 45 岁以上的中老年人。在亚健康状态的检测和评估中，血脂检查十分重要，血脂水平与心脑血管疾病、代谢性疾病的发生、发展有着紧密联系。血脂检查指标较多，基本包括甘油三酯（TG）、总胆固醇（TC）、高密度脂蛋白胆固醇（HDL-C）、低密度脂蛋白胆固醇（LDL-C），而载脂蛋白 A（ApoA）、载脂蛋白 B（ApoB）、胆固醇（Ch）等对预测冠心病有一定的临床意义，具体见表 3-3。

表 3-3　血脂检查指标及临床意义

| 指　标 | 参 考 值 | 临 床 意 义 |
|---|---|---|
| TG | 正常值：0.56~1.69 mmol/L<br>正常值高限：1.70~2.25 mmol/L<br>高脂血症：≥2.26 mmol/L | TG 增高，可由饮食、遗传因素或某些疾病引起，如糖尿病、肾病等；TG 降低，常见于甲状腺功能亢进、肾上腺皮质功能低下、肝实质性病变等 |
| TC | 青年（平均）：4.14 mmol/L<br>成人：3.0~5.17 mmol/L | 血清 TC 浓度在临床上可作为高脂蛋白血症的诊断及分类的依据，还可用于发生心脑血管风险的判断。当浓度在 5.17~6.47 mmol/L 时，为动脉粥样硬化危险边缘；浓度在 6.47~7.76 mmol/L 时，为动脉粥样硬化危险水平；浓度>7.76 mmol/L 时，为动脉粥样硬化高度危险水平；浓度<3.0 mmol/L 时，为低胆固醇血症。TC 增高或<3.0 mmol/L 可以是原发的（包括遗传性），或继发于某些疾病，如甲状腺疾病、肾脏疾病等 |
| HDL-C | 男：>1.03 mmol/L（40 mg/dL）<br>女：>1.16 mmol/L（45 mg/dL） | HDL-C 低下，常见于脑血管病、冠心病、高甘油三酯血症，严重疾病或手术后，吸烟及缺少运动等。当成年男性 HDL-C<1.03 mmol/L、成年女性<1.16 mmol/L 时为偏低；成年男性<0.91 mmol/L、成年女性<1.03 mmol/L 时为明显偏低。HDL-C 值偏低的人，易患动脉粥样硬化 |

（续表）

| 指 标 | 参 考 值 | 临 床 意 义 |
|---|---|---|
| LDL-C | 成人正常值：≤3.36 mmol/L<br>危险临界水平：3.37~4.13 mmol/L<br>危险水平：≥4.14 mmol/L | LDL-C升高,常见于家族性高胆固醇血症、混合型高脂蛋白血症、糖尿病、甲状腺功能低下、肾病综合征、梗阻性黄疸、肾病综合征、妊娠高脂血症,高热量饮食、运动少等。LDL-C降低,常见于：① 遗传性疾病,如低β-脂蛋白血症、无β-脂蛋白血症等。② 其他,如肝硬化、吸收不良综合征、甲状腺功能亢进、慢性肾上腺皮质功能不全;肝素等药物影响 |

以上四项为血脂的基本检查项目,流行病学调查显示不同种族、国家和地区人群血脂水平存在差异,正常与异常血脂的划分是人为的,一般以"血脂异常与动脉粥样硬化性疾病风险"和"是否需要治疗"两个方面来确定血脂异常的划分标准。《中国成人血脂异常防治指南(2016年修订版)》中根据我国人群队列研究资料制定了血脂水平分层标准,见表3-4。全面评估心血管疾病的综合危险是预防和治疗血脂异常的必要前提。该指南同时也制定了血脂异常危险分层标准,见表3-5。

表3-4 中国动脉粥样硬化性心血管疾病一级预防人群血脂
合适水平和异常分层标准[ mmol/L( mg/dL) ]

| 分　层 | TC | LDL-C | HDL-C | non-HDL-C* | TG |
|---|---|---|---|---|---|
| 理想水平 | — | <2.6(100) | | <3.4(130) | — |
| 合适水平 | <5.2(200) | <3.4(130) | | <4.1(160) | <1.7(150) |
| 边缘升高 | ≥5.2(200)且<br><6.2(240) | ≥3.4(130)<br><4.1(160) | | ≥4.1(160)且<br><4.9(190) | ≥1.7(150)且<br><2.3(200) |
| 升高 | ≥6.2(240) | ≥4.1(160) | | ≥4.9(190) | ≥2.3(200) |
| 降低 | | | <1.0(40) | | |

* non-HDL-C 为非高密度脂蛋白胆固醇。

表3-5 血脂异常危险分层标准

| 危 险 分 层 | TC 5.18~6.19 mmol/L 或<br>LDL-C 3.37~4.12 mmol/L | TC≥6.22 mmol/L 或<br>LDL-C≥4.14 mmol/L |
|---|---|---|
| 无高血压且其他危险因素<3 | 低危 | 低危 |
| 有高血压且其他危险因素≥3 | 低危 | 中危 |
| 有高血压且其他危险因素≥1 | 中危 | 高危 |
| 冠心病等危症* | 高危 | 高危 |

注：其他危险因素包括年龄(男性≥45岁,女性≥55岁),吸烟,低高密度脂蛋白血症(<1.04 mmol/L),肥胖(BMI≥28 kg/m²),早发缺血性心血管疾病家族史(一级男性亲属发病年龄<55岁,一级女性亲属发病年龄<65岁)。

* 冠心病等危症：非冠心病者10年内发生主要冠状动脉危险的事件与已患冠心病者同等,新发和复发缺血性心血管病事件的危险>15%。主要包括糖尿病和有临床表现的冠状动脉以外动脉的动脉粥样硬化性疾病[包括缺血性脑卒中、周围动脉疾病、腹主动脉瘤和症状性颈动脉病(如短暂性脑缺血发作)等]。

ApoA、ApoB 分别是高密度脂蛋白(HDL)和低密度脂蛋白(LDL)的主要结构蛋白,两者变化对于预测心脑血管疾病及肝脏病变有参考价值。因此,当这些指标出现正常高限或异常时,需结合以上几项血脂指标综合评估。

(2)血糖检查:适用于测定血液中葡萄糖的浓度,在糖尿病诊断、治疗中有重要临床意义。具体血糖检查指标见表3-6。

表3-6　血糖检查指标及临床意义

| 指　标 | 参 考 值 | 临 床 意 义 |
|---|---|---|
| 血糖 | 儿童(空腹):3.3~5.6 mmol/L (60~100 mg/dL) 成人(空腹):3.9~6.1 mmol/L (70~110 mg/dL) 餐后2 h:<11.1 mmol/L (200 mg/dL) | 血糖生理性增高见于情绪紧张、饭后1~2 h及注射肾上腺素后;病理性增高常见于各型糖尿病、慢性胰腺炎、心肌梗死或某些内分泌疾病,如甲状腺功能亢进、肾上腺髓质功能亢进等。颅内出血、颅脑外伤等也可引起血糖增高。呕吐、腹泻和高热等引起的脱水,也可使血糖轻度升高。低血糖可见于糖代谢异常、胰岛细胞瘤、胰腺肿瘤、严重肝病、新生儿低血糖症,也可见于妊娠妇女、哺乳期妇女等 |
| 口服葡萄糖耐量试验(OGTT) | 空腹 3.9~6.1 mmol/L(70~110 mg/dL) 口服葡萄糖后 60 min:6.7~9.4 mmol/L(120~170 mg/dL) 口服葡萄糖后 90 min:≤11.1 mmol/L(200 mg/dL) 口服葡萄糖后 180 min:3.9~6.1 mmol/L(70~110 mg/dL) | 正常人:服75 g葡萄糖,2 h静脉血糖(2hPG)≤11.1 mmol/L(200 mg/dl),3 h恢复至空腹血糖(FPG)水平,尿糖定性试验均为阴性; 糖尿病患者:FPG超过正常值,服葡萄糖后血糖更高,2 hPG≥11.1 mmol/L,尿糖定性实验为阳性; 肾脏疾病患者:耐糖曲线正常,但尿糖定性实验为阳性; 肝脏疾病患者:服葡萄糖1 h左右,血糖急剧增高;2 h左右血糖迅速降至正常或低于FPG水平。尿糖定性实验随着血糖增高而出现阳性反应 |
| 糖化血红蛋白 (HbA1c) | 4%~6% | HbA1c检测值是HbA1c占血红蛋白的百分比,可作为糖尿病控制的监测指标。HbA1c的浓度,反映测定前3个月平均血糖水平。对于贫血、血红蛋白异常疾病的患者HbA1c检测结果不可靠 |
| 乳酸(LA) | 静脉:0.4~1.4 mol/L | 病理性增高常见于缺氧、休克、酸中毒、白血病、严重贫血、肺功能不全、糖尿病、肝功能衰竭等。生理性增高常见于剧烈运动之后 |
| 酮体 | 阴性 | 正常人血酮体为阴性。酮体为脂肪酸不完全代谢物质,糖尿病及妊娠反应引起酸中毒时,血酮体为阳性 |

有数据显示约90%中老年2型糖尿病患者无临床症状,往往因体检或其他检查时偶然发现食后糖尿。目前糖尿病的主要诊断依据是FPG水平及OGTT结果,在临床检测中不同的糖尿病检测结果的临床意义不同,见表3-7。

### 表3-7 常见血糖异常指标及临床意义

| 血糖异常指标 | 临床意义 |
| --- | --- |
| 6.1 mmol/L≤FPG<7 mmol/L | 提示空腹血糖受损,糖尿病前期状态 |
| 7.8 mmol/L≤OGTT 中 2hPG<11.1 mmol/L | 提示糖耐量异常,糖尿病前期状态 |
| 随意静脉血糖≥11.1 mmol/L、FPG≥7.0 mmol/L、2hPG≥11.1 mmol/L 并合并糖尿病症状 | 可诊断为糖尿病 |

注:随意血糖指不考虑上次进食时间的任一时相血糖。糖尿病症状:多饮、多尿和无原因体重减轻。
资料来源:《中国 2 型糖尿病防治指南(2017 年版)》。

(3)血液黏度检查:血液黏度是血液最基本的流变特性,是血液流变学研究的核心,是反映血液"浓、黏、聚、凝"的一项重要指标。血液黏度的高与低能反映血液循环或血液供应情况,是血液流变学的基本指标,主要包括血浆黏度及全血黏度。影响血液黏度的相关因素主要包括红细胞比容(HCT)、红细胞聚集性、红细胞变形性和血小板聚集性等。目前临床报道显示高血液黏度与慢性阻塞性肺疾病、高血压、脑卒中等疾病相关。测定全血黏度、血浆黏度,对了解血液流动性及其在生理和病理条件下的变化规律,评估微循环障碍程度,实施心脑血管病三级预防,诊断和防治血液黏度异常疾病,具有指导意义(表3-8)。

### 表3-8 血液黏度检查指标及临床意义

| 指标 | 参考值 | 临床意义 |
| --- | --- | --- |
| 全血黏度 | 男高切:5.63~6.67 mPa·s<br>男低切:7.51~10.09 mPa·s<br>女高切:4.74~5.86 mPa·s<br>女低切:5.84~8.05 mPa·s | 全血黏度低切率增高,常见于冠心病的先兆症状之前,急性心肌梗死患者的全血黏度比正常人高3~4倍,无论是低切率还是高切率均明显高于正常人。全血黏度持续增高,提示病情恶化或预后不良;全血黏度降低,提示病情缓解和预后良好 |
| 血浆黏度 | 1.40~1.73 mPa·s(切变率:100/s) | 冠心病、心绞痛患者血浆黏度升高,其诊断意义优于单纯冠状动脉粥样硬化指数(LDL/HDL);纤维蛋白和血脂是影响血浆黏度的主要因素 |
| 红细胞比容(HCT) | 正常:<0.45(45%)<br>增高:>0.45(45%) | 有人统计 HCT 在 0.36~0.40 时,脑梗死发生率为 18.3%;当 HCT>0.51 时,脑梗死发生率则增加到 63.3%。脑梗死发生率随着 HCT 增高而上升。美国把 HCT≥0.46,日本把 HCT≥0.48,作为脑卒中和冠心病发生的报警信号 |
| 红细胞沉降率(ESR) | 0~15 mm/h | 从血液流变学意义讲,ESR 是一项观察红细胞聚集性是否增强的重要指标。患心脑血管病时,红细胞聚集性增强,导致血液黏度增高,ESR 增快,ESR 检测是预测脑血栓、冠心病的方法之一。ESR 增快尚可见于贫血、恶性肿瘤、炎症、活动性肺结核、纤维蛋白原增高等 |

4）免疫测定

（1）体液免疫检查：常见的体液免疫指标包含 C 反应蛋白（CRP）、免疫球蛋白（Ig）及血清补体，不同的免疫指标具有不同的临床意义。对于一些疾病需联合几项指标共同判定，如血清补体 C3、C4 水平同时升高，且 CRP 升高，可见于急性炎症性疾病。而在亚健康检测中，若出现单个指标异常而不伴有其他临床症状且相关检查均为阴性时，需考虑机体处于亚健康状态（表 3 - 9）。

表 3 - 9　体液免疫检查指标及临床意义

| 指　标 | | 参　考　值 | 临　床　意　义 |
|---|---|---|---|
| CRP | | 68~8 200 μg/L | CRP 增高常见于一些感染性疾病、恶性肿瘤、活动性结核病、急性风湿性关节炎、类风湿关节炎、系统性红斑狼疮等；目前相关研究显示，高敏 CRP（hs - CRP）可作为重要的冠心病危险因子，与以往确定的冠心病危险因子，如 TC、HDL - C、TG、ApoA 和 ApoB 等相比，在预测亚健康人群发生冠心病及监测冠心病患者病情变化更具优势 |
| *免疫球蛋白指标 | 免疫球蛋白 G（IgG） | 新生儿：7.0~14.8 g/L<br>0.5~6 个月：3.0~10.0 g/L<br>6 个月~2 岁：5.0~12.0 g/L<br>2~6 岁：5.0~13 g/L<br>6~12 岁：7.0~16.5 g/L<br>12~16 岁：7.0~15.5 g/L<br>成人：6.0~16.0 g/L | IgG 增高：常见于 IgG 型多发性骨髓瘤、类风湿关节炎、系统性红斑狼疮、慢性肝炎活动期及某些感染性疾病<br>IgG 降低：常见于肾病综合征、自身免疫性疾病、继发性免疫缺陷及某些肿瘤（淋巴肉瘤、霍奇金病） |
| | 免疫球蛋白 A（IgA） | 新生儿：0~220 mg/L<br>0.5~6 个月：30~820 mg/L<br>6 个月~2 岁：140~1 080 mg/L<br>2~6 岁：230~1 900 mg/L<br>6~12 岁：290~2 700 mg/L<br>12~16 岁：810~2 320 mg/L<br>成人：760~3 900 mg/L | IgA 增高：常见于 IgA 型多发性骨髓瘤、类风湿关节炎、系统性红斑狼疮、肝硬化、湿疹、血小板减少症及某些感染性疾病<br>IgA 降低：常见于自身免疫病、输血反应、继发性免疫缺陷及吸收不良综合征 |
| | 免疫球蛋白 M（IgM） | 新生儿：50~300 mg/L<br>0.5~6 个月：150~1 090 mg/L<br>6 个月~2 岁：430~2 390 mg/L<br>2~6 岁：500~1 990 mg/L<br>6~12 岁：500~2 600 mg/L<br>12~16 岁：450~2 400 mg/L<br>成人：400~3 450 mg/L | IgM 增高：常见于类风湿关节炎、系统性红斑狼疮、肝病及某些感染性疾病<br>IgM 降低：常见于原发性无丙种球蛋白血症、继发性免疫缺陷 |

*具体参考值各实验室可略有不同。

（续表）

| 指　标 | | 参　考　值 | 临　床　意　义 |
|---|---|---|---|
| 血清补体系统指标 | 血清总补体活性（CH50） | 70~160 U/mL | CH50 增高：常见于皮肌炎、心肌梗死、伤寒、多发性骨髓瘤等<br>CH50 降低：常见于急性肾小球肾炎、系统性红斑狼疮活动期、类风湿关节炎、慢性肝病、亚急性细菌性心内膜炎 |
| | 血清补体 C1q | 0.18~0.19 g/L | 血清补体 C1q 增高：常见于骨髓炎、类风湿关节炎、系统性红斑狼疮、血管炎、硬皮病、痛风、过敏性紫癜活动期、肿瘤<br>血清补体 C1q 降低：常见于先天性 C1q 缺陷病、混合性结缔组织病 |
| | 血清补体 C3 | 0.85~1.93 g/L | 血清补体 C3 增高：常见于急性炎症、传染病早期、肝癌、组织损伤<br>血清补体 C3 降低：常见于肾小球肾炎、系统性红斑狼疮活动期、溶血性贫血、肝脏疾病、类风湿关节炎等 |
| | 血清补体 C4 | 0.12~0.36 g/L | 血清补体 C4 增高：常见于急性期风湿热、结节性多动脉炎、皮肌炎、心肌梗死、肝癌、关节炎<br>血清补体 C4 降低：常见于系统性红斑狼疮、慢性活动性肝炎、IgA 肾病、胰腺癌晚期等 |

（2）细胞免疫指标及细胞因子测定：除体液免疫指标外，细胞免疫、细胞因子检查也能够总体评估机体的免疫状况，如细胞免疫中的 T 细胞及 B 细胞、NK 细胞及细胞因子等。这些检查指标目前在肿瘤及风湿免疫系统疾病中应用较多，常作为药物疗效评价的指标之一。具体项目包含 $CD3^+$、$CD4^+$、$CD8^+$、CD19、CD20、CD22、NK 细胞、IL-4、IL-8、IL-10 等相关指标。当这些指标出现异常，多提示机体免疫状况受损，需与临床表现相结合，排除疾病后可确定为亚健康状态，免疫状况异常，可通过改善生活作息或使用中医药等方式进行干预。

（3）肿瘤免疫测定：肿瘤免疫测定主要是通过检测血液中一些肿瘤标志物来测定，具有灵敏度高、特异性高、可定位的特点，同时还可以用来评估病情，监控治疗效果并预测预后。肿瘤标志物是由肿瘤细胞自身合成、释放或是由机体对肿瘤细胞反应而产生的一类物质，通过检测这些物质，可反映细胞恶变各个阶段的表现及基因特征。但这些指标也受到生活方式的影响。例如，有报道称吸烟人群的癌胚抗原（CEA）水平明显高于非吸烟人群，约 39% 的吸烟者 CEA 高于正常值。因此，临床检测中某一项指标增高但不伴有任何症状时，建议在综合年龄、不良生活习惯（吸烟、饮酒等）的情况下，根据该指标所对应的相关部位的肿瘤风险进行评估，并进一步完善相关临床检查。若排除全部可能性疾病，则可纳入亚健康状态，及时进行调理并监测相关指标。具体可见表 3-10。

表 3 - 10　临床常见肿瘤指标及临床意义

| 指　标 | 正 常 范 围 | 临 床 意 义 |
|---|---|---|
| CEA | <5 μg/L* | CEA 升高主要见于消化道恶性肿瘤,如肠癌、胃癌、胰腺癌等,也可见于其他部位肿瘤复发和转移时。CEA 轻度升高可见于溃疡性结肠炎、肝硬化、阻塞性黄疸及吸烟者和老年人 |
| 甲胎蛋白(AFP) | <25 ng/mL* | AFP 升高见于肝细胞肝癌、生殖系肿瘤 |
| 癌抗原 12 - 5(CA12 - 5) | 男性及 50 岁以上女性 <2.5 万 U/L;20～40 岁女性<4.0 万 U/L* | 对于卵巢癌诊断价值较大,也可见于其他癌症,如宫颈癌、乳腺癌、胰腺癌、结直肠癌、肺癌等。一些良性疾病如子宫肌瘤、肝炎患者也可增高,但多数不超过 10 万 U/L。肝硬化失代偿期也可增高 |
| 癌抗原 15 - 3(CA15 - 3) | <25 000 U/L* | CA15 - 3 升高多见于乳腺癌及其治疗后复发及转移,也可见于其他肿瘤,如结肠癌、原发性肝癌、支气管肺癌等 |
| 组织多肽抗原(TPA) | <130 U/L* | 恶性肿瘤患者均可升高,多见于膀胱转移移细胞癌,其次见于前列腺癌、乳腺癌及消化道恶性肿瘤等。急性肝炎、胰腺炎、肺炎及妊娠后期血清中 TPA 也可增高 |
| 前列腺特异性抗原(PSA) | ≤4.0 μg/L* | 高度的 PSA,前列腺癌手术后可恢复至正常,再升高提示复发转移 |
| 糖类抗原(CA19 - 9) | <37 U/mL | CA19 - 9 升高多见于消化道腺癌,特别是胰腺及胆道系统的恶性肿瘤 |
| 鳞状细胞癌相关抗原(SCC) | | 鳞癌特异性指标,可见于肺癌、宫颈癌、食管癌等 |
| 神经元特异性烯醇化酶(NSE) | | NSE 升高见于小细胞肺癌、神经胶质瘤;NSE 为神经内分泌来源,是脑转移的信号 |
| 细胞角蛋白 21 - 1 片段(CYFRA21 - 1) | | 肺鳞癌首选 |

* 采用放射免疫测定技术。

(4) 自身抗体测定:自身抗体测定包括抗核抗体测定、抗心肌抗体测定、抗平滑肌抗体测定、抗胃壁细胞抗体测定、抗线粒体抗体测定、抗双链 DNA 抗体测定、血清可提取核抗原抗体测定,具体内容及临床意义见表 3 - 11。

表 3 - 11　自身抗体相关指标及临床意义

| 指　标 | 参 考 值 | 临 床 意 义 |
|---|---|---|
| 抗核抗体 | 阴性:≤1:5 | 正常人为阴性,但老年人会出现低滴度阳性。阳性可见于系统性红斑狼疮、硬皮病、皮肌炎、结缔组织病、干燥综合征、类风湿关节炎、慢性活动型肝炎、桥本甲状腺炎、重症肌无力等 |
| 抗心肌抗体 | 阴性:≤1:5 | 阳性常见于风湿热、心肌手术后、缺血性心脏病;心肌梗死时也可出现阳性结果 |
| 抗平滑肌抗体 | 阴性:≤1:10 | 阳性常见于急性肝炎、慢性肝炎及晚期肿瘤引起的肝细胞受损,阳性率可达 50%~60% |

（续表）

| 指　标 | 参　考　值 | 临　床　意　义 |
|---|---|---|
| 抗胃壁细胞抗体测定 | 阴性：≤1∶10 | 阳性常见于恶性贫血、缺铁性贫血、单纯性萎缩性胃炎及胃癌；另外，甲状腺功能亢进患者阳性检出率为10%~30% |
| 抗线粒体抗体 | 阴性：≤1∶5 | 阳性常见于原发性胆汁性肝硬化及慢性肝炎活动期(阳性率高达90%以上)；肝硬化阳性率为30%左右 |

3. 检测技术评估结果

1）细胞成像检测评估方法

（1）基本原理：通过对细胞的形态学观察，检测体内微观世界变化，评估人体健康状态或为疾病诊断提供依据。捕捉人体各种生理信息、病理信息，可得到许多细胞的真实状态，如血细胞的形态、流动、聚集等。可根据血中胆固醇结晶和乳糜微粒的多少来确定血脂水平。

（2）观测指标及临床意义：通过超高倍显微镜观测指端静脉血液中 RBC、WBC、血小板（PLT）、斑块、血栓体等，具体见表 3-12。

表 3-12　细胞成像技术观测指标及临床意义

| 指　标 | 正　常　状　态 | 病　理　状　态 | 临床意义 |
|---|---|---|---|
| RBC | 均匀、散在排列分布，有较好的流动性和变形能力 | 轻度聚集 | 血液黏度偏高 |
| | | 中度聚集，流动减慢，变形差 | 血液黏度高 |
| | | 重度聚集，流动减慢，变形差，可见 RBC 聚集成团 | 血液黏度很高 |
| WBC | 运动活跃，细胞内分叶核、杆状核形态清晰可辨；核内颗粒运动活跃，细胞吞噬过程清晰可见 | 细胞核皱缩，核内颗粒活动停滞，或只有少量颗粒运动 | 机体免疫状态低下 |
| PLT | 可清晰地看到 PLT 的形态和棘形伪足 | 存在明显活化形态，PLT 聚集程度加大 | 可见于缺血性心脑血管病患者 |

其他指标如斑块、血栓体、结晶体(胆固醇结晶体、红色结晶体)、乳糜微粒、真菌、寄生虫及纤维等

2）热断层扫描成像技术评估方法

TTM 技术是一种锁定细胞新陈代谢热强度的功能医学影像评估技术，通过对人体表面热分布、热源深度和细胞新陈代谢强度的检测，评估人体的健康状况。在疾病预测和人体功能状态评估方面有着较好发展前景。

正常人体是一个代谢基本平衡体，若某一区域新陈代谢出现异常（亢进或减退），则提示该部位细胞发生病理改变。TTM 的原理是利用红外辐射接收器，采集人体组织细胞新陈代谢过程中所产生的热辐射。人体热量是自内向外传递。热量分布和传递具有一定规律性、稳定性和对称性。基于这种规律，在检查

人体过程中,TTM功能诊断仪将正常组织细胞与异常组织细胞所产生热辐射进行采样、收集、分析,并经计算机断层热辐射图像处理,进行相互参照对比,用以评估身体健康和诊断疾病。

运用TTM对人体进行健康体检和健康评估,并结合实验室检查进行慢性病的危险因素干预和医疗指导,动态观察亚健康或疾病状态的演变过程。同时通过医患交流,患者能直观地了解自己的健康状况,并能积极参与到自己的健康管理中,TTM作为一个健康体检和评估项目,在健康管理中有一定使用价值。

3) 微循环检查评估方法

微循环检查(microcirculation examination)是临床上很常用的一种无创、无痛检查法。微循环是指血液微循环,不包括参与细胞物质交换的淋巴液和组织液在微血管、毛细淋巴管和组织间的循环。最常用的检查部位是手指甲襞。它除了用于诊断微血管自身病变以外,还有助于健康状态的评估,对心脑血管疾病进行预测性诊断和临床疗效观察评估,它是一种简便、快捷的临床诊断和健康评估方法。

在正常情况下,微循环血流量与人体组织、器官代谢水平相适应,使人体内各器官生理功能保持正常。人体毛细血管微循环不通畅,会逐渐引起组织脏器衰老。而微循环功能,随年龄增长呈下降趋势,其中尤以50~60岁人群最为突出。微循环障碍是在不知不觉中产生的,有可能在相当一段时间内处于潜伏期。微循环检查到的微血栓,主要是由纤维蛋白互相粘连而成并随血液游走全身,一旦血管被堵塞,就会引起相应的疾病。因此,微循环检查可用于亚健康状态的检测、评估、早期预防和干预。

4) 骨密度检测评估方法

目前,骨密度仪主要有两种:一种名为Sahara超声骨密度仪,采用便携式设计;另一种名为MetriScan骨密度仪,是一种台座式仪器。这两种仪器均具有小巧、轻便、快捷、易于操作等优点,在对骨骼功能状态、骨质疏松进行量化评估和预测等方面具有实用价值。

以MetriScan骨密度仪为例,BMD检测原理系采用X线放射数字图像吸收技术计算BMD。数字图像吸收技术,是将磷化物涂在影像板上,构成一组数字化图像设备,此即称磷化物存储技术(storage phosphor technology,SPT)。磷化物基本特性有二:一是被X线照射后获得能量,并具有存储功能;二是能被激光激发,发出荧光释放出能量,同时,又返回到能量基态,并接受下一次X线曝光。SPT可替代传统X线曝光、冲洗胶片、扫描胶片等烦琐步骤,能在极短时间内获得较高质量影像。测试结果及诊断意义如下。

(1) T值曲线:T值曲线用于诊断骨质疏松和骨质减少。T值计算是被检者 BMD 值与 BMD 平均值相比,高于(+)或低于(-)骨峰值几个标准差。具体检测结果解析见表 3-13。

表 3-13　BMD 检测 T 值结果及临床意义

| T 值 | 临床意义 |
| --- | --- |
| >1 | 正常 |
| -2.5~-1 | 骨质稀少 |
| <-2.5 | 骨质疏松 |

(2) Z 值曲线:用于诊断骨质疏松继发原因。Z 值曲线计算是与相同年龄、性别、种族的参考人群 BMD 平均值比较得到标准差值。

5) 量子共振检测评估方法

根据量子理论,每种物质均有微弱磁场和物质波。凡是波均具有共振特性,当两个波长相同的波相遇时,可以发生波的叠加而增幅。利用这一原理,可以鉴别一种波与另一种波是否相同。若相同则发生共振,不相同则不发生共振。量子共振检测仪(quantum resonance spectrometer, QRS)就是根据这种原理设计制造的。

QRS 是用一种解析方法,先将人体正常组织、器官及数百种疾病的磁场信息收集计算出来,编成代码,储存于仪器中。在检测时,被检者手握传感器,或将头发、血液、尿液标本放在检测盘上。这时,人体(物体)磁场信息波输入 QRS,经过解析回路,与仪器中储存的标准磁场进行分析、比较、计算。

每个人都有一条标准的健康曲线,如果检测曲线处在标准曲线以下,表明机体处于亚健康状态;检测曲线与标准曲线基本重合,表明机体处于健康状态;检测曲线在标准曲线以上,表明机体处于最佳健康状态,具体见表 3-14。

表 3-14　量子共振检测结果及临床意义

| 测 试 结 果 | 临 床 意 义 |
| --- | --- |
| 1~5 | 健康状态,处于最佳状态 |
| -5~0 | 健康状态一般,无临床诊断意义 |
| -10~-6 | 亚健康状态,应咨询医师,调整生活方式 |
| -22~-11 | 疾病状态,具有临床参考价值,应到医院做进一步检查 |

以上检测技术目前在亚健康识别中已有应用,但仍需长期动态观察,以明确各项技术方法所提供的亚健康诊断标准及预测疾病风险的准确度,以更精确地指导亚健康状态管理。

## 3.2.2　基于生物信息技术的亚健康检测评估技术

生物信息技术是用数学、统计学和信息学的方法与技术对生物数据进行获取、储存、处理和分析,从数据中挖掘潜在的生物信息。随着生物数据库的完善和发展,使得研究者可以对基因组学、蛋白质组学、代谢组学等多方面数据进行分析,为人类健康或者相关疾病提供不同形式、不同层次的组学数据,从而更加客观、全面地揭示疾病的发病机制,并为精准治疗提供便利。目前生物信息技术在诊断感染性疾病,探索心脑血管疾病及肿瘤生物标志物,以及中医证候诊断中发挥着重要作用。而随着这些研究的不断深入,生物信息技术将在亚健康的检测和识别中发挥重要作用。

1. 生物信息技术在疾病诊断中的应用

在肺部感染性疾病中,运用生物信息技术可以克服临床上微生物标本培养阳性率低的困难,并缩短检出时间,为肺部感染性疾病提供有效的抗生素指导。在肿瘤诊治中,运用蛋白质组学和代谢组学可揭示肿瘤发生机制,发现新的生物标志物,评估治疗反应和发现新药物靶点等,为肿瘤的精准医疗提供保证。而基于生物信息技术延伸而来的影像基因组学将基因组学与多种成像特征(如大小、体积、纹理特征等)联系起来,用于分析肿瘤影像学特征与分子表型之间的关系。目前临床研究显示,这种方法在肺癌、胶质瘤、肾透明细胞癌的诊断中可起到一定作用,能够进一步指导个体化治疗及评价药物疗效。生物信息技术为人类疾病预防和风险评估提供了新的路径,使得探索各种疾病相关的生物标志物成为目前研究的热点。一些研究表明了与糖脂代谢异常、高血压、动脉粥样硬化性疾病等发病相关的基因可作为其诊断依据,为疾病的诊断和早期识别提供了支持。

2. 生物信息技术在中医研究中的应用

基因组学对"群体性""关联性"指标信息进行整体分析,更加注重整体性研究,这为中医证候本质研究提供了平台。目前生物信息技术已应用于中医临床的相关研究中,多集中在与中医证候的相关性研究方面,进一步明确了不同中医证候的物质基础。同时,基因组学也应用于中医经络方面,多用来对比针灸治疗前后同一区域基因表达谱的变化来识别针灸治疗作用的机制。

代谢组学是研究代谢组在某一时刻细胞内所有代谢物集合的一门学科,诊断、鉴别诊断是代谢组学研究最直接的功能,这些特点正符合诊断亚健康状态的要求,可将代谢组学应用于亚健康的中医证候研究以促进中医的量化和精准化,从而更好地服务于人类健康。有学者认为疾病是一个从"未病"到"欲病"再到"已病"的演变过程,与"正常体质—病理体质—证候"的动态演变过程相似。在这一过程中,人体的代谢产物必然会随之发生相应的动态变化。因此,运用代谢组学对唾液、尿液和血液等体液中的代谢物组成谱进行检测和分析,能够发现相关疾病早期代谢组标志物簇,从而更好地实现早期预防及亚健康调理。有研究发现亚健康人群的代谢表型与中医体质有较大的相关性,不同的中医体质分布在不同的代谢表型空间中。通过特征代谢物建立的机器学习模型有很强的预测性能,可应用于亚健康人群的营养调理。

3. 生物信息技术在亚健康检测与评估中的应用展望

大量研究都揭示了生物信息技术在疾病诊治及药物评价方面的应用,为实现精准治疗提供了可能。随着生物信息技术在临床疾病研究中的应用,更多疾病的发病原因及机制逐渐被揭示,尤其在常见疾病如糖尿病、高血压、动脉粥样硬化性疾病及肿瘤性疾病研究中所发现的相关致病基因,为疾病的早期诊断及精准治疗提供了有力的支持。在亚健康状态人群中加入生物信息技术检测手段,对这些致病基因进行早期监测,能够实现更早期的疾病预测和预防,降低发病率,对减轻国民经济负担、提高人类健康水平将起到十分重要的作用。

然而,现阶段生物信息技术尚未应用于全身各个系统疾病,并且目前各项研究间所发现的生物标志物存在着差异。另外,基于大数据的生物信息技术在发展中也暴露了自身存在的一些问题,如数据处理方法待优化、技术实施成本较高等问题限制了其在临床中的广泛应用。虽然目前出现了生物信息技术与临床其他检测手段结合的诊断方法(如影像基因组学)为降低检测成本提供了可能。但该技术尚缺乏大样本的研究以明确两者之间确切的联系及在疾病预测中的准确性。综上所述,生物信息技术能够更为有效地评估亚健康状态,为早期干预、健康管理提供依据,但目前存在的一些问题限制了它的应用广度,相信随着生物信息技术的发展及临床研究的不断深入,建立涵盖生物信息预测的亚健康精准检测评估方法及健康管理能够更好地服务于人类。

### 3.2.3 亚健康检测评估技术临床研究应用

随着经济水平的快速发展及人们对健康的要求日益增高,健康体检及亚健康状态评估应用增多,而亚健康检测评估技术的不断更新为早期识别亚健康状态提供了支持。目前,亚健康检测评估技术在临床研究中仍在不断地更新和发展,如用超高倍显微诊断仪、心功能指标、超声心动图进行健康状态评估。作为亚健康评估的主要参考依据,健康量表和问卷的应用更为广泛。从不同地域人群亚健康状态特点识别到不同职业状况下人群亚健康构成要素的研究,再到不同生理阶段(如妊娠、哺乳期、围绝经期等)人群亚健康状态的特征研究,这些都为亚健康的精准化识别提供了有力的数据支撑,也为亚健康诊断标准的确立提供了参考。

中医药是亚健康评估和干预的重要手段,强调辨证论治、因人而异,能够为亚健康的识别和调理制定个体化策略和帮助。因此,亚健康状态的症状表现及证候特征也成为目前研究的热点。在亚健康的检测和评估中,通过中医体质研究、证候分布特征等研究为亚健康状态的评估和干预提供了有力的参考,有利于中医药在亚健康的预防和干预中发挥重要作用。

综上所述,亚健康检测评估技术的发展不仅包含了针对亚健康特征的识别技术的发展,也涵盖了目前临床上用于疾病诊断的辅助检查技术的发展。随着人们健康意识的不断提升,健康体检逐渐普及,临床辅助检查的结果中蕴藏了更多的健康信息,也提供了更多的数据支持。因此,建立涵盖中医诊疗的亚健康检测评估技术可对亚健康的评估和干预提供有力的支持。随着中医诊断技术智能化的发展,中医药将在亚健康检测与评估中发挥更为重要的作用。

## 3.3 中医特色亚健康状态评估与分类方法

### 3.3.1 中医特色健康评估与亚健康状态评估方法

健康状态是人体综合全面的表现,中医学有独特的健康审视角度,可以为健康辨识和亚健康状态的评估提供互补性的新视角。由于健康的概念内涵包括躯体表现、心理表现、社会表现等多方面内容,表现范围广泛,所以对健康状态的基本特征进行中医学要素的归纳与分析是重要前提。以往研究将中医专家知识与已有的典型的健康评估问卷方法相结合,以证候要素为核心指向,运用四诊合参的分析方法,对不同健康状态的中医四诊信息进行分析和提取,归纳提炼中医内涵的健康要素。

健康辨识首先要建立健康状态四诊"常模数据"的规范与标准。这一常模数据首先应该包括基础生理功能指标和中医角度的四诊信息指标,而且应是建立在诊断信息规范采集之上的大样本、多中心数据标准。生理功能指标对机体功能状态的评价有别于"辨证"的信息需求,但作为健康评估基础,需要将"生理功能指标"和"四诊信息数据"结合起来,保证健康辨识的可靠性。在大样本、多中心、标准化的数据上,建立符合个体特征的健康状态"常模数据"标准,为最终建立健康辨识评价方法提供依据。由于亚健康状态人群症状复杂,表现广泛,中医四诊与证候的基本特征的归纳分析是研究的重要前提和技术难点。主观问卷评估方法与生理功能指标相结合,四诊信息与辨证要素相结合,是建立中医特色亚健康有效评估与分类方法的基本原则。

目前,亚健康的症状与证候研究多从症状分类分级和证候阈值两个角度展开。症状分类分级研究,通常将典型症状分为若干等级(无症状、偶发或轻度、经常或重度),对应症状计分(0分、1分、2分);证候阈值判定研究,合计症状分,设定定性阈值,确定证候(证候可以相兼),并按照分数权值分主次。自 2006 年中华中医药学会发布了《亚健康中医临床指南》之后,更多的研究人员进行了深入、细致的研究。近年来的临床实践中也出现了一些中医诊断评估方法,如中医四诊模拟检测、观指甲测亚健康、观舌测亚健康、观面测亚健康等;亦出现了将多种中医诊法相结合试图建立全面的诊断体系的研究,如亚健康的"九诊综合评估",包括望诊、闻诊、问诊、切诊、甲诊、心诊、子午诊、经络诊、脏腑诊等。中医学在亚健康客观评价与量化诊断中的优势已逐渐被认可和重视。尤其是随着信息技术的发展,现代中医诊断技术中的舌、脉象客观化研究取得了较大的进展,有助于在中医整体观的指导下,运用四诊合参进行辨证论治,以更好地指导亚健康的客观评价与量化诊断。运用舌诊仪、脉诊仪等进行舌象、脉象的定性、定量分析,使得中医诊断更加量化与客观化,在亚健康的诊断评估方面具有实际意义。因此,应当考虑采用中西医相结合的综合评估体系,尤其要发挥中医客观评估与量化诊断亚健康的独特优势。

### 3.3.2  亚健康状态常见中医证候分类方法

中医的整体观和辨证论治对于健康辨识、亚健康评估和疾病诊断都具有独特的作用。根据中医临床上收集到的望、闻、问、切四诊的内容,进行中医辨证是最为切实可行的办法。

2006 年,中华中医药学会发布了《亚健康中医临床指南》,规范了中医药防治亚健康研究中常见的一些问题,如亚健康的定义和范畴、亚健康的常见临床表现与中医辨证分型等,为中医、中西医结合等相关学科研究及干预亚健康状态提供了参考。并将亚健康的中医常见证候分为 8 类:肝气郁结证、肝郁脾虚证、心脾两虚证、肝肾阴虚证、肺脾气虚证、脾虚湿阻证、肝郁化火证、痰热内扰证。

肝气郁结证:胸胁满闷,喜太息,周身窜痛不适,时发时止,情绪低落和(或)急躁易怒,咽喉部有异物感,月经不调,痛经,舌苔薄白,脉弦。

肝郁脾虚证:胸胁满闷,喜太息,周身窜痛不适,时发时止,情绪低落和(或)急躁易怒,咽喉部有异物感,周身倦怠,神疲乏力,食欲不振,脘腹胀满,便溏不爽,或大便秘结,舌淡红或暗,苔白或腻,脉弦细或弦缓。

心脾两虚证:心悸胸闷,气短乏力,自汗,头晕头昏,失眠多梦,食欲不振,脘腹胀满,便溏,舌淡苔白,脉细或弱。

肝肾阴虚证:腰膝酸软,疲乏无力,眩晕耳鸣,失眠多梦,烘热汗出,潮热盗汗,月经不调,遗精早泄,舌红少苔或有裂纹,脉细数。

肺脾气虚证:胸闷气短,疲乏无力,自汗畏风,易于感冒,食欲不振,腹胀便溏,舌淡,苔白,脉细或弱。

脾虚湿阻证:神疲乏力,四肢困重,困倦多寐,食欲不振,腹胀便溏,面色萎黄或白,舌淡苔白腻,脉沉细或缓。

肝郁化火证:头胀头痛,眩晕耳鸣,胸胁胀满,口苦咽干,失眠多梦,急躁易怒,舌红苔黄,脉弦数。

痰热内扰证:心悸心烦,焦虑不安,失眠多梦,便秘,舌红苔黄腻,脉滑数。

在《亚健康中医临床指南》颁布之后,越来越多的学者在此基础上进行了进一步的研究。

陈文锋等对大学生亚健康状态进行研究,主要分为6种证型:阳虚证、气血亏虚证、阴虚证、肝郁气滞证、肝阳上亢证、其他型。赵晖等提出以亚健康的9个单证(肝郁证、肝气虚证、脾气虚证、肝火证、心火证、胃火证、心气虚证、肺气虚证和湿证)为基础展开研究,为亚健康群体的中医保健和自我药疗提供参考。陈涛将亚健康分为8类:肝郁气滞型、瘀血内阻型、阴虚火旺型、气血亏虚型、湿热内蕴型、痰湿内盛型、脾肾阳虚型、心肾不交型,从疾病性质、病位及病机等方面对亚健康有了系统的阐述,并介绍了各类证型下的治则、治法、方药。吴深涛将亚健康分为10类:心脾两虚型、肝郁气滞型、中气不足型、肝胆湿热型、痰湿内蕴型、肝肾阴虚型、脾肾阳虚型、气虚血瘀型、营卫不利型、督弱带郁型,并详细阐述了各类证型的临床特征表现和治疗方法。孙涛将亚健康分为15种证型:肝气郁结证、脾虚痰阻证、肝郁化火证、肾精不足证、脾虚湿困证、脾肾两虚证、心脾两虚证、肺脾气虚证、气血亏虚证、气虚血瘀证、气阴两虚证、肝肾阴虚证、心肾不交证、心肝血虚证、湿热蕴结证,分别从典型的临床表现或可见的其他症状上进行了描述,并在证候的分析上进行了详细的阐述。

从以上研究中可见,以中医证候为研究切入点的亚健康分类方法已经得到了广泛的认可与应用。随着未来研究的不断深入,以辨证为核心的亚健康分类方法将进一步发挥重要作用。

------------------- **参 考 文 献** -------------------

杜波,张瑛张,莉红,等,2019.热断层扫描成像技术(TTM)在健康管理中的应用价值研究[J].中西医结合心血管病电子杂志,7(9):109-111.

黄艳君,马秀云,苏阳,等,2009.亚健康与检验医学[J].沈阳医学院学报,11(2):119,122.

蒋丽洁,许军,林沅锜,等,2019.亚健康评定量表在广东省公务员中的信效度评价[J].现代预防医学,46(23):4267-4271.

井杰,吴聪,刘善荣,2019.检验医学在亚健康诊疗中的应用展望[J].第二军医大学学报,40(7):705-709.

李伟,商庆新,2012.亚健康在检验医学方面的进展[J].辽宁中医药大学学报,14(3): 91-93.

林本荣,俞守义,励建安,等,2007.亚健康的诊断、分型与干预措施[J].中国康复医学杂志, 22(8): 756-758.

商原,李刚,张志建,2013.亚健康背景下的道德自治——"药家鑫案"的伦理学反思[J].西北大 学学报(哲学社会科学版),43(6): 165-169.

孙丹,余葱葱,2019.从红外热成像技术的应用看亚健康产业的发展[J].按摩与康复医学, 10(15): 52-54.

王忆勤,2019.中医诊断技术发展及四诊信息融合研究[J].上海中医药大学学报,33(1): 1-7.

张琼月,陈文英,杨希,2019.颈椎亚健康研究进展[J].现代临床医学,45(6): 436,437,451.

陈灏珠,林果为,王吉耀,2013.实用内科学(第14版)[M].北京:人民卫生出版社: 8.

陈朴,陈斌,2017.代谢组学和机器学习模型用于人体亚健康状态的预测[C]//中国营养学会、 中国疾病预防控制中心营养与健康所、农业部食品与营养发展研究所、中科院上海生科院 营养科学研究所.中国营养学会第十三届全国营养科学大会暨全球华人营养科学家大会 论文汇编.北京:中国营养学会: 404.

戴万亨,2009.诊断学基础[M].北京:中国中医药出版社: 5.

董解菊,李真,何作云,2005.高敏C-反应蛋白作为冠心病危险因子的临床应用价值[J].国外 医学(临床生物化学与检验学分册),26(10): 697-699.

方雯,2015.体检人群血红蛋白与血黏度的相关性分析[J].现代医学,43(10): 1280-1282.

冯玉华,王坤芳,杨育同,2019.中医治未病思想指导下临床亚健康证候的代谢组学研究[J].图 书情报导刊,4(1): 74-77.

胡先明,白丽霞,李祥生,等,2006.多功能超高倍显微分析技术对亚健康状态的评估[J].中西 医结合心脑血管病杂志,4(11): 1000-1002.

李翠娟,孙理军,巩振东,2011.代谢组学与"正常体质-病理体质-证候"动态演变关系的研究思 路探讨[J].湖北中医杂志,33(10): 46,47.

罗燕,唐雪,龚静山,等,2018.脑胶质瘤放射基因组学研究进展[J].国际医学放射学杂志, 41(5): 554-557.

梅桂杰,田有粮,2005.超高倍显微诊断仪对773例健康体检评估分析[J].中国疗养医学, 14(1): 10,11.

明文龙,袁少勋,谢建明,等,2018.乳腺癌影像基因组学研究进展[J].中国医学影像学杂志, 26(12): 952-956.

乔志恒,华桂茹,2007.亚健康状态评估与康复[M].北京:化学工业出版社: 5.

冉冰冰,梁楠,孙辉,2019.组学技术在肿瘤精准诊疗中应用的研究进展:从单组学分析到多组 学整合[J].中国肿瘤生物治疗杂志,26(12): 1297-1304.

宋大卫,贾维民,2008.血黏度测定与质量控制[J].中国医药指南,6(6): 73-75.

孙英贤,2018.中国医师协会关于我国高血压诊断标准及降压目标科学声明[J].中华高血压杂 志,26(2): 107-109.

汪凡军,张楚瑜,2006.生物信息学在医学上的应用[J].国际检验医学杂,27(2): 161-163.

王天星,2004.基于心脏储备的亚健康评估系统的初步研究[D].重庆:重庆大学: 14-55.

王晓妍,潘丽娜,高蓓莉,等,2019.影像组学及影像基因组学在肺癌诊疗中的应用进展[J].诊断学理论与实践,18(6):711－714.

许海燕,顼志敏,陆宗良,2008.中国成人血脂异常防治指南(2007)概要介绍及分析[C]//中国药理学会临床药理专业委员会.第十一次全国临床药理学学术大会论文集.广州:中国药理学会:5.

许家佗,崔骥,2020.亚健康中医评估干预[M].北京:科学出版社:1.

曾召琼,易帆,李萍,等,2018.基因组学技术在中医药研究中的应用[J].国际检验医学杂志,39(24):3089－3092.

张璐,吴松,2019.影像基因组学及其在肾透明细胞癌中的研究进展[J].肿瘤防治研究,46(5):486－489.

张婷,李颖芝,高伟,2019.宏基因组学检测对肺部感染性疾病的诊断价值[J].心电图杂志(电子版),8(4):42,43.

朱鸿,刘洋,方彦鹏,等,2018.超声心动图检测左室舒张功能 E/A 比值在评估中青年人群亚健康状态中的临床价值[J].影像研究与医学应用,2(22):149,150.

中华医学会内分泌学会肥胖学组,2011.中国成人肥胖症防治专家共识[J].中国内分泌代谢杂志,27(9):711－717.

陈涛,2007.亚健康与自我保健[M].北京:军事医学科学出版社:147－149.

陈文锋,陈群,莫传伟,2007.采用因子分析法对广州地区大学生亚健康状态进行中医证候分类的初步研究[J].广州中医药大学学报,39(4):329－331.

孙涛,2016.中医治未病[M].北京:中国中医药出版社:93－123.

吴深涛,2006.亚健康与中医养生方药[M].北京:人民军医出版社:265,267.

赵晖,王大伟,姜幼明,等,2016.亚健康中医证候量化诊断标准研究思路探析[J].北京中医药大学学报,39(4):269－272.

第四章

# 亚健康状态量表评估研究

亚健康是当今人类面临的重要健康挑战。然而,依赖于精密仪器检测的现代医学对亚健康却常常"束手无策"。亚健康还不属于疾病,检测结果也不能精确反映亚健康的机制变化。亚健康的表现较多以主观性较强的自我感受为主。量表作为主观评定方法之一,可以反映亚健康状态,因此针对性的量表研究颇为重要。目前用于健康评估的量表虽然较多,却集中于生活质量、健康感受、心理健康等情况的调查,主观性较强,缺乏统一公认的标准。

中医学对生命状态的认知评估是基于生命、人与自然的整体观念,对于健康及亚健康的评估与现代医学有着不同的认知和理解。上海中医药大学现代中医诊断技术研究团队长期从事的亚健康状态评估研究,逐渐形成了系统、客观、具有中医特色的亚健康状态量表评估研究方法。本章将重点介绍团队在亚健康状态量表评估研究及应用方面的成果。

## 4.1 亚健康评估量表

量表是一种测量工具,它试图确定主观的、有时是抽象的概念,量表评估是定量化测量程序。事物的特性变量可以用不同的规则分配数字,因此形成了不同测量水平的测量量表,又称为测量尺度。量表设计就是设计受试者的主观特性的度量标准。

亚健康状态是介于健康和疾病中间的一种状态。近几十年来,越来越多的研究者从不同角度制定了研究亚健康状态的各种量表,就是亚健康状态量表,其目的是用来评估不同人群的亚健康状态。

### 4.1.1 亚健康状态评估的常见量表

目前国内外涉及亚健康评估的量表较多,常用的量表有 CMI、SCL-90、SF-36、WHOQOL、老年抑郁量表(the geriatric depression scale, GDS)、阿森斯失眠量表

(Athens insomnia scale,AIS)、疲劳量表-14(fatigue scale 14,FS-14)等。由于亚健康状态的复杂性和广泛性,亚健康的检测主要根据个人主观感觉,还缺乏统一公认的标准,缺乏评估的标准化和客观化。量表评估对于亚健康状态的评价有一定难度,目前尚缺乏普适性的亚健康评估量表。

### 4.1.2　健康状态评估10项简表

1948年,WHO明确提出:健康是一种躯体上、精神心理上和社会适应性的完好状态,而不仅仅是没有疾病和虚弱现象。1986年在渥太华召开的第一届国际健康促进大会上提出"health promotion"计划,主旨是建立健康的公共政策,但仍没有对健康标准给予恰当精确的说明。此后对健康的研究主要围绕健康的标准及内涵。较为统一的认知是:健康是一个人的躯体健康、心理健康、社会适应性良好3个方面的体现。研究领域的学者提出了衡量健康的十大标准(表4-1),后期研究不断补充,提出了身心健康的8个新标准:食得快、便得快、睡得快、说得快、走得快、良好的个性、良好的处事能力、良好的人际关系。

**表4-1　衡量健康的十大标准**

1. 具有充沛的精力,能从容不迫地担负日常生活和繁重工作而不感到过分紧张与疲劳
2. 处事乐观,态度积极,乐于承担责任,事无大小,不挑剔
3. 善于休息,睡眠良好
4. 应变能力强,能适应外界环境中的各种变化
5. 能够抵御一般的感冒和传染病
6. 体重适当,身材匀称,站立时头、肩位协调
7. 眼睛明亮,反应敏捷,眼睑不发炎
8. 牙齿清洁,无龋齿,不疼痛,牙龈颜色正常,无出血现象
9. 头发有光泽,无头屑
10. 肌肉丰满,皮肤有弹性

目前,关于亚健康量表的研究相对缺乏,研究团队在健康理论研究的基础上,根据量表设计的原理,编制了"健康状态评估10项简表"(简称"H10量表",见表4-2)。该量表用于健康评估和亚健康诊断。H10量表是将表4-1的9、10两项合并为一项,作为其第9项,再加入关于饮食、二便的内容"食欲良好,饮食正常;二便通畅,无尿频、便秘、腹泻等不适",作为新的第10项。

量表包括躯体局部表现、精神状态、生活质量等10个方面内容构成,以自我评价为主要依据,并在244名高校大学生健康状态调查的基础上,对H10量表的实用性、可靠性进行评估研究,包括:① 统计244名大学生中关于饮食、二便的

表 4-2　H10 量表

| 健康良好 10 项标准 | 很差 | 差 | 一般 | 好 | 很好 |
|---|---|---|---|---|---|
| | 0 | 1 | 2 | 3 | 4 |
| 1. 精力充沛,头脑清晰,思维敏捷,能从容不迫地担负日常生活和繁重工作而不感到过分紧张与疲劳 | | | | | |
| 2. 处事乐观,态度积极,乐于承担责任,事无大小,不挑剔 | | | | | |
| 3. 善于休息,睡眠良好 | | | | | |
| 4. 应变能力强,能适应外界环境中的各种变化 | | | | | |
| 5. 能够抵御一般的感冒和传染病 | | | | | |
| 6. 体重适当,身材匀称,站立时头、肩位协调 | | | | | |
| 7. 眼睛明亮,反应敏捷,眼睑不发炎 | | | | | |
| 8. 牙齿清洁,无龋齿,不疼痛,牙龈颜色正常,无出血现象 | | | | | |
| 9. 头发有光泽,无头屑;肌肉丰满,皮肤有弹性 | | | | | |
| 10. 食欲良好,饮食正常;二便通畅,无尿频、便秘、腹泻等不适 | | | | | |
| 总　　　分 | | | | | |

条目中出现过症状阳性的人数所占比率;② 对 SCL-90、SF-36、CMI 3 个量表的具体内容进行分类整理,统计三者的共有条目,将其与 H10 量表的内容进行对比,考察 H10 量表能否体现这部分内容,并找出 SCL-90、SF-36、CMI 每个量表中与 H10 量表每一项体现相同健康概念的条目及剩余不同健康概念的条目,以观察 H10 量表对 3 个国际惯用量表内容的覆盖情况;③ 采用内在信度指标——克龙巴赫 α 系数来检验 H10 量表的内部一致性信度;④ 运用 SPSS 15.0 进行统计学处理,对 H10 量表与 SCL-90、SF-36、CMI 的评估成绩分别进行两个因素的相关性分析。

结果显示,217 位大学生在一项或多项有关饮食、二便的条目存在症状阳性,占大学生总数的 88.93%;H10 量表可以体现 SCL-90、SF-36、CMI 三者共有条目的内容,涵盖了三个量表的大部分内容,主要包括饮食、睡眠、精力、情绪、人际关系方面的症状表现及对日常生活的影响;H10 量表内部一致性信度克龙巴赫 α 系数为 0.838(>0.80),信度较好;H10 量表评估成绩与 SCL-90、SF-36、CMI 三者评估成绩呈显著正相关,在对大学生进行健康评估时,H10 量表与 SCL-90、SF-36、CMI 三个量表的评估结果具有一致性。

上述结果说明,在 H10 量表中加入一项关于饮食、二便的条目是合理可行的;H10 量表不仅能够概括大学生的基本情况,亦能基本体现和概括

SCL-90、SF-36、CMI 三者的内容。其内部一致性信度较高,可靠性好,评估结果与 SCL-90、SF-36、CMI 三个量表的评估结果具有一致性,且 H10 量表简洁、适用,有针对性和代表性,便于实际操作,在亚健康评估方面简便实用。

## 4.2 中医特色亚健康状态评估的量表研究

### 4.2.1 中医特色亚健康评估量表的研究基础

1. 亚健康状态的定量化研究

亚健康的定量化研究,主要是依据亚健康的概念及国内外的权威诊断标准,筛选出能够反映亚健康状态与特征的代表性指标,结合统计学的方法对选出的指标及条目信息得分等进行定量化记录,最终制定出有较好信度和效度的亚健康状态测量量表。在亚健康测量方面其实并没有广泛、统一认定的标准化评估方法。在目前已采取的研究方法中,亚健康可以通过主观和客观的方法进行评估。客观的方法主要是通过生理指标或研究对象执行某项任务时的反应时间、失误次数等来测定;而主观方法主要是通过日记分析、访谈、问卷或量表调查展开。随着社会经济的发展,国家及个人对健康问题的关注日益增多,量表这种科学的、定量化的、简便易用的测量工具开始被大量用于人群健康评估、健康促进等各项健康管理活动中来。

亚健康诊断测量方法研究是进行人群亚健康评估、干预与治疗的前提。但一直以来,亚健康的测量,特别是亚健康的量化测量研究没有得到应有的重视。由于国外主要研究的是慢性疲劳综合征,他们的关注焦点及研究的重点主要是它的生理症状的诊断标准。早在 1988 年美国和澳大利亚就制定了各自的诊断标准。在 20 世纪 90 年代初以前,国外研究人员倾向于把亚健康的测量看作一维的,但现在更多人相信亚健康的多维测量,而针对亚健康的研究方面也未达到完全的统一。国外报道曾提到,从目前的数据来看,多维的亚健康测量量表可更深入、更全面地描述个人的亚健康状态。目前,国外与亚健康定量化测量相关的研究主要是一些健康评定量表、生活质量量表等的相关研究。国外学者制定了一些以生活质量测评、健康评估、心理健康测评等方面的量表为基础,不专门用于慢性疲劳综合征的问卷或量表,如较早的有英国皇家医学院等研制的癌症疲劳量表(cancer fatigue scale,CFS)、视觉模拟量表(visual analogue scale,VAS),以及用于测量重症慢性疲劳的 9 条目量表等。目前,国际上使用较多的是纤维疲劳量表(fibro fatigue scale,FFS),在此基础上,许多国家根据自己文化特点制定了适合自己国家的FFS版本。国内目前已有多个立项的科研项目正在进行之中,其中有不少是国家级科题。在健康及生存质量测评方面,我国有不少研究团队也取得了可观的成就,如许家佗、罗仁及陈家旭等研究团队。

2. 亚健康状态证候属性的定性化研究

中国传统医学中的"治未病"范畴涵盖了健康、亚健康及病后康复阶段所有人群的调治,因此,中医学对亚健康的防治有着丰富的实践经验与理论指导。

中医的证候特征是机体的一种反应状态,而亚健康状态是一组症状群,不同的症状组合则可判断某一证,对于亚健康,则更多倾向于某一型,这与中医的"证"的概念与本质内涵是一致的。中医体质的偏颇实质上也是各种不同层次、不同等级亚健康状态的组合。从中医证候学、中医体质学角度衡量并判断亚健康状态是完全可行的。

辨证论治是中医理论的核心。证候是中医体系中对异常机体状态进行立法和遣方用药的依据,法随证立,方依法出。因此,分析亚健康人群状态的基本证候特征,有助于利用中医理论及辨证施治的方法对亚健康人群进行有效的干预和治疗。以中医证候特征或中医体质类型的方法去判断亚健康状态,体现了中医在人体功能状态描述上的特点与优势。

现阶段亚健康状态中常用的证候属性分类及描述方法主要是通过调查问卷的形式进行划分,自制问卷较多,理论框架中多缺乏专家群体的建议,更多是个人的学术经验之谈,因此在推广及应用上存在了诸多的弊端。

亚健康评估研究从一维到多维的转变,从单纯亚健康中医证候测评、问卷、量表向中西医相结合的方向发展,施行综合测定,实现了从群体到个体的过渡。结合我国特有的文化背景、社会结构和价值观念编制出更有信度和效度的评定量表是研究者需进一步深入的工作。

### 4.2.2　H20量表研究及应用

本研究团队根据设计量表的原理,结合文献研究、专家临床经验、小组讨论,在中医基础理论的指导下,按照亚健康概念和亚健康形成原理,通过条目的收集、条目池的形成、条目的精选、问题的形成等过程,在前期H10量表的基础上研制出"健康状态评价问卷"(简称"H20量表"),该量表简捷、可行,有针对性、代表性,内容相对完善,能用于一般人群的健康评估,且能有效区分非疾病人群中的健康与亚健康人群(表4-3)。

## 表4-3　H20量表

（作品著作权号：2016Z11L025211）

请根据您最近3个月的情况，填写下列问题。　　　　　　　　　　　　　　　　SUM：＿＿＿＿＿

1. 您觉得自己精力充沛，注意力集中，能正常担负日常生活工作吗？
　　□完全是　　　　　　□多数是　　　　　　□一般　　　　　　□很少是　　　　　　□完全不是

2. 您感觉到疲劳、乏力，或疲劳以后休息仍不能缓解吗？
　　□完全没有　　　　　□很少有　　　　　　□有　　　　　　　□多数有　　　　　　□几乎总是

3. 您觉得自己能进行正常社会交往，有良好的人际关系吗？
　　□完全是　　　　　　□多数是　　　　　　□一般　　　　　　□很少是　　　　　　□完全不是

4. 您觉得自己处事乐观，态度积极吗？
　　□完全是　　　　　　□多数是　　　　　　□一般　　　　　　□很少是　　　　　　□完全不是

5. 您会出现紧张、焦虑，或急躁、易怒等某些异常情绪吗？
　　□完全没有　　　　　□很少有　　　　　　□有　　　　　　　□多数有　　　　　　□几乎总是

6. 您容易感冒吗（每年>3次）？
　　□完全没有　　　　　□很少有　　　　　　□有　　　　　　　□多数有　　　　　　□几乎总是

7. 您有头颈部疼痛、酸胀，或头晕等不适吗？
　　□完全没有　　　　　□很少有　　　　　　□有　　　　　　　□多数有　　　　　　□几乎总是

8. 您有眼睛酸胀、干涩、疼痛等眼睛不适吗？
　　□完全没有　　　　　□很少有　　　　　　□有　　　　　　　□多数有　　　　　　□几乎总是

9. 您有耳鸣或听力减退等耳部不适吗？
　　□完全没有　　　　　□很少有　　　　　　□有　　　　　　　□多数有　　　　　　□几乎总是

10. 您有口腔溃疡、牙龈肿痛出血、牙根松动等口腔问题吗？
　　□完全没有　　　　　□很少有　　　　　　□有　　　　　　　□多数有　　　　　　□几乎总是

11. 您有咽喉干燥、痒痛，或有异物感等咽喉不适吗？
　　□完全没有　　　　　□很少有　　　　　　□有　　　　　　　□多数有　　　　　　□几乎总是

12. 您有咳嗽、气急，或胸闷、心慌吗？
　　□完全没有　　　　　□很少有　　　　　　□有　　　　　　　□多数有　　　　　　□几乎总是

13. 在没有活动或不是很炎热的情况下，您也很容易出汗吗？
　　□完全没有　　　　　□很少有　　　　　　□有　　　　　　　□多数有　　　　　　□几乎总是

14. 您有发冷或发热、瘙痒、麻木、疼痛等肢体不适吗？
　　□完全没有　　　　　□很少有　　　　　　□有　　　　　　　□多数有　　　　　　□几乎总是

15. 您有难以入睡或多梦、易醒等睡眠问题吗？
　　□完全没有　　　　　□很少有　　　　　　□有　　　　　　　□多数有　　　　　　□几乎总是

16. 您有口中异味，或食欲减退、胃部不适等消化问题吗？
　　□完全没有　　　　　□很少有　　　　　　□有　　　　　　　□多数有　　　　　　□几乎总是

17. 您有腹泻、便秘等排便问题吗？
　　□完全没有　　　　　□很少有　　　　　　□有　　　　　　　□多数有　　　　　　□几乎总是

18. 您有尿频、尿急、尿不尽，或夜尿多（≥2次）等排尿问题吗？
　　□完全没有　　　　　□很少有　　　　　　□有　　　　　　　□多数有　　　　　　□几乎总是

19. 根据您的性别：您有（女）月经、白带异常，或（男）遗精、早泄等妇科或男科问题吗？
　　□完全没有　　　　　□很少有　　　　　　□有　　　　　　　□多数有　　　　　　□几乎总是

20. 您对自己的性生活满意吗？
　　□很满意（或暂无）　□满意　　　　　　　□一般　　　　　　□不满意　　　　　　□很不满意

21. 自我评分：请您给自己的总体健康状态评分（满分100分）＿＿＿＿＿。
　　谢谢您的参与！

（请您在此签全名确认）签名：

1. H20 量表的研究

1）H20 量表的研究思路

在文献研究的基础上，借鉴量表编制经验，参考国际上公认的评估量表，如 CMI,SCL－90,SF－36,父母教养方式量表,疲劳量表,焦虑、抑郁自评量表,WHOQOL 及 H10 量表等，收集条目，形成条目池(共收集 3 028 项)。

在建立条目池的基础上，对条目池进行归类，请相关专家在 H10 量表的基础上，从不同类别条目池中分别挑选具有代表性的条目，形成问题，并由专家讨论确定问卷的内容范围、各个领域的比例、条目数及评分标准，制定健康状态评价问卷初稿。初稿健康状态评价内容采用 100 分制，包括 9 项 30 个条目。

在此基础上再请不同专家对健康状态评估问卷初稿进行讨论并提出意见，将问卷条目数由 30 条调整为 20 条，缩短了问卷完成时间，更易被广大受试者所接受。

2）H20 量表的结构和内容

H20 量表的内容包括知情同意书、调查信息、受试者个人基本信息、健康状态评价内容及健康自我评分。

H20 量表健康状态评价内容包括 3 个领域：躯体表现、心理表现、社会适应（表 4－4）。

表 4－4　H20 量表的评估内容占比

| 评 估 内 容 | 占 比 |
| --- | --- |
| 躯体症状 | 70% |
| 精力体力 | 15% |
| 精神心理 | 10% |
| 社会适应 | 5% |

主要内容包括 8 个方面，具体条目分布见表 4－5。

表 4－5　H20 量表的具体条目分布

| 主 要 内 容 | 条 目 数 |
| --- | --- |
| 精力、体力、疾病抵抗力 | 3 条 |
| 精神情绪 | 2 条 |
| 社会环境 | 1 条 |
| 躯体 | 8 条 |
| 睡眠 | 1 条 |
| 饮食 | 1 条 |
| 二便 | 2 条 |
| 生殖与性 | 2 条 |

H20 量表的评分方法采用五级评价方法：1 完全没有、2 很少有、3 有、4 多数有、5 几乎总是，得分依次是 5 分、4 分、3 分、2 分、1 分，得分越高，身体状况越好。

评估采用 100 分制,判断依据主要是得分总分和阳性条目(单一条目得分
≤2 分)。另外,问卷还包括受试者对自己总体健康状态的自我评分(满分 100
分),分值越高,表明受试者自我感觉健康状态越好。

H20 量表的评估方法与标准:问卷得分在 60~79 分为亚健康范围,得分≥
80 分为健康范围;任一条目得分为 2 分或 1 分的,即为阳性项。若问卷得分在
60~79 分或有 1 个阳性项者,即可诊断为亚健康状态。得分<60 分为疑似疾
病状态。

3) H20 量表的质量评估

对 H20 量表的质量进行评估,主要包括信度与效度等分析。健康、亚健康、
疾病人群问卷总分、自评分比较,见表 4-6。

表 4-6　健康、亚健康、疾病人群问卷总分、自评分比较($\bar{x}±s$)

| 不同状态人群 | 问卷总分 | 自评分 |
| --- | --- | --- |
| 健康($n=103$) | 86.90±4.31 | 89.23±6.61 |
| 亚健康($n=135$) | 73.86±5.75* | 79.04±10.20* |
| 疾病($n=110$) | 75.30±7.43* | 77.16±11.96* |

\* 与健康组比较,$P<0.01$。

健康人群与亚健康人群、健康人群与疾病人群在总分方面差别明显,有统计
学意义,亚健康与疾病人群差别不明显。

(1) 信度分析

• 重测信度:用 H20 量表对非疾病人群*间隔 1 周进行重测。结果显示,问
卷总分 Pearson 系数为 0.822($P<0.01$),自评分 Pearson 系数为 0.769($P<0.01$),
说明重测信度较好。

• 分半信度:将 H20 量表的 20 个条目平均分成前后两半,计算两个部分的
简单相关系数 $r$,分半信度 $R=2r/(1+r)$,最后得出 $R$ 值为 0.727($R>0.7$),说明分
半信度较好。

• 内部一致性信度:H20 量表克龙巴赫 α 系数为 0.860(>0.70),说明该问
卷的内部一致性信度较好。

(2) 效度分析

• 内容效度:专家调查结果可知,该问卷基本能有效地评估健康状态,内容
效度较好。

• 标准关联效度:用健康 10 项标准与 H20 量表对非疾病人群进行标准关

---

\* 即健康人群与亚健康人群。以下同。

联测试,结果显示两者呈正相关,Pearson 系数为 0.558($P<0.01$)。

• 区分效度:用 H20 量表进行预调查。健康、亚健康、疾病三个状态人群比较结果显示(表 4-6),健康人群与亚健康人群、健康人群与疾病人群问卷得分差别均明显,有统计学意义。

以上说明 H20 量表能较好地用于亚健康人群与健康人群的区分,区分效度较好,可以用于一般人群的健康评价和流行病学调查。

2. H20 量表在亚健康状态评估研究中的应用

研究运用 H20 量表对一般人群进行亚健康状态的流行病学调查,对不同性别、不同学历、不同健康状态的人群进行比较分析,以研究亚健康状态的流行病学特征。对其中亚健康人群进行中医四诊信息收集,辨证分型,为后期中医干预提供一定的依据。

1)研究对象与方法

本次共调查 2 011 人,年龄在 18~45 岁之间,剔除其中不合格或不完整的问卷,最终得到有效问卷 1 696 份,其中健康人群 929 人,亚健康人群 767 人。

2)研究结果

(1)问卷各条目阳性项分布情况:问卷阳性项前五位依次是第 6 题、第 7 题、第 8 题、第 15 题、第 17 题,分别是免疫力、头颈部、眼睛、睡眠、大便方面的问题(表 4-7)。

表 4-7 问卷各条目阳性项频率降序排列

| 条目编号 | 6 | 7 | 8 | 15 | 17 | 10 | 5 | 13 | 2 | 11 |
|---|---|---|---|---|---|---|---|---|---|---|
| 人数($n$) | 93 | 92 | 76 | 71 | 65 | 60 | 54 | 54 | 50 | 45 |
| 条目编号 | 16 | 9 | 19 | 20 | 1 | 14 | 4 | 12 | 18 | 3 |
| 人数($n$) | 32 | 26 | 22 | 20 | 18 | 17 | 15 | 14 | 9 | 7 |

(2)不同健康状态人群统计学比较结果:通过健康、亚健康、疾病三个状态人群的比较,结果健康人群与亚健康人群、健康人群与疾病人群在问卷总分与自评分上均有明显差别,有统计学意义,但亚健康与疾病人群问卷总分差别不明显,自评分有统计学意义(表 4-8)。

表 4-8 健康、亚健康、疾病三个状态人群的比较($\bar{x} \pm s$)

| | 总数($n$) | 问 卷 总 分 | 自 评 分 |
|---|---|---|---|
| 健康组 | 929 | 89.39±5.36 | 89.33±7.25 |
| 亚健康组 | 767 | 75.10±6.02 * | 79.86±9.45 * |
| 疾病组 | 120 | 74.52±8.31 * | 77.08±11.27 *△ |

* 与健康组比较,$P<0.05$;△ 与亚健康组比较,$P<0.05$。

（3）亚健康不同人群间的比较

• 亚健康人群中在校大学生与工作者之间的比较：亚健康人群中在校大学生与工作者的比较在问卷总分上有统计学意义，自评分无统计学意义（表4-9）。

表4-9 亚健康人群中在校大学生与工作者之间的比较($\bar{x}\pm s$)

| 人　群 | 亚健康人数($n$) | 问　卷　总　分 | 自　评　分 |
|---|---|---|---|
| 在校大学生 | 322 | 74.24±5.65 | 80.13±8.72 |
| 工作者 | 445 | 75.73±6.21* | 79.67±9.95 |

* 与在校大学生比较，$P<0.01$。

• 亚健康人群中不同性别的比较：亚健康人群中男性与女性的比较有显著的统计学意义（表4-10）。

表4-10 亚健康人群中不同性别的比较($\bar{x}\pm s$)

| 性　别 | 亚健康人数($n$) | 问　卷　总　分 | 自　评　分 |
|---|---|---|---|
| 男性 | 296 | 76.36±5.35 | 81.03±9.24 |
| 女性 | 471 | 74.29±6.29* | 79.13±9.52* |

* 与男性比较，$P<0.01$。

• 亚健康人群中不同学历的比较：亚健康人群中高等学历与中等学历人群问卷总分方面比较有统计学意义（表4-11）。

表4-11 亚健康人群中不同学历的比较($\bar{x}\pm s$)

| 学　历 | 亚健康人数($n$) | 问　卷　总　分 | 自　评　分 |
|---|---|---|---|
| 高等学历 | 543 | 74.59±5.84 | 79.73±9.39 |
| 中等学历 | 224 | 76.30±6.30* | 79.87±10.76 |

* 与高等学历比较，$P<0.01$。

（4）在校大学生健康状况分析

• 不同学历在校大学生的健康状况：本次调查的在校大学生人群，包括了本科生和研究生，平均年龄为（23.09±3.02）岁。与研究生比较，本科生亚健康发生率较高（表4-12）。研究生与本科生比较在问卷总分方面有统计学意义，在自评分上无统计学意义（表4-13）。

表4-12 不同学历在校大学生亚健康分布情况

| | 总人数($n$) | 亚健康人数($n$) | 亚健康发生率(%) |
|---|---|---|---|
| 本科生 | 264 | 181 | 68.56 |
| 研究生 | 305 | 141 | 46.23 |

表 4 - 13　亚健康在校大学生不同学历间的统计学比较($\bar{x}\pm s$)

|  | 问 卷 总 分 | 自 评 分 |
|---|---|---|
| 本科生($n=181$) | 73.50±5.85 | 79.39±9.10 |
| 研究生($n=141$) | 75.13±5.27 * | 81.09±8.13 |

＊与本科生比较,$P<0.05$。

● 亚健康学生阳性项分布情况:本科生共 263 人,其中亚健康 181 人。这些亚健康人群中,总分≥80 分且有阳性项的共 16 例;总分<80 分且有阳性项的共 110 例;总分<80 分且无阳性项的共 55 例。本科生问卷各条目阳性项分布前五位是第 6 题、第 17 题、第 7 题、第 8 题、第 15 题,提示本科生在免疫力、大便、头颈部、眼睛、睡眠方面出现问题较多(表 4 - 14)。

表 4 - 14　本科生问卷各条目阳性项频率降序排列

| 条目编号 | 6 | 17 | 7 | 8 | 15 | 10 | 2 | 5 | 19 | 13 |
|---|---|---|---|---|---|---|---|---|---|---|
| 人数($n$) | 40 | 32 | 30 | 30 | 25 | 23 | 17 | 14 | 14 | 13 |
| 条目编号 | 16 | 11 | 9 | 1 | 12 | 14 | 20 | 4 | 18 | 3 |
| 人数($n$) | 13 | 12 | 7 | 5 | 5 | 5 | 5 | 3 | 3 | 2 |

研究生共 305 人,其中亚健康 141 人。这些亚健康人群中,总分≥80 分且有阳性项的共 10 例;总分<80 分且有阳性项的共 46 例;总分<80 分且无阳性项的共 85 例。研究生问卷各条目阳性项分布前五位是第 7 题、第 8 题、第 17 题、第 5 题、第 11 题,提示研究生在头颈部、眼睛、大便、情绪、咽喉方面出现问题较多(表 4 - 15)。

表 4 - 15　研究生问卷各条目阳性项频率降序排列

| 条目编号 | 7 | 8 | 17 | 5 | 11 | 6 | 10 | 2 | 13 | 15 |
|---|---|---|---|---|---|---|---|---|---|---|
| 人数($n$) | 19 | 18 | 16 | 11 | 11 | 10 | 10 | 7 | 7 | 7 |
| 条目编号 | 9 | 19 | 1 | 16 | 4 | 14 | 20 | 3 | 12 | 18 |
| 人数($n$) | 4 | 4 | 3 | 3 | 2 | 1 | 1 | 0 | 0 | 0 |

两者相比,本科生与研究生在头颈部、眼睛、大便等方面均有较多问题出现。不同的是,本科生在免疫力、睡眠方面的问题也较多;而研究生则在情绪、咽喉方面出现问题较多。

(5)工作者的健康状况分析:将本科及以上学历的工作者列为高等学历人群,将本科以下学历的工作者列为中等学历人群。

• 不同学历工作者的健康状况：不同学历工作者亚健康分布情况结果显示，高等学历的工作者亚健康发生率高于中等学历工作者（表4-16）。亚健康工作者不同学历间的比较结果显示，高等学历工作者与中等学历工作者在问卷总分上有统计学差异，在自评分上均无统计学差异（表4-17）。

表4-16　不同学历工作者亚健康分布情况

| 工作者学历 | 总人数(n) | 亚健康人数(n) | 亚健康发生率(%) |
|---|---|---|---|
| 高等学历 | 454 | 221 | 48.68 |
| 中等学历 | 673 | 224 | 33.28 |

表4-17　亚健康工作者不同学历间的比较($\bar{x}\pm s$)

| 工作者学历 | 问卷总分 | 自评分 |
|---|---|---|
| 高等学历(n=221) | 75.14±6.08 | 79.14±10.28 |
| 中等学历(n=224) | 76.30±6.30* | 79.87±10.76 |

*与高等学历比较，$P<0.05$。

• 亚健康工作者阳性项分布情况：高等学历的工作者共454人，其中亚健康221人。这些亚健康人群中，总分≥80分且有阳性项的共59例；总分<80分且有阳性项的共25例；总分<80分且无阳性项的共116例。高等学历的工作者问卷各条目阳性项分布前五位是第7题、第6题、第10题、第15题、第8题（表4-18），提示高等学历的工作者在头颈部、免疫力、口腔齿龈、睡眠、眼睛方面出现问题较多。

表4-18　高等学历工作者问卷各条目阳性项频率降序排列

| 条目编号 | 7 | 6 | 10 | 15 | 8 | 5 | 13 | 2 | 12 | 17 |
|---|---|---|---|---|---|---|---|---|---|---|
| 人数(n) | 30 | 23 | 20 | 20 | 19 | 13 | 13 | 12 | 11 | 9 |
| 条目编号 | 16 | 14 | 1 | 9 | 20 | 4 | 11 | 18 | 19 | 3 |
| 人数(n) | 7 | 6 | 5 | 5 | 5 | 4 | 3 | 2 | 2 | 1 |

中等学历的工作者共673人，其中亚健康224人。这些亚健康人群中，总分≥80分且有阳性项的共31例；总分<80分且有阳性项的共70例；总分<80分且无阳性项的共123例。中等学历的工作者问卷各条目阳性项分布前五位是第13题、第6题、第5题、第2题、第15题（表4-19），提示中等学历的工作者在汗出、免疫力、情绪、疲劳、睡眠方面出现问题较多。

表4-19　中等学历工作者问卷各条目阳性项频率降序排列

| 条目编号 | 13 | 6 | 5 | 2 | 15 | 7 | 11 | 8 | 20 | 9 |
|---|---|---|---|---|---|---|---|---|---|---|
| 人数($n$) | 21 | 20 | 15 | 14 | 14 | 12 | 12 | 9 | 9 | 8 |
| 条目编号 | 16 | 17 | 10 | 1 | 12 | 3 | 14 | 18 | 4 | 19 |
| 人数($n$) | 8 | 8 | 6 | 5 | 5 | 4 | 4 | 4 | 2 | 2 |

　　两者相比,高等学历的工作者与中等学历的工作者在免疫力、睡眠等方面均有较多问题出现。不同的是,高等学历的工作者在头颈部、眼睛、口腔齿龈方面的问题也较多,而中等学历的工作者则在情绪、疲劳、汗出等方面出现问题较多。

　　(6)亚健康人群中在校大学生与工作者的比较:在校大学生亚健康发生率远高于工作者,其中本科生亚健康发生率最高,中等学历的工作者亚健康发生率最小,研究生与高等学历的工作者亚健康发生率较为接近(表4-20)。

表4-20　在校大学生与工作者亚健康情况发生的比较

|  |  | 总人数($n$) | 亚健康人数($n$) | 亚健康发生率(%) |
|---|---|---|---|---|
| 在校大学生 | 本科生 | 264 | 181 | 68.56 |
|  | 研究生 | 305 | 141 | 46.23 |
|  | 合　计 | 569 | 322 | 56.59 |
| 工作者 | 高等学历 | 454 | 221 | 48.68 |
|  | 中等学历 | 673 | 224 | 33.28 |
|  | 合　计 | 1 127 | 445 | 39.49 |

　　亚健康人群中在校大学生与工作者比较在问卷总分方面有统计学意义,自评分无统计学意义(表4-21)。而亚健康人群中在校大学生与不同学历工作者的比较,在问卷总分方面有统计学意义(表4-21)。不同学历的在校大学生与工作者交叉比较:本科生与高等学历的工作者比较,在问卷总分方面有统计学意义($P<0.01$);本科生与中等学历的工作者比较,在问卷总分方面有明显统计学意义($P<0.01$);研究生与工作者的高等、中等学历比较均无统计学意义。

表4-21　亚健康人群中在校大学生与不同学历工作者间的比较($\bar{x}\pm s$)

|  |  | 亚健康人数($n$) | 问卷总分 | 自评分 |
|---|---|---|---|---|
| 在校大学生 | 本科生 | 181 | 73.50±5.85△▲ | 79.39±9.10 |
|  | 研究生 | 141 | 75.13±5.27* | 81.09±8.13 |

（续表）

| | | 亚健康人数（$n$） | 问 卷 总 分 | 自 评 分 |
|---|---|---|---|---|
| 工作者 | 高等学历 | 221 | 75.14±6.08* | 79.14±10.28 |
| | 中等学历 | 224 | 76.30±6.30*▲ | 79.87±10.76 |

*与本科生比较，$P<0.05$；△与研究生比较，$P<0.05$；▲与高等学历工作者比较，$P<0.05$。

3）讨论

研究结果显示，问卷各条目得分最低的五题依次是第5题、第6题、第7题、第8题、第2题，而各条目阳性项频率最高的前五位依次是第6题、第7题、第8题、第15题、第17题。从问卷各条目得分及阳性项分布来看，亚健康人群在头颈部、免疫力、眼睛、情绪、睡眠、大便、疲劳等方面出现问题较多。

在性别方面，女性较男性高发。在学历方面，高等学历较中等学历高发，其中本科学历的人群亚健康发生率最高，其次为研究生学历的人群，中等学历的人群亚健康发生率最小。

本研究是在衡量健康的十大标准及身心健康的8个新标准基础上，在中医理论指导下，借助循证医学、流行病学等现代方法，研究设计 H20 量表，对健康状态进行评价后，进行大样本的流行病学调查，分析亚健康状态的流行病学特征和中医证候分布规律，为亚健康状态中医临床研究提供一种方法和依据，在亚健康诊断的评估方面开拓新的发展空间。

### 4.2.3　中医临床诊断量表在亚健康评估中的研究与应用

1. 中医临床诊断量表

中医临床诊断量表的内容共 308 条，分为受试者（总 141 条）和调查人员（总 167 条）填写，其中受试者填写内容包括精神睡眠（9 条）、寒热（9 条）、问汗（4 条）、头部（13 条）、胸腹（13 条）、饮食（12 条）、口味（8 条）、咳痰（9 条）、大便（10 条）、小便（12 条）、疼痛（部位 9 条、性质 9 条、程度 5 级）、月经（7 条）、带下（7 条）、性功能（5 条）；调查人员填写内容包括神识（7 条）、面色（11 条）、唇甲（10 条）、眼目（11 条）、齿龈（5 条）、咽喉（2 条）、形态（9 条）、皮肤（9 条）、声息（13 条）、舌质（颜色 5 条、形质 12 条、动态 6 条、舌下 5 条）、舌苔（苔色 4 条、苔质 10 条）、脉象（48 条）。

症状分级为 3 级（无、偶发或轻度、经常或重度），对应症状计分（0 分、1 分、2 分）。合计症状分作为证候判断依据，设定证候定性阈值，证候可以相兼，但分主次。初步辨为 13 个证型：气虚、血虚、阴虚、阳虚、气滞、血瘀、痰湿、实热、心虚、脾虚、肺虚、肝郁、肾虚。其具体内容见表 4－22。证候判断方法见本章 4.3。

## 表4-22 中医临床诊断量表

（作品著作权号：2016Z11L025702）

请根据您的症状表现，选择填写您认为适合自己的选项：没有的症状不做任何标记；程度较轻或偶尔发生标记为1；较重或经常发生标记为2。如有不清楚症状可向调查人员咨询。

| 受试者填写部分 |
| --- |

| | |
| --- | --- |
| 精神睡眠 | 疲倦_；抑郁_；喜叹息_；烦躁易怒_；易受惊吓_；多疑善虑_；失眠_；多梦_；嗜睡_ |
| 寒热 | 恶寒_；发热_；畏寒肢冷_；高热_；低热_；潮热_；寒热交替_；喜冷_；喜热_ |
| 问汗 | 自汗(动则汗出)_；盗汗(夜晚汗出)_；多汗_；无汗_ |
| 头部 | 头晕_；头重_；听力减退_；耳鸣_；健忘_；目眩_；视物昏糊_；齿龈：齿龈肿痛_；齿龈出血_；牙齿松动_；咽喉肿痛_；扁桃体肿大_ |
| 胸腹 | 乏力_；身重_；腰酸_；胸闷_；心悸_；胃脘闷胀_；胁肋闷胀_；大腹胀_；小腹坠胀_；肢体麻木_；偏瘫_；肠鸣_；矢气_ |
| 饮食 | 食少_；多食_；食欲亢进_；多食易饥_；呃逆_；嗳气_；泛酸_；嘈杂_；恶心_；干呕_；呕吐清稀_；呕吐臭秽_ |
| 口味 | 口淡_；口苦_；口甜_；黏腻_；口气_；口干_；口渴多饮_；口渴不多饮_ |
| 咳痰 | 干咳少痰_；咳嗽多痰_；痰清稀_；黏痰_；泡沫痰_；痰白_；痰黄_；痰中夹血_；脓血痰_ |
| 大便 | 便秘_；溏薄_；泄泻_；完谷不化_；五更泻_；水样便_；脓血便_；黑便_；溏结不调_；秽臭_ |
| 小便 | 少尿_；多尿_；余沥不尽_；遗尿_；夜尿_；尿频_；尿急_；尿痛_；尿清长_；尿黄_；尿血_；尿浊_ |
| 疼痛 | 部位(头_；胸_；胁_；胃脘_；大腹_；小腹_；少腹_；腰背_；四肢_) <br> 性质(酸痛_；胀痛_；闷痛_；刺痛_；冷痛_；灼痛_；游走痛_；隐痛_；绞痛_) <br> 程度(偶然_；经常_；持续_；轻微_；剧烈_) |
| 月经 | 量多_；量少_；色淡_；色鲜红_；紫暗血块_；经期紊乱_；痛经_ |
| 带下 | 量多_；清稀_；色白_；色黄_；赤白相间_；微臭_；秽臭_ |
| 性功能 | 性冷淡_；遗精_；早泄_；阳痿_；不孕不育_ |

| 调查人员填写部分 |
| --- |

| | |
| --- | --- |
| 神识 | 得神_；少神_；失神_；萎靡_；抑郁_；烦躁_；易受惊吓_ |
| 头面 | 面色(常色_；淡白_；苍白_；满面通红_；颧红_；淡紫_；青紫_；萎黄_；黄染_；晦暗_；黧黑_) <br> 口唇(常色_；淡白_；淡紫_；青紫_；深红_) <br> 爪甲(常色_；淡白_；淡紫_；青紫_；深红_) <br> 眼目(巩膜：常色_；巩膜红_；巩膜黄染_；眼球突出_；眼睑：常色_；淡白_；红_；眼泡：正常_；肿_；红_；黑_) <br> 齿龈(红肿_；淡肿_；出血_；疼痛_；牙齿松动_) <br> 咽喉[肿痛_；乳蛾(扁桃体肿)_] <br> 形态(形体适中_；胖_；较胖_；偏瘦_；瘦弱_；毛发稀疏_；胁肋闷胀_；腹部肿块_；乳房肿块_) |
| 皮肤 | 正常_；干燥_；湿润_；皮疹_；浮肿_；黄染_；甲错_；粗糙_；黧黑_ |
| 声息 | 正常_；声高有力_；声低无力_；喜叹息_；急促_；喘息_；低微_；上气_；少气_；语言不清_；独语_；错语_；失语_ |
| 舌质 | 颜色(淡红_；淡白_；红绛_；淡紫_；青紫_) <br> 形质(正常_；老_；嫩_；胖_；瘦_；点刺_；齿痕_；裂纹_；瘀点_；瘀斑_；溃疡_；舌衄_) <br> 动态(常态_；歪斜_；痿软_；僵硬_；吐弄_；震颤_) <br> 舌下(正常_；浅淡_；怒张_；青紫_；扩张_) |

（续表）

| 调查人员填写部分 | |
|---|---|
| 舌苔 | 苔质(薄_;润_;厚_;剥_;湿_;滑_;燥_;糙_;腻_;腐_)<br>苔色(白_;黄_;灰_;黑_) |
| 脉象 | 左手(浮_;沉_;迟_;数_;疾_;实_;虚_;滑_;涩_;洪_;细_;长_;短_;濡_;弦_;紧_;弱_;微_;革_;芤_;散_;结_;代_;促_)<br>右手(浮_;沉_;迟_;数_;疾_;实_;虚_;滑_;涩_;洪_;细_;长_;短_;濡_;弦_;紧_;弱_;微_;革_;芤_;散_;结_;代_;促_) |

2. H20 量表和中医临床诊断量表在亚健康状态评估的联合应用研究

1）研究对象

医院体检中心纳入的非疾病人群为 1 754 例,年龄最小 18 岁,最大 68 岁。其中男性 903 例,平均年龄(31.50±9.20)岁;女性 851 例,平均年龄(30.17±7.37)岁。

2）健康、亚健康判别标准

H20 量表得分≥80 分且无阳性项者为健康组;H20 量表得分为 60~79 分或≥80 分但有阳性项者为亚健康组。

亚健康中医证型判别标准：主要分气虚、血虚、阴虚、阳虚、脾虚、肾虚、肝郁、痰湿、实热等证型。

3）结果

（1）非疾病人群健康状态分布情况：根据 H20 量表判别健康状态,符合健康状态者 746 例(42.5%),符合亚健康状态者 1 008 例(57.5%),具体见表 4－23。与健康组比较,亚健康组 H20 量表得分和自评分均低于健康组($P<0.01$),两组 H20 量表得分均低于自评分($P<0.01$)。亚健康阳性项的分布在一定程度可以反映困扰亚健康群体的核心症状,经统计在 20 类症状中以眼睛(127 例)、睡眠(105 例)、头颈部(103 例)、齿龈(86 例)、咽喉(85 例)、大便(76 例)等方面出现频次较高的阳性症状。

表 4－23　健康和亚健康组 H20 量表得分、自评分比较($\bar{x}\pm s$)

| 组　别 | 例　数 | 得　分 | 自评分 |
|---|---|---|---|
| 健康组 | 746 | 85.58±4.86 | 87.15±7.68△ |
| 亚健康组 | 1 008 | 73.39±5.34* | 78.14±9.27*△ |

* 与健康组比较,$P<0.01$;△与同组 H20 量表得分比较,$P<0.01$。

（2）不同性别、年龄非疾病人群亚健康分布情况比较：女性的亚健康发生率(63.0%)高于男性(52.3%),差异有统计学意义($P<0.01$)。各年龄组比较,

30 岁以下年龄组亚健康发生率最低(51.6%),与 30~49 岁的两年龄组相比差异有统计学意义($P<0.01$),其余组之间比较无统计学意义(表 4-24)。

表 4-24 不同性别、年龄非疾病人群亚健康分布情况比较(例/%)

| 组 别 | | 例 数 | 健康(746 例) | 亚健康(1 008 例) |
|---|---|---|---|---|
| 性 别 | 男 | 903 | 431(47.7) | 472(52.3) |
| | 女 | 851 | 315(37.0)* | 536(63.0)* |
| 年龄(岁) | <30 | 1 009 | 488(48.4) | 521(51.6) |
| | 30~39 | 502 | 178(35.5)△ | 324(64.5)△ |
| | 40~49 | 164 | 50(30.5)△ | 114(69.5)△ |
| | ≥50 | 79 | 30(38.0) | 49(62.0) |

*与男性比较,$P<0.01$;△与<30 岁年龄组比较,$P<0.01$。

(3) 不同性别、年龄亚健康人群症状得分比较:与男性比较,女性在汗出、性生活、小便方面的得分较高($P<0.05$),在精力、情绪、免疫力、头颈部、眼睛、大便等方面得分较低($P<0.05$)。各年龄组比较,30 岁以下年龄组在多数症状的得分高于其他年龄组,50 岁以上年龄组在情绪、免疫力、头颈部、大便等方面的得分要高于其他年龄组($P<0.05$),具体见表 4-25。

表 4-25 不同性别、年龄亚健康人群症状得分比较($\bar{x}\pm s$)

| 症 状条 目 | 性 别 | | 年 龄 | | | |
|---|---|---|---|---|---|---|
| | 男性(472 例) | 女性(536 例) | <30 岁(521 例) | 30~39 岁(324 例) | 40~49 岁(114 例) | ≥50 岁(49 例) |
| 精力 | 3.76±0.67 | 3.65±0.66* | 3.77±0.65 | 3.59±0.66△ | 3.69±0.66 | 3.76±0.78 |
| 疲劳 | 3.56±0.69 | 3.51±0.66 | 3.58±0.69 | 3.47±0.62△ | 3.49±0.64 | 3.60±0.79 |
| 社会关系 | 4.00±0.67 | 4.04±0.65 | 4.02±0.66 | 4.02±0.62 | 4.02±0.72 | 4.02±0.76 |
| 处事态度 | 3.94±0.66 | 3.89±0.65 | 3.90±0.65 | 3.88±0.63 | 4.00±0.71 | 4.04±0.73 |
| 情绪 | 3.43±0.65 | 3.24±0.59* | 3.31±0.63 | 3.27±0.59 | 3.43±0.63▲ | 3.69±0.71△▲○ |
| 免疫力 | 3.70±0.73 | 3.57±0.74* | 3.61±0.76 | 3.61±0.76 | 3.69±0.58 | 3.92±0.54△▲○ |
| 头颈部 | 3.45±0.72 | 3.15±0.68* | 3.30±0.72 | 3.20±0.70△ | 3.30±0.70 | 3.65±0.70△▲○ |
| 眼睛 | 3.28±0.72 | 3.14±0.72* | 3.21±0.73 | 3.19±0.70 | 3.25±0.77 | 3.20±0.74 |
| 耳部 | 3.89±0.74 | 3.91±0.76 | 3.96±0.71 | 3.86±0.79 | 3.82±0.76△ | 3.73±0.87 |
| 口腔齿龈 | 3.46±0.79 | 3.45±0.79 | 3.42±0.79 | 3.51±0.83 | 3.48±0.64 | 3.39±0.95 |
| 咽喉 | 3.36±0.76 | 3.44±0.74 | 3.43±0.76 | 3.37±0.74 | 3.38±0.71 | 3.46±0.74 |
| 心肺 | 3.83±0.62 | 3.76±0.67 | 3.84±0.65 | 3.73±0.66△ | 3.78±0.58 | 3.76±0.72 |
| 汗出 | 3.72±0.79 | 3.99±0.69* | 3.85±0.77 | 3.86±0.77 | 3.91±0.66 | 3.82±0.70 |
| 四肢 | 3.92±0.66 | 3.90±0.65 | 3.98±0.62 | 3.83±0.70△ | 3.81±0.65△ | 3.94±0.67 |
| 睡眠 | 3.53±0.82 | 3.44±0.85 | 3.51±0.85 | 3.41±0.84 | 3.57±0.74 | 3.44±0.87 |
| 消化 | 3.52±0.71 | 3.47±0.76 | 3.53±0.76 | 3.45±0.66△ | 3.47±0.79 | 3.57±0.79 |

**（续表）**

| 症 状条 目 | 性 别 | | 年 龄 | | | |
|---|---|---|---|---|---|---|
| | 男性（472 例） | 女性（536 例） | <30 岁（521 例） | 30~39 岁（324 例） | 40~49 岁（114 例） | ≥50 岁（49 例） |
| 大便 | 3.78±0.69 | 3.58±0.78* | 3.64±0.78 | 3.67±0.70 | 3.69±0.65 | 3.98±0.85△▲○ |
| 小便 | 4.02±0.66 | 4.10±0.73* | 4.11±0.69 | 4.08±0.67 | 3.92±0.69△▲ | 3.74±0.94△▲ |
| 生殖 | 4.27±0.65 | 3.82±0.72* | 4.01±0.75 | 3.99±0.69 | 4.00±0.70 | 4.50±0.66△▲○ |
| 性生活 | 3.85±0.78 | 4.03±0.82* | 4.22±0.82 | 3.71±0.69△ | 3.61±0.69△ | 3.60±0.73△ |

*与男性比较，$P<0.05$；△与<30 岁年龄组比较，$P<0.05$；▲与 30~39 年龄组比较，$P<0.05$；○与 40~49 年龄组比较，$P<0.05$。

（4）亚健康人群证型分布及 H20 量表得分情况比较：亚健康证型以虚证为主，其中又以气虚型、阴虚型居多；实证以肝郁型、痰湿型居多。其他证型包括复合证型和由于症状较少无法辨别的情况也占相当比例。与男性比较，女性在血虚型、肝郁型、阴虚型所占比例较高，痰湿型所占比例较低，差异具有统计学意义（$P<0.05$）。不同年龄段之间的差异主要体现在气虚型和肾虚型所占比例的不同，随年龄增大肾虚型比例呈增高趋势。亚健康各证型中，与虚证组比较，实证组自评分和 H20 量表得分均相对较高（$P<0.05$，$P<0.01$），具体见表 4-26、表 4-27。

**表 4-26 亚健康人群中医证型分布情况比较（例/%）**

| 证 型 | 例数（1 008 例） | 性 别 | | | 年 龄 | | |
|---|---|---|---|---|---|---|---|
| | | 男性（472 例） | 女性（536 例） | <30 岁（521 例） | 30~39 岁（324 例） | 40~49 岁（114 例） | ≥50 岁（49 例） |
| 气虚型 | 293(29.1) | 139(29.4) | 154(28.7) | 131(25.1) | 114(35.2)△ | 40(35.1)△ | 8(16.3)▲○ |
| 血虚型 | 28(2.8) | 4(0.8) | 24(4.5)* | 9(1.7) | 11(3.4) | 8(7.0)△ | 0(0.0) |
| 阴虚型 | 83(8.2) | 27(5.7) | 56(10.4)* | 46(8.8) | 27(8.3) | 3(2.6)△ | 7(14.3)○ |
| 阳虚型 | 33(3.3) | 17(3.6) | 16(3.0) | 13(2.5) | 13(4.0) | 4(3.5) | 3(6.1) |
| 脾虚型 | 29(2.9) | 16(3.4) | 13(2.4) | 12(2.3) | 12(3.7) | 3(2.6) | 2(4.1) |
| 肾虚型 | 42(4.2) | 17(3.6) | 25(4.7) | 16(3.1) | 12(3.7) | 7(6.1) | 7(14.3)△▲ |
| 肝郁型 | 94(9.3) | 31(6.6) | 63(11.8)* | 52(10.0) | 25(7.7) | 12(10.5) | 5(10.2) |
| 痰湿型 | 137(13.6) | 82(17.4) | 55(10.3)* | 72(13.8) | 44(13.6) | 12(10.5) | 9(18.4) |
| 实热型 | 29(2.9) | 15(3.2) | 14(2.6) | 20(3.8) | 9(2.8) | 0(0.0)△ | 0(0.0) |
| 其他证型 | 240(23.8) | 124(26.3) | 116(21.6) | 150(28.8) | 57(17.6) | 25(21.9) | 8(16.3) |

*与男性比较，$P<0.05$；△与<30 岁年龄组比较，$P<0.05$；▲与 30~39 年龄组比较，$P<0.05$；○与 40~49 年龄组比较，$P<0.05$。

表 4 - 27　亚健康人群各证型 H20 量表得分比较 ($\bar{x} \pm s$)

| 证　　型 | | 例　数 | 自 评 分 | H20 量表得分 |
|---|---|---|---|---|
| 虚证 | 气虚型 | 293 | 76.80±9.63 | 71.89±5.45 |
| | 血虚型 | 28 | 79.38±11.21 | 74.00±6.64 |
| | 阴虚型 | 83 | 77.99±9.03 | 73.37±5.12 |
| | 阳虚型 | 33 | 75.94±9.79 | 73.30±4.97 |
| | 脾虚型 | 29 | 73.23±9.85 | 71.00±6.18 |
| | 肾虚型 | 42 | 75.77±7.21 | 71.81±5.66 |
| 合　　计 | | 508 | 76.80±9.50 | 72.28±5.53 |
| 实证 | 肝郁型 | 94 | 77.25±8.53 | 72.81±4.98 |
| | 痰湿型 | 137 | 78.73±9.01 | 74.80±4.99 |
| | 实热型 | 29 | 80.63±9.37 | 74.69±5.13 |
| 合　　计 | | 260 | 78.42±8.91 * | 74.07±5.07 ** |
| 其他证型 | | 240 | 80.69±8.64 | 75.00±4.64 |

＊与虚证组比较，$P<0.05$；＊＊与虚证组比较，$P<0.01$。

　　根据各症状阳性项分布来看，亚健康人群以眼睛、睡眠、头颈部、咽喉、消化等方面的问题为主要不适症状。男性亚健康发生率（52.3%）低于女性（63.0%），男性症状得分除汗出、性生活方面得分低于女性。调查发现 30～50 岁两年龄段的亚健康发生率偏高。中老年人群在情绪、免疫力、头颈部、大便等症状方面得分高于年轻人。

　　研究显示亚健康证型以虚证为主，其中又以气虚型、阴虚型居多；实证以肝郁型、痰湿型居多。这一结果也比较符合临床亚健康表现的实际情况。女性在血虚型、肝郁型的发生率高于男性，痰湿型发病率低于男性。不同年龄证型分布主要差异体现在气虚型和肾虚型的发生率，随年龄增大肾虚型所占比例增高。亚健康实证组合计自评分和 H20 量表得分均高于虚证组，虚证组的脾虚型、肾虚型、阳虚型的得分较低。

　　另外，运用中医临床诊断量表对 528 名亚健康大学生人群研究发现：疲倦症状、肝气郁证最多；大学生的亚健康表现以虚证为多，实证所占比例较少；女性辨证以虚证为主、血瘀证多见，男性在以虚实夹杂证为主。

　　亚健康研究需要主观评价与客观评价相结合，问卷调查法作为亚健康的主观评价方法之一，并不能完全评价亚健康状态。随着信息技术的发展，舌象、脉象的数字化、信息化研究也已取得了一定的进展，为中医对亚健康状态的诊断提供了重要依据。在今后工作中，可结合中医舌、脉象等客观化检测技术，对亚健康人群进行多中心、大规模、规范化的调查研究，建立具有中医特色的亚健康客观评估体系。

## 4.3 亚健康状态的中医证候分类方法与分类标准

基于现阶段的医学发展水平,亚健康状态尚无法被现代医学明确诊断。现代医学和实验室检查结果只能界定正常与疾病状态,而亚健康状态尚不能等同于现代医学上某种疾病。中医四诊信息分析在亚健康状态的评估中具有独特的优势,且以中医证候分类的方法描述亚健康状态也是独具特色的。

### 4.3.1 病性单证的分类方法与分类标准

由于亚健康的症状较轻,临床多表现为相对单一的证候,所以以单一证型为研究思路,分为气虚型、血虚型、阴虚型、阳虚型、痰湿型、湿热型、瘀血型、气郁型8种。

不同健康状态辨识方法:经常性发生的主要症状计4分,偶然性发生的次要症状计2分,总分累计大于标准即为该证型。

1. 气虚型

主要临床表现:气虚型的人一身之气不足,以气息低弱、脏腑功能状态低下为主要特征,其多因过劳等导致人体气的亏虚。一般表现为肌肉松软不实,平素气短懒言、语音低怯、精神不振、肢体容易疲乏、易出汗;面色萎黄或淡白、目光少神、口淡、唇色少华、发不泽、头晕、健忘、大便正常,或虽便秘但不结硬,或大便不成形,便后仍觉未尽,小便正常或偏多。

主症:神疲、乏力(少气懒言)、头晕、动则汗出、容易感冒(半年内超过3次)、舌淡或淡胖、舌边齿痕(>4个)、脉虚无力。

评分标准:共八类主要症状,总分≥8分即可。

2. 血虚型

主要临床表现:血虚型的人会因各种原因引起血液亏虚,导致机体失于濡养而出现一系列病症,以头目、心神等失于濡养为主要特征,其多因脾胃虚弱、气血生产不足或失血、其他疾病消耗所致。一般表现为面色苍白、唇色爪甲淡白无华、头晕目眩、肢体麻木、筋脉拘挛、心悸怔忡、失眠多梦、皮肤干燥、头发枯焦,以及大便燥结、小便不利等。

主症:面色苍白或淡白或萎黄、头晕眼花(起立时眼前昏暗)、心悸或失眠、唇甲色淡、舌质颜色淡、手足麻木、妇女经少色淡或延期、脉细或脉虚无力。

评分标准:共九类主要症状,总分≥10分即可。

本证型与气虚型同时存在为气血两虚型。

3. 阳虚型

主要临床表现：阳虚型的人阳气不足，失于温煦，以形寒肢冷等虚寒表现为主要特征，其多因先天不足，或后天失养导致。一般表现为平素畏冷、手足不温、喜热饮食、精神不振、睡眠偏多、多面色㿠白、目胞晦暗、口唇色淡、毛发易落、易出汗、大便溏薄、小便清长。

主症：面色淡白、畏寒、肢冷、面足浮肿、便溏、尿清长、舌淡胖、苔润滑、脉沉或迟或沉迟无力。

评分标准：共九类主要症状，总分≥10分即可。

4. 阴虚型

主要临床表现：阴虚型的人体内津液、精血等阴液亏少，以阴虚内热等表现为主要特征，其多因先天不足，如孕育时父母体弱，或年长受孕、早产等；或后天失养、纵欲耗精、积劳阴亏；或曾患出血性疾病等导致。一般表现为手足心热，平素易口燥咽干、鼻微干、口渴喜冷饮、大便干燥；面色潮红，有烘热感；两目干涩、视物模糊、唇红微干、皮肤偏干、易生皱纹、眩晕耳鸣、睡眠差、小便短。

主症：口干咽燥、五心烦热、两颧潮红、潮热、盗汗、便秘、舌红或红绛、苔少或剥、脉数或细。

评分标准：共九类主要症状，总分≥10分即可。

本证型与气虚型同时存在为气阴两虚型。

5. 痰湿型

主要临床表现：痰湿型的人往往体内因水液内停而痰湿凝聚，以黏滞重浊等表现为主要特征，其多因先天遗传，或后天过食肥甘所致。一般表现为面部皮肤油脂较多、多汗且黏、胸闷、痰多、面色多黄胖而暗、眼泡微浮、容易困倦、口黏腻或甜、身重不爽、脉滑、喜食肥甘、大便正常或不实、小便不多。

主症：身体困重、咯痰量多、喉间痰鸣、眩晕、全身或局部浮肿、局部有圆滑肿块、食欲不振、舌淡胖、苔厚腻、苔滑、脉弦或滑或濡细。

评分标准：共十一类主要症状，总分≥12分即可。

6. 湿热型

主要临床表现：湿热型的人以湿热内蕴等表现为主要特征，其多因先天禀赋，或久居湿地、喜食肥甘，或长期饮酒，湿热内蕴所致。一般表现为平素面垢油光、易生痤疮粉刺、容易口苦口干、身重困倦；多心烦懈怠、眼筋红赤、大便燥结或黏滞、小便短赤、男易阴囊潮湿、女易带下量多、脉滑数。

主症：发热恶热、喜冷、口苦、口干多饮、面红、目赤、牙龈肿痛、大便干燥、尿黄、舌红、苔黄燥、脉数实。

评分标准：共十二类主要症状，总分≥12分即可。

7. 瘀血型

主要临床表现：瘀血型的人体内有血液运行不畅的潜在倾向或瘀血内阻的病理基础，以血瘀表现为主要特征，其多因先天禀赋不足，或后天损伤、忧郁气滞、久病入络所致。一般表现为平素面色晦暗、皮肤偏暗或色素沉着，容易出现瘀斑、易患疼痛、口唇暗淡或紫；多有眼眶暗黑、鼻部暗滞、发易脱落、肌肤干或甲错，女性多见痛经、闭经、崩漏，或经色紫黑有血块。

主症：针刺样痛（拒按、痛处固定）、皮肤或面色青紫色或紫黑、口唇青紫色、出血血色紫暗或夹有血块（各类出血或妇女月经）、舌青紫、舌瘀斑或瘀点、脉涩、脉细或结代。

评分标准：共八类主要症状，总分≥8 分即可。

8. 气郁型

主要临床表现：气郁型的人多由长期情志不畅、气机郁滞而致，以性格内向不稳定、忧郁脆弱、敏感多疑为主要特征，其多因先天遗传，或因精神刺激、暴受惊恐、所欲不遂、忧郁思虑等所致。一般表现为平素忧郁面貌，神情多烦闷不乐；胸胁胀满，或走窜疼痛，多伴善太息，或嗳气呃逆，或咽部有异物感，或乳房胀痛；睡眠较差、食欲减退、惊悸怔忡、健忘、痰多、大便偏干、小便正常。

主症：闷痞、胀、闷痛、胀痛、窜痛（头部、心胸、胃脘、胁肋、大腹、小腹），多叹息或嗳气或肠鸣或矢气、痛经、脉弦或有力。

评分标准：共八类主要症状，总分≥8 分即可。

### 4.3.2　脏腑单证的分类方法与分类标准

除了上述单证的研究方法之外，又增加了针对脏腑单证的分类法。

1. 心气虚型

主症：心悸、胸闷、失眠、多梦、健忘、脉结代或细弱。

评分标准：具备气虚型条件；六类主要症状中，总分≥8 分即可。

2. 肺气虚型

主症：气短喘促、咳喘无力、干咳少痰、久咳白痰或白稀痰涎、易患感冒。

评分标准：具备气虚型条件；五类主要症状中，总分≥8 分即可。

3. 脾气虚型

主症：纳少（食欲减退或食量减少）、食后脘胀或腹胀、大便溏泄、腹痛绵绵、腹痛喜按、面色萎黄。

评分标准：具备气虚型条件；六类主要症状中，总分≥8 分即可。

4. 肝气郁型

主症：头目、胸胁、少腹闷胀或窜痛、多叹息、烦躁易怒、咽部梗阻感、妇女乳房胀痛、月经不调、痛经、脉弦或有力。

评分标准：共十类主要症状，总分≥12分即可；可兼见气滞型。

5. 肾气虚型

主症：腰背酸痛（排除外伤）、胫酸膝软或不耐久站久立、足跟痛、耳鸣或耳聋（听力减退）、发脱、牙齿松动、尿后有余沥、性功能减退或不育不孕。

评分标准：共八类主要症状，总分≥12分即可；可兼见气虚型。

### 4.3.3 脏腑兼证的分类方法

脏腑兼证是由病性单证结合脏腑单证复合而来的。人体的每一个脏腑都有其独特的功能，而且各脏腑间是彼此密切联系的，各种不适症状或体征的出现往往不是单个脏腑出现了异常，而是各个脏腑间相互关联、相互影响而产生的结果。

亚健康状态虽然没有明显的实验室检查结果的异常，一般而言，其证型相对简单，针对亚健康单证的研究因其覆盖性更广，且有体质学说的发展为亚健康研究奠定了基础与前提，因而获得了较为广泛的认可与应用。但亚健康状态也是机体功能状态出现异常的表现，其中若出现明显的某一脏腑异常，因五脏六腑之间的相互关联性，且各脏腑间主次关系的不同，结合五脏六腑间的表里、生克及乘侮关系，亦可以认识到亚健康状态人群中脏病及脏、脏病及腑、腑病及脏、腑病及腑的传变规律，所以仍可发现脏腑兼证在该病中占有一定的比例，这样在治疗时也可根据其主次关系进行灵活运用。很多学者在脏腑兼证调查研究中也证实了该点。

脏腑兼证虽在证候组成上更为复杂了些，但却在描述病情特点上更为精确，也为更精确地辨证施治提供了方向，因此在未来也值得更深入的探讨。

本研究团队在亚健康多个脏腑功能异常的研究中主要针对以下几个证型进行了研究并总结，对了解亚健康状态及表现提供了参考依据。

（1）心脾两虚型：常表现为心悸胸闷、气短乏力、自汗、头晕头昏、失眠多梦、食欲不振、脘腹胀满、便溏、舌淡苔白、脉细或弱。

（2）肝郁脾虚型：常表现为胸胁满闷，喜太息，周身窜痛不适、时发时止，情绪低落或急躁易怒，咽喉部有异物感，四肢倦怠，神疲乏力，食欲不振，脘腹胀满，便溏不爽或大便秘结，舌淡红或暗，苔白或腻，脉弦细或弦缓。

（3）心肾不交型：常表现为心烦不寐、心悸健忘、头晕耳鸣、腰酸遗精、五心烦热、咽干口燥，或伴见腰部及下肢酸困发冷、舌淡红苔少、脉虚数。

（4）肝肾阴虚型：常表现为腰膝酸软、疲乏无力、眩晕耳鸣、失眠多梦、烘热汗出、潮热盗汗、月经不调、遗精早泄、舌红少苔或有裂纹、脉细数。

（5）脾肾阳虚型：常表现为胃脘隐隐作痛、食冷后尤甚，腰膝或下腹冷痛，大便溏薄，面色㿠白，畏寒肢冷，舌淡胖苔白，脉沉细。

## 参 考 文 献

国家技术监督局,1997.中医临床诊疗术语：证候部分[M].北京：中国标准出版社：1－35.

邝燕兰,邱倩仪,陈微微,等,2010.2009 年广州市大学生亚健康状况及其相关因素分析[J].预防医学论坛,16(8)：681－684.

李红琼,王天芳,薛晓琳,等,2019.疲劳性亚健康判定标准及中医常见证候的文献研究[J].世界中西医结合杂志,14(6)：768－771.

李绍旦,2008.亚健康失眠状态中医证候特征及干预作用研究[D].北京：中国人民解放军军医进修学院.

路桃影,吴大嵘,2013.简短版量表研究中条目筛选方法概述[C]//中国中西医结合学会.第七届中医/中西医结合循证医学方法研讨会会议材料.北京：中国中西医结合学会：95－102.

马宁,刘民,2012.亚健康状态的流行病学研究进展[J].中国预防医学杂志,13(7)：556－559.

欧爱华,麦润汝,原嘉民,等,2012.亚健康状态分型与中医体质类型相关性的对应分析[J].广东医学,33(1)：11－14.

田松,祁若可,程月招,2015.514 例亚健康人群中医体质与证素特点及其关系初步研究[J].中华中医药杂志,30(1)：243－245.

吴少桢,吴敏,1999.常见疾病的诊断与疗效判定(标准)[M].北京：中国中医药出版社：128－133,262－268,272－275,282,283,325,326,536－539.

许家佗,2012.基于四诊信息决策支持的中医健康评价体系研究述评与展望[J].中国中西医结合杂志,32(3)：307－310.

岳雨珊,俞君,朱黎婷,等,2013.南京市大学生亚健康状况及影响因素研究[J].中国卫生统计,30(1)：46－48.

张金华,许军,黄季萌,等,2009.亚健康测量的定量化研究[J].广东医学,30(11)：1746－1748.

郑丽莉,刘同国,吴国风,等,2014.大学生亚健康现状调查[J].内蒙古中医药,33(22)：126－128.

周旭,肖元梅,王超,等,2012.南昌市大学生亚健康状况及影响因素分析[J].中国公共卫生,28(10)：1364－1366.

朱红红,2010.亚健康状态的问卷评价方法与流行病学特征研究[D].上海：上海中医药大学：1－15.

朱红红,张志枫,陈晓,等,2010.健康状态简单评估问卷 H20 的设计与评价[C]//中国中西医结合诊断专业委员会.第四次全国中西医结合诊断学术研讨会论文集.呼和浩特：中国中西医结合学会诊断专业委员会：153－156.

第五章

# 中医特色亚健康评估技术体系的研究

现代信息技术的发展为中医传统诊断方法发展带来了新的契机。随着中医诊断方法现代化研究的深入,以脉诊仪、舌诊仪、面色诊仪为代表的中医四诊信息技术研究成果已经逐渐融入诊断技术的行列,形成了新兴的现代中医诊断技术。中医特色亚健康评估是基于中医"望、闻、问、切"的四诊信息,结合现代中医诊断技术,对人体的健康状态进行客观、量化的评估方法。该方法以中医四诊信息技术为基础,以人工智能方法为手段,以中西医结合理念为指导,为中医特色亚健康评估技术体系的建立提供了全方位的保障。

本章以本研究团队近 20 年的中医特色亚健康评估技术研究为主,阐述了相关的研究内容、研究方法和研究成果。本章基于复杂网络、机器学习等现代信息技术,主要从中医望诊(包括面色诊和舌诊)技术研究及应用、脉诊技术研究及应用的角度,对与亚健康研究相关的中医四诊信息的客观化、数据化、智能化处理等方面内容进行了综合阐述。

## 5.1 中医特色亚健康评估技术的研究进展

### 5.1.1 中医四诊信息技术的发展

从 20 世纪 70 年代开始,国内就开始了中医脉诊、舌诊等诊法客观化、仪器化的研究,近半个世纪的中医诊法客观化研究,为诊断技术信息化应用奠定了重要基础。传统的中医四诊多依赖主观感觉,缺乏客观依据,现代中医诊断技术正在逐渐改变传统中医诊疗信息的主观依赖性,使得中医诊法更加客观化。将中医传统诊断方法有效地客观化、标准化,尤其是舌诊、脉诊等具有中医特色的诊断方法的标准化,必然促进中医诊疗模式向更科学的方向发展。在国内的中医诊法研究领域有大量富有成效的基础性研究。北京、上海、天津、山东、浙江、香港等地的大学和科研单位,在此领域开展了诸多基础性研究,内容包括:① 四诊信息的客观化、标准化表达。将传统中医用语言描述的表达方式研究归类为定量化、标准化的客观表达方式,如脉象的"位、数、形、势"量化表达方式;舌诊、面色中颜色量化的正确表达方式;问诊系统症状的量化表达方式等。② 四诊特征信息的提取及分析方法的研究。利用现代计算机技术及各种先进的方法(神经网络、复杂网络等)、数学建模及图像分析、声音频谱分析等技术,研究脉象信号、舌象信息及问诊、闻诊等特征信息的获取、识别判读方法等;在面色、舌象、脉象等信息采集上也逐渐形成规范。③ 仪器设备的研发与应用。利用现代科技,研究适合于舌诊、脉诊、面色诊、闻诊(包括声音、气味)等四诊信息检测的各种传感器和检测仪器,并开展了四诊信息合参的研究,进行了仪器设备的临床应用与观察。目前已有不少中医诊断仪器设备进入临床应用,2010 年上海中医药大学与有关公司合作研究的四诊信息分析仪,被列入由俄罗斯组织,多国参与的"火星-500"研究计划,用于监测和分析模拟条件下宇航员身体健康状态。此外,在 863 计划、"十二五"国家科技支撑计划的支持下,上海中医药大学研发了舌面诊、脉诊仪器设备,发展了舌面诊、脉诊技术,并深入开展了四诊技术在健康辨识的应用研究。

在传统中医与现代科技紧密结合基础之上诞生的现代中医诊断技术,以中医整体观和辨证论治为指导,以中医四诊(尤其是舌诊、脉诊)的信息化、数字化、标准化研究为主要内容,充分利用计算机、信息采集分析、数据挖掘等现代科技手段,进行人体生命复杂信息的采集、分析与处理。因此,应用现代信息化、数字化、标准化的中医舌象、脉象诊断技术,采集、分析与挖掘亚健康状态机体的量化指标与客观指征,建立亚健康状态的客观评价与量化诊断体系,四诊合参进行辨证论治,将有利于发挥中医药在亚健康诊疗上的优势。近半个世纪的中医四诊客观化研究为诊断技术信息化应用奠定了重要基础,现代社会信息化的发展又为中医诊断技术信息化的应用提供了前所未有的良好平台,因此,"基于四诊信息化技术的中医健康评价体系"的建立将会极大地促进中医健康干预、体质调控的普及与应用,具有广泛的适用性和社会效益。

### 5.1.2　中西医结合理念指导下的亚健康评估技术

中医学的健康观念是在数千年的实践经验中总结出来的,形成了中医学特定的"天人合一""顺应自然"等积极健康养生观念,使得中医学在健康辨识与亚健康评估研究中更注重人的整体性及与自然的相适应性。

无论是对健康,抑或亚健康,或者疾病,中医学都是通过"望、闻、问、切"四诊合参的方法,全面地收集异常症状、体征,动态把握变化,注重不同的生理反应类型(体质)和病理反应状态(证候)。

中医证候存在不同类别与层次,健康、亚健康、疾病都存在证候这样一种"动态变化方式"。此外,对于中医诊断评估过程来说,体质和健康状态的"偏态"只要有"四诊"症状的表现,就可以依据中医"辨证论治"的原则,进行证候的辨识和区分,并指导临床干预与治疗。2006年中华中医药学会在《亚健康中医临床指南》中提出了亚健康中医临床指导原则,把亚健康分为三类8个证型,也为健康状态偏态的评估和分类奠定了基础,但由于尚缺乏具体的实施方法、技术规范,中医特色健康评估和干预仍未形成一个完善的技术体系,这已经成为局限中医药在亚健康领域优势发挥的瓶颈。建立符合中医理念的健康评估分类体系和标准,用以规范和指导健康分析和疗效评价,是目前研究的趋势和热点。

现代医学主要致力于亚健康状态的发病原因和机制的研究,借助免疫学、病毒学、神经内分泌学、精神医学等专业人员的分析,以及各类检测仪器、评估指标的介入,目前的研究取得了一定的成果。现代医学更加注重检测仪器的精密性,注重病理变化的微观性,注重检测指标的直观性。目前的亚健康状态或体质的辨识与评估主要采用症状量表或现代医学疾病作为评估指标,而忽视了中医特色指标。

近年来,随着现代中医诊断技术的发展,通过多种技术方法实现了对望诊、问诊、脉诊等信息的客观化获取和分析,已经逐步解决了中医诊法信息化和标准化的问题,这为以数据为基础的中医诊疗模式智能化发展奠定了重要基础。

现阶段,由于医学模式的差异,中医与现代医学(西医)在现阶段还无法实现理论上的融合。但借助现代检测仪器及人工智能等现代技术,提升中医诊断的精确性,发展中医的智能化健康评估方法,是促进中西医结合的一种有效方式。以中西医结合理念为指导的中医特色亚健康评估技术体系不仅具有其合理性,同时更具有可行性。

### 5.1.3 人工智能技术在亚健康评估中的应用

人工智能作为计算机科学的一个重要分支,经过60多年的发展已经建立了重要的理论基础,并在诸多领域取得卓有成效的应用范式。特别是在深度学习理论指导下的以Alpha Go为代表的人工智能技术的成功应用,更突显出人工智能领域中人工神经网络(ANN)将学习和训练融合来实现智能化的优势。人工智能技术的发展为医学发展提供了全新的契机。大数据是人工智能技术的基石,是决定人工智能技术能否有效输出的充分条件。大数据有其自身特点,即数据即时处理的速度、数据格式的多样化与数据量的规模。同时价值性及真实性等的提出说明只有保证数据的科学性和有效性,才能使人工智能从狭义定义成为可以媲美人类思维、智能、意识的通用人工智能。医学诊疗过程是一个典型的智能处理过程,其包括信息获取—分析—处理—反馈—评估—综合的思维全过程,而中医诊疗过程是以中医辨证思维为指导的智能化处理过程,也是一个典型的人工智能技术应用领域。因此,将人工智能技术运用于中医信息化系统可以促进中医诊疗技术的跨越发展,解决中医诊疗现代发展的主要问题。中医信息化研究在临床辅助诊断、远程医疗、个人健康管理等方面具有广阔的前景,中医智能化决策的需求也越来越明显。一批人工智能领域的专家已经致力于中医智能诊疗决策支持系统的研究,并与中医药领域研究人员紧密合作开展了大量辨证智能分析研究,取得了很多研究经验。以周昌乐教授为代表的学者们在人工智能领域提出一系列中医诊疗智能化研究和实施方案,尤其是利用软计算理论,辅以四诊数据化技术,探索解决中医辨证过程逻辑形式化这一关键问题,为今后中医智能化诊疗技术的发展奠定了重要基础。

中医学必须建立符合中医自身特点的诊疗技术体系,而病证结合是临床最基本的出发点。病证结合的诊疗模式是临床应用的基础,是现阶段中医临床需求所决定的。在中医理论的指导下,充分吸收现代医学中疾病的微观诊断技术方法,借助证候的核心理论,在实现症状、体征等四诊信息数据化的同时,引入现代医学临床指标数据,对"证候"形成证据链,完善中医诊断、治疗及疗效评价体系,这将是中医药的临床诊疗模式发展的新思路,同时也是中医特色健康评估技术的新思路。随着人工智能、大数据等信息技术的发展,这一新的诊疗模式探索已经可行。应用 ANN 等智能方法,将中西医信息数据进行智能化处理,为中医亚健康评估提供决策支持的辅助功能,可以最大限度地发挥"人机结合优势"。同时,中医亚健康评估技术智能化研究,也将会进一步促进对中医诊疗规律的提升和总结,更科学地推动中医现代化发展。

基于人工智能技术和四诊信息决策支持的中医健康评估体系的建立,有望改变中医健康领域"概念化""主观性强""缺乏评价标准"的现状,实现中医特色的健康状态的客观、规范评估。中医特色亚健康评估技术研究需要充分利用现代信息技术,围绕中医特色健康状态评估的要素分析、健康状态的中医诊断规范方法与标准、中医特色健康状态数据挖掘与决策支持技术 3 个方面进行。具体来说,应对健康状态的基本特征进行中医学要素的归纳与分析,将中医体质学、四诊理论、辨证体系进行有机融合,总结出具有中医内涵的健康特征要素。研究应从基础生理和中医四诊信息的角度,采用大样本、多中心、标准化的数据采集模式,多领域、多地域配合,共同建立中医健康评估指标体系。应用数据挖掘理论与方法,在健康大数据的基础上,通过多学科合作,进行"四诊信息与健康分类、证候要素内涵"之间的关联规则分析,建立相应数学及医学模型,构建适合中医健康评估的算法体系,实现健康评估的智能化决策与支持。基于四诊信息决策支持的中医健康评估体系研究,最终形成的健康评估、决策支持体系的分类方法与指标,应该面向实践应用,具有中医学特色,其特点是实用性强和可操作性强。本研究将充分应用信息采集分析技术,跨学科实施中医学的信息化研究与应用,推动中医药学优势在健康与亚健康分析评估中的发挥。

### 5.1.4 亚健康评估常用人工智能技术

健康状态、亚健康状态和体质的辨识从决策系统的角度都可视为数据分析问题,以下将从特征和分类两个角度介绍常用的技术方法。

1. 特征提取和特征选择

采集信息时,我们往往不知道哪些特征或变量对最终结果产生影响,只能通过专业领域的知识来得到某些特征之间可能存在的一些关系。但变量与变量之间往往存在一些耦合性和非线性的特点,因此,大多时候并不能够把握每一个变量对最终输出结果会产生的影响,这对最终建模造成一定的困难。正是由于这种不确定因素,使在数据采集时,过多采集信息,大量、高维的数据中含有冗余的内容或者噪声,若不对数据进行前期处理可能会导致得到的训练模型性能较差。特征选择和特征提取是处理高维数据的有效手段,是数据进行模型训练前的一个重要操作,两者都能够降低数据规模和空间维数,提高分类预测的效率和效果。

在机器学习中"数据和特征通常决定了机器学习的上限,而模型和算法的优化只是为了逼近这个上限而已"。由此可见,特征工程包括特征提取和特征选择,这在机器学习中占有相当重要的地位。

特征提取,又称作特征降维,就是一般常说的维数约简,它的思路是将原始高维特征空间里的点向一个低维空间映射,新的空间维度低于原来特征空间。在这个过程中原始的特征消失不再直接显现,新生成的特征尽量保持了原来特征的性质,但其原始特征发生了根本性的变化。

目前应用广泛的降维方法是主成分分析(principal component analysis,PCA)。PCA 是用少数的若干变量(原变量的线性组合)替代原变量,新变量要尽可能多地反映原变量的数据信息。同时,新变量之间相互正交,可以消除原变量中相互重叠的信息。

假定有 $n$ 个样本,每个样本有 $k$ 个变量,那么将构成一个 $n \times k$ 阶的数据矩阵。设样本的初始标准化输入变量矩阵为式(5.1):

$$X = \begin{bmatrix} x_{11} & x_{12} & \cdots & x_{1k} \\ x_{21} & x_{22} & \cdots & x_{2k} \\ \vdots & \vdots & & \vdots \\ x_{n1} & x_{n2} & \cdots & x_{nk} \end{bmatrix} \tag{5.1}$$

要求构造一个变量 $P_1$ 满足：$P_1 = Xt_1$，$\| t_1 \| = 1$。

同时，需使得变量 $P_1$ 能携带初始标准化输入变量矩阵 $X$ 的尽量多信息。按照概率统计学的观点可知，变量的方差越大，该变量包含的信息越多。因此，上述问题可以转化为求变量 $P_1$ 的方差最大的问题。

得到 $P_1$ 的方差为式(5.2)：

$$\mathrm{Var}(P_1) = \frac{1}{n} \| P_1 \|^2 = \frac{1}{n} t_1' X' X t_1 = t_1' V t_1 \tag{5.2}$$

其中，$V = \dfrac{1}{n} X'X$。

再构造拉格朗日函数为式(5.3)：

$$L = t_1' V t_1 - \lambda_1 (t_1' t_1 - 1) \tag{5.3}$$

其中，$\lambda_1$ 为拉格朗日系数。

分别计算 $L$ 对 $\lambda_1$ 和 $t_1$ 的偏导数，并令其为 0，则有式(5.4)：

$$\begin{cases} \dfrac{\partial L}{\partial t_1} = 2V t_1 - 2\lambda_1 t_1 = 0 \\[2mm] \dfrac{\partial L}{\partial \lambda_1} = -(t_1' t_1 - 1) = 0 \end{cases} \tag{5.4}$$

其中，$V t_1 = \lambda_1 t_1$，由此可知，$t_1$ 是 $V$ 的一个标准化特征向量，$\lambda_1$ 为其对应的特征值。此时则有，$\mathrm{Var}(P_1) = t_1' V t_1 = t_1' \lambda_1 t_1 = \lambda_1 t_1' t_1 = \lambda_1$。也就是说所要求的 $t_1$ 是矩阵 $V$ 的最大特征值 $\lambda_1$ 的对应特征向量。

所对应的标准化特征向量，此时所对应的构造变量 $P_1 = Xt_1$ 称为第一主成分。

以此类推，可以求出 $X$ 的第 $m$ 个主成分 $P_m = Xt_m$。由以上分析可知，第一主成分携带的信息量最大，第二主成分次之。以此类推，前 $m$ 个主成分携带的信息量总和为式(5.5)：

$$\sum_{i=1}^{m} \mathrm{Var}(P_i) = \sum_{i=1}^{m} \lambda_i \tag{5.5}$$

由主成分的定义和原理可知，每个主成分的方差贡献率代表了该主成分占所有特征信息总量的比重，一般情况下可取累计信息量在 85% ~ 95% 的前 $k$ 个主成分，保证提取后的特征能够保留原始特征的重要信息。

但在中医研究领域中，研究期望能够观测到不同特征对健康状态的影响，但特征提取后，变量的原始特征发生了根本性的变化，因此本研究不将特征提取作为数据预处理的手段，而是使用特征选择的方式。但由于特征提取后的第一主成分和第二主成分携带的信息量最大,在研究中可通过观察第一主成分和第二主成分在训练集和测试集的分布情况,用来判断训练集和测试集划分的合理性。

特征选择的本质是从复杂的特征空间中搜索出最优的组合。假设有30个特征集合,在建模时进行特征组合的时候,每个特征变量都会有两种可能的状态。那么,特征维度的搜索空间中就有$2^{30}$种状态集合。从寻找最优解的角度来看,通过这种穷举所有特征组合的方法是唯一能够找到最优解的方法。但是在实际应用中,当有$n$个特征变量时,特征变量的状态集合就是$2^n$个。当数据特征维数足够大时,特征筛选将会耗费大量的时间和计算资源。

目前,主流的特征选择方法有过滤器(filter)和封装器(wrapper)两种方法。filter特征选择算法对数据处理时不依赖于分类方法,而是在分类训练前去除一些重要性较低的属性,且无须利用学习模型的性能即可进行特征选择,其主要依赖一些评估准则,如相关系数、互信息、信息熵等。而wrapper特征选择算法则需要考虑机器学习算法模型,即通过建立学习模型,利用模型的性能指标来进行评估每个特征的优劣,如交叉验证来评估选择特征子集的准确性。就两种算法而言,各有优缺点,filter特征选择算法处理速度较快但准确率有限;wrapper特征选择算法需要与分类器性能和准确率相关联,所以运行速度较慢,但准确率一般高于filter特征选择算法。有研究表明filter-wrapper组合模型具有更好的特征选择效果,首先利用filter特征选择算法的特征之间的关系准则选择较好的特征,将得到的特征按照特征权重大小排序,排序的结果用来指导wrapper特征选择算法再次进行最优特征子集的寻找。考虑到在实际应用中,数据特征来自中医四诊信息,数据维度比较固定且数据量并不是非常庞大,因此我们尝试采用遗传算法(genetic algorithm,GA)进行特征选择,GA是一种启发式优化算法,通过遗传、变异和选择等操作,来寻找最优特征子集组合,已经被广泛应用于特征选择和指标优化中。

GA是1962年美国Holland提出的模拟自然界遗传机制和生物进化论而成的一种并行搜索的最优化算法。该算法模拟了遗传过程中发生的选择、交叉和变异等生物现象,从随机生成的初始群体出发,通过选择、交叉和变异操作,产生一个当前环境最好的个体。通过一代代不断繁衍进化,最后得到一群最优个体,求得问题最优解。利用GA进行优化计算,将解空间映射到编码空间,每个编码对应问题的一个解(即染色体或个体)。根据特征维数的不同设计每个个体的编码长度,染色体的每位对应一个特征变量,每个基因用"0"和"1"两种情况表示。如果染色体某一位置的数值为1,那么对应的特征变量参与建模;相反,如果染色体某一位置的数值为0,那么对应的输入特征变量则不参与建模。选取测试集数据均方误差的倒数作为GA的适应度函数值。经过不断迭代,最终得到最具有代表性的输入自变量特征。

2. 机器学习方法

常采用的机器学习算法模型有决策树、随机森林(random forest)、支持向量机(SVM)、$k$-近邻($k$-nearest neighbor,$k$-NN)算法、Logistic 回归及 ANN。除神经网络外,其他算法模型有一个共同的特点,即不苛求大样本数据,但要求能够有效地处理小样本数据。

1) 决策树

这是基于树结构来进行决策的。一棵决策树一般包含一个根结点、若干个内部结点和若干个叶结点;叶结点对应决策结果,其他每个结点则对应一个属性测试;每个结点包含的样本集合根据属性测试的结果被划分到子结点中;根结点包含样本全集。从根结点到每个叶结点的路径对应一个判定测试序列。例如,对气虚证进行辨证时,通常会询问一些症状、感受,进行判断分析:先观察患者的精神状态,如果神疲乏力,则接着观察面色;如果面白少华,则观察舌象;如果舌淡苔薄,则听患者的声音;如果患者声低,则询问出汗情况;如果患者容易出汗,动则汗出,则进行切脉;如果脉虚无力,则可做出决策,认为患者属于气虚证(图 5-1)。决策树可以处理高维数据,且树的形式表示直观,容易被人理解。

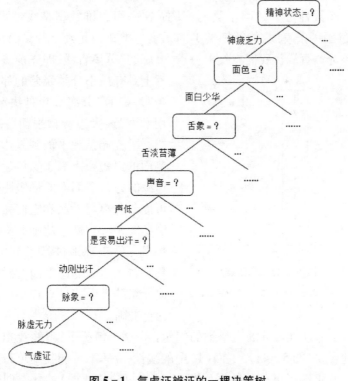

图 5-1 气虚证辨证的一棵决策树

2）随机森林

这是一种组合分类方法。它构建了一个由决策树分类器组成的集合。在分类时,集合中每一个决策树分类器都进行投票,综合所有分类器的投票,计算、返回得票最多的类别,该类别即测试样本的所属类。在一个含有 $d$ 个元组的训练集 $D$ 上,随机森林产生 $k$ 棵决策树的一般过程如下。对于每棵决策树 $T_i(i = 1, 2, \cdots, k)$,首先,使用有放回抽样的方法由 $D$ 产生 $d$ 个元组的训练集 $D_i$,在每个结点随机选择 $F$ 个属性作为该结点划分的候选属性;然后,依据决策树分类器的产生方法生成决策树 $T_i$。随机森林对每次划分所考虑的属性数敏感,通常属性数 $F$ 选取为 $\log_2^d + 1$。但是,它对错误和离群点具有鲁棒性,并且,随着随机森林中决策树的个数增加,随机森林的泛化误差收敛。因此,过拟合对随机森林不是问题。

3）支持向量机

这是一种对线性和非线性数据进行分类的方法。它通过使用一种非线性映射,把原训练数据映射到较高的维度空间;在新的维度空间,搜索最佳分离超平面,即寻找将一个类的元素与其他类分离的"决策边界"。SVM训练不容易过拟合,但训练速度比较慢。

(1)一个线性可分的两个类的问题:这一组二维数据是线性可分的(图5-2),通过画一条直线,能够把类1的元素与类2的元素分开。而且,可以画出无限多条分离直线。我们想找出一条"最好的"分离直线,即先前未见到的元素上具有最小分类误差的那一条。这条"最好的"分离直线是决策边界,可用术语"最大边缘超平面"来表示它。"边缘"是指从超平面到其边缘的一个侧面的最短距离等于从该超平面到其边缘的另一个侧面的最短距离。两个可能的分离超平面和它们相关联的边缘见图5-3。两个超平面都对所有的数据元组正确地进行了分类。然而,具有较大边缘的超平面在对未来的数据元组分类上比具有较小边缘的超平面更准确。

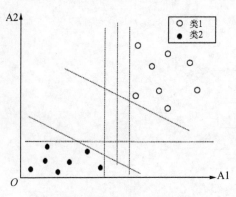

图5-2　线性可分的二维数据集

类1和类2分别表示一种元素所属的类别;
A1和A2分别表示一种维度,下同

(2)一个非线性可分的两个类的问题:在这个情况下,不能找到一条将这两类分开的直线(图5-4)。上面(1)中的线性SVM不可能找到可行解。扩展线性SVM,为线性不可分的数据(也称非线性可分的数据)的分类创建非线性

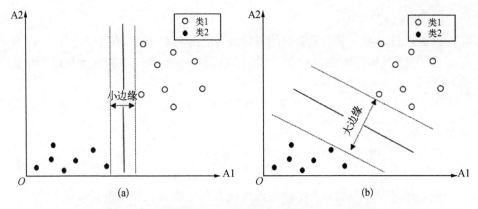

图 5-3　两个可能的分离超平面和它们相关联的边缘

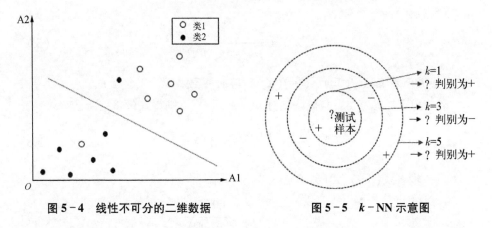

图 5-4　线性不可分的二维数据　　　　　图 5-5　$k$-NN 示意图

SVM。通常,扩展线性 SVM 到非线性 SVM 的方法步骤:第一步,用非线性映射把原输入数据变换到较高维度空间。常采用非线性映射有多项式核函数、高斯径向基函数核函数及 Sigmoid 核函数。第二步,在新的空间搜索最佳分离超平面。

4) $k$-近邻算法

$k$-NN 算法是一种监督学习方法。它的工作机制是给定测试样本,基于某种距离度量找出训练集中与其最近的 $k$ 个训练样本,然后基于这 $k$ 个"邻居"的信息来进行预测。通常,在分类任务中使用"投票法",即选择这 $k$ 个样本中出现最多的类别标记作为预测结果;在回归任务中使用"平均法",即将这 $k$ 个样本的实值输出标记的平均值作为预测结果。$k$-NN 算法的示意图见图 5-5;图中虚线显示出等距线;测试样本在 $k=1$ 或 $k=5$ 时被判别为正例,$k=3$ 时被判别为反例。可见,$k$ 是 $k$-NN 算法的一个重要指标;当 $k$ 取不同值时,分类结果会有显著不同。另外,若采用不同的距离计算公式,则找出的"近邻"可能有显著差别,从而也会导致分类结果有显著不同。

5）线性回归

这是通过学习一个关于属性的线性组合的函数来预测实值的方法。在样本数据集 $D$ 上，其中样本由 $d$ 个属性描述，试图得一个 $d$ 元函数 $y = f(x)$，满足式（5.6）：

$$f(X_i) = W^T \times X_i + b \tag{5.6}$$

其中，$f(X_i) \approx y_i$，$(X_i, y_i) \in D$。

通常，可利用最小二乘法来对 $W$ 和 $b$ 进行估计。

6）Logistic 回归

这是通过学习一个关于属性的线性组合的非线性函数来进行分类的方法。在样本数据集 $D$ 上，其中样本由 $d$ 个属性描述，试图得一个 $d$ 元函数 $y = f(X)$ 满足式（5.7）：

$$f(X_i) = \frac{1}{1 + e^{-(W^T \times X_i + b)}} \tag{5.7}$$

其中，最大值者 $\max\{f(X_i), 1 - f(X_i)\}$ 与 $y_i$ 一致，$(X_i, y_i) \in D$。

若将 $f(X)$ 视为类后验概率估计 $p(y = 1 \mid X)$，则得式（5.8）：

$$\ln \frac{p(y = 1 \mid X)}{p(y = 0 \mid X)} = W^T X + b \tag{5.8}$$

进一步有式（5.9）、式（5.10）：

$$p(y = 1 \mid X) = \frac{e^{W^T X + b}}{1 + e^{W^T X + b}} \tag{5.9}$$

$$p(y = 0 \mid X) = \frac{1}{1 + e^{W^T X + b}} \tag{5.10}$$

我们可通过"极大似然法"来估计 $W$ 和 $b$。

线性回归模型和 Logistic 回归模型都具有好的解释性，因为 $W$ 能够直观地表达各属性在预测中的重要性。线性回归模型多用于预测实值；Logistic 回归模型通过非线性函数——Sigmoid 函数 $y = \frac{1}{1 + e^{-x}}$，将线性回归模型产生的预测实值与真实标记离散值相联系起来，在分类问题中应用比较多。

7）人工神经网络

在生物神经网络中，每个神经元与其他神经元相连，当某神经元兴奋时，就会向相连的神经元发送化学物质，从而改变这些神经元内的电位；如果某神经元的电位超过了一个阈值，那么它就会被激活，即兴奋起来，向其他神经元发送化学物质。

1943 年，McCulloch 和 Pitts 把上述生物神经网络情形抽象为"M－P 神经元模型"（图 5－6）。在这个模型中，神经元接收来自 n 个其他神经元传递过来的输入信号，这些输入信号通过带权重的连接进行传递，神经元接收的总输入值将与神经元的阈值进行比较，然后通过"激活函数（activation function）"处理以产生神经元的输出。

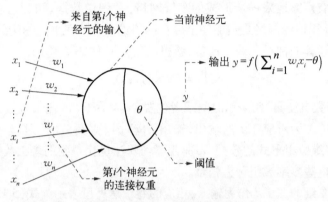

图 5－6　M－P 神经元模型

这一计算过程描述为公式（5.11）：

$$y = f\left(\sum_{i=1}^{n} w_i x_i - \theta\right) \tag{5.11}$$

把许多个这样的神经元按一定的层次结构连接起来，就得到了 ANN。

常见的 ANN 的层级结构见图 5－7。每层神经元与下一层神经元互联，神经元之间不存在同层连接，也不存在跨层连接。这样的 ANN 结构通常称为"多层前馈神经网络"，其中输入层神经元接受外界输入，隐层与输出层神经元对信号

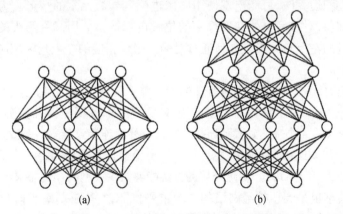

图 5－7　多层前馈神经网络结构示意图

a. 单隐层前馈神经网络；b. 双隐层前馈神经网络

进行加工,最终结果由输出层神经元输出。ANN 根据训练数据来调整神经元之间的连接权重及每个功能神经元的阈值来进行学习。

（1）卷积神经网络（convolutional neural networks,CNN）：这是一种专门用来处理具有类似网格结构的数据的神经网络。例如,时间序列数据（可以认为是在时间轴上有规律地采样所形成的一维网格）和图像数据（可以看作二维的像素网格）。卷积神经网络是指那些至少在网络的一层中使用卷积运算来代替一般矩阵乘法运算的神经网络。通常,卷积运算表示为式(5.12)：

$$S(t) = (x \times \omega)(t) \tag{5.12}$$

其中, $t$ 为函数自变量,常表示时间或者位置; $x$ 为关于 $t$ 的输入函数; $\omega$ 为关于 $t$ 的核函数; $S(t)$ 为对应于 $t$ 的输出,输出 $S(t)$ 常称为特征映射（feature map）。通常, $x$ 为多维数组形式的数据, $\omega$ 是由学习算法优化得到的多维数组形式的参数。我们把这些多维数组称为张量。

以一张二维的图像 $I$ 作为输入,相应的卷积运算可表示为式(5.13)：

$$S(i, j) = \sum_m \sum_n I(i - m, j - n)\omega(m, n) \tag{5.13}$$

其中, $i$, $j$, $m$, $n$ 为有限取值范围的整数。此外,许多机器学习的库会实现下面的互相关函数式(5.14)：

$$S(i, j) = \sum_m \sum_n I(i + m, j + n)\omega(m, n) \tag{5.14}$$

式(5.14)也称为卷积运算。一个在二维张量上的卷积运算例子演示具体见图 5-8。

进行卷积运算时,可能出现使用图像边框之外的元素的情形。为了方便起见,我们限制只对核完全处在图像中的位置进行输出。用画有箭头的盒子来说明输出张量的左上角元素是如何通过对输入张量相应的左上角区域应用核进行卷积得到的。

在传统的 ANN 中,使用矩阵乘法来建立输入与输出的连接关系;每一个输出单元与每一个输入单元都建立连接,产生交互。然而,卷积神经网络通过使核的大小远小于输入的大小来达到稀疏连接的特征。稀疏连接意味着一个输入单元并不需要与每一个输出单元有连接,并且一个输出单元也不需要与每一个输入单元有连接（图 5-9,图 5-10）。稀疏连接的方法能够减少模型的存储需求和计算量。

参数共享也是卷积神经网络的一个重要特征,它能够显著地降低模型的存储需求。在传统的神经网络中,当计算一层的输出时,权重矩阵的每一个元素只使用一次,当它乘以输入的一个元素后就不会再用到。而在卷积神经网络中,核

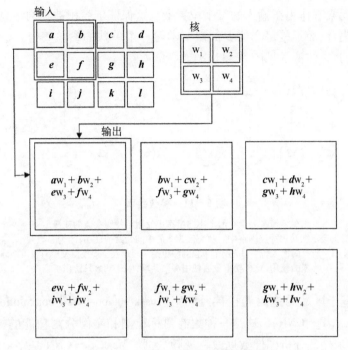

**图 5-8　一个二维卷积运算的例子**

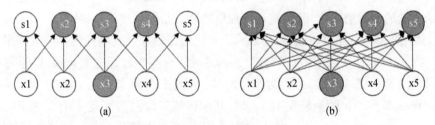

**图 5-9　稀疏连接(每幅图从下往上看)**

a. 当 $S$ 是由核宽度为 3 的卷积产生时,只有 3 个输出受到 x3 的影响;b. 当 $S$ 是由矩阵乘法
产生时,连接不再是稀疏的,所有的输出都会受到 x3 的影响

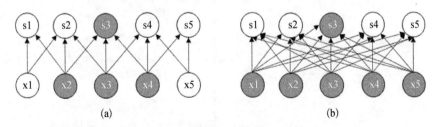

**图 5-10　稀疏连接(每幅图从上往下看)**

a. 当 $S$ 是由核宽度为 3 的卷积产生时,只有 3 个输入影响 s3;b. 当 $S$ 是由矩阵乘法产生时,
连接不再是稀疏的,所有的输入都会影响 s3

的每一个元素都作用在输入的每个位置上。这保证了卷积神经网络只需要学习一个参数集合，而不是每个位置都需要学习一个单独的参数集合。参数共享是如何实现的，具体演示见图5-11。

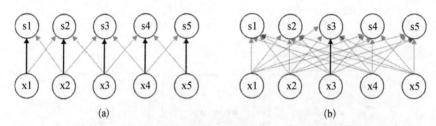

**图5-11 参数共享**

深色箭头表示在两个不同模型中使用了特殊参数的连接
a. 深色箭头表示在卷积神经网络中对核宽度为3的中间元素的使用，因为参数共享，这个单独的参数被用于所有的输入位置；b. 这个单独的深色箭头表示在全连接模型中对权重矩阵的中间元素的使用，这个模型没有使用参数共享，因此参数只使用了一次

（2）基于区域的掩码卷积神经网络（mask region-based convolutional neural network, Mask R-CNN）：这是一种集有目标检测和实例分割功能的神经网络。通常，它用来处理分析图像数据或者视频数据。Mask R-CNN是多个卷积层以一定的组织方式构建得到的。接受数据输入后，Mask R-CNN把收到的数据传递给连续的卷积层提取特征，输送所提取的特征给区域建议网络（region proposal net）得到矩形区域建议，然后对建议的矩形区域进行区域校准操作并生成固定大小的特征映射，把生成的特征映射分别传递给以分类为目标的卷积层、以边界框为目标的卷积层，以及以掩码为目标的卷积层进行计算，输出类别、边界框及掩码。Mask R-CNN的架构见图5-12，其中区域建议网络层是一个全卷积网络（fully convolutional network），它只含有卷积层；区域校准层执行区域校准操作。

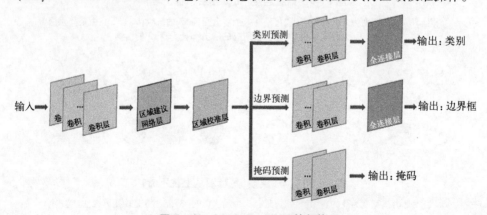

**图5-12 Mask R-CNN的架构**

3. 分类评估方法

通常采用灵敏度(sensitivity,SE)、特异度(specificity,SP)、正确率(accuracy, ACC),以及曲线面积(area under curve,AUC)四个度量指标来评估模型的分类性能。这里的 AUC 指的是接受者操作特征曲线(receiver operating characteristic curve,ROC)下的面积。AUC 四个统计值评估分类效果的好坏。首先描述分类过程的四个基本统计值(图 5 - 13)。

SE 是用来衡量算法检测出阳性样本的能力,SP 是用来衡量算法判定阴性样本的能力。总的准确率是指所有判断正确的样本与总样本的比值,见式(5.15)、式(5.16)、式(5.17)。

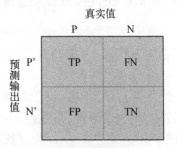

图 5 - 13　分类输入矩阵

P：真实的阳性样本；
N：真实的阴性样本；
P′：计算的阳性样本；
N′：计算的阴性样本；
TP：即真阳性,算法计算正确的阳性样本；
FP：即假阳性,算法计算错误的阴性样本；
TN：即真阴性,算法计算正确的阴性样本；
FN：即假阴性,算法计算错误的阳性样本

$$SE = \frac{TP}{TP + FN} \qquad (5.15)$$

$$SP = \frac{TN}{TN + FP} \qquad (5.16)$$

$$ACC = \frac{TP + TN}{TP + TN + FP + FN} \qquad (5.17)$$

ROC 将假阳性率(FPR)和真阳性率(TPR)定义为 $x$ 和 $y$ 轴,描述真阳性和假阳性之间的博弈。TPR 决定了一个分类器或者一个诊断测试在所有阳性样本中能正确区分阳性样本的性能。而 FPR 是决定了在所有阴性的样本中有多少假阳性的判断。其中 TPR 与 SE 定义相同(TPR = SE),而 FPR 定义为 1 与特异度的差值(FPR = 1-SP)。ROC 作为诊断试验准确度的评估指标可理解为：① 所有可能特异度的平均 SE 值；② 所有可能 SE 值的平均特异度值；③ 随机选择的病例试验结果比随机选择的对照试验结果更有可能怀疑"有病"的概率。AUC 的大小可从量上具体表明诊断试验的准确度。

## 5.2　面色诊、舌诊技术研究与亚健康评估应用

现代科学技术已逐步渗透到中医望诊信息的客观化研究当中,随着成像设备性能的不断完善,计算机技术的高速发展,图像处理技术的不断提高,基于图像处理的中医望诊客观化研究有了突飞猛进的发展。

望诊信息化技术主要应用于中医面色、舌象图像的采集与研究。基于图像

处理的望诊信息化技术研究的前提是得到高质量的数字图像,高质量的数字图像不仅顺应了传统的观察方法,给人以直观的视觉印象,再现比较全面、客观的望诊信息,也为后续图像处理以得到真实数据提供了基本条件。

### 5.2.1　面色、舌象信息采集技术

数字舌图采集平台的设计开发工作随着数字图像技术的发展应运而生,为了能够得到高还原性的数字舌图,研究者在硬件设备照明光源、电荷耦合器件(charge-coupled device,CCD)、标准采集流程和软件分析技术、色彩校正等关键环节上做了大量研究,设计制造了各种各样的望诊图像采集平台。本研究团队在近二十年的望诊信息化技术研究中,研发了一系列望诊信息采集的硬件设备。以下将重点阐述舌象、面色信息采集硬件与方法研究。

1) 光源

通过 Gretag macbeth Eye－One Share 检测不同光源的光谱分布、色温,比较不同光源的显色指数,结果:① 白炽灯显色指数虽高,但是色温较低,不能满足舌象采集要求;② 荧光灯和氙气灯色温在 4 000~6 500 K 之间,显色指数在 80~90 之间,基本能够满足舌象采集的要求,但是显色指数并不理想;③ LED 光源的色温和显色指数跨度都较大,色温在 2 700~6 500 K 之间,显色指数在 71~97 之间,提示性能较好的 LED 光源能够满足舌象、面色信息采集的条件,可进一步应用于舌象、面色信息采集硬件设备研制中。

2) 舌象、面色信息采集设备及方法

(1) TDA－1 手持式小型舌诊仪: TDA－1 手持式小型舌诊仪通过可伸缩筒,连接微型单反数码相机、LED 光源、可拆卸采集环、电路板、手柄部分而成。整体高度 248 mm,长度 223 mm,前段直径 100 mm,后端直径 124 mm(图 5-14)。

TDA－1 手持式小型舌诊仪舌象采集操作方法见图 5-15。

• 操作前准备: 检查光源及相机电源连接并打开光源,检查有无灯光闪烁等异常,根据说明书设置舌诊仪相关参数。

• 采集人员与受试者沟通后,受试者采取仰卧位或坐位。如受试者口腔内有食物及药物残渣,在采集前 5~10 min 嘱受试者清水漱口。

• 按照消毒步骤严格消毒舌诊仪遮光罩。

• 使采集环下缘内侧托住受试者下颌,采集环紧贴受试者面部,嘱受试者张嘴伸舌,舌体放松,舌面平整,舌尖自然下垂,同时通过舌诊仪屏幕观察伸舌是否符合要求,伸舌符合要求后,触控屏幕中央,完成舌象图像采集。令受试者休息1~2 min 后,同样方法再采集一张舌象,备用。

• 注意事项: 伸舌时尽量要求受试者舌体自然放松,切忌用力,以免舌体紧

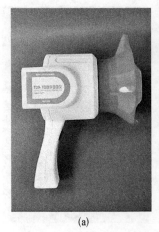 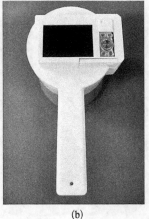 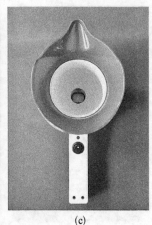

(a)       (b)       (c)

**图 5 - 14　TDA - 1 手持式小型舌诊仪**

a. 侧视图;b. 后视图;c. 正视图

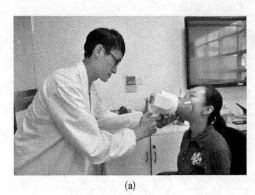 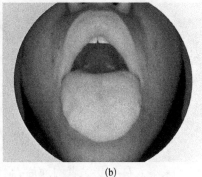

(a)            (b)

**图 5 - 15　TDA - 1 手持舌诊仪采集图**

张发生变形,舌体颜色失真。每次伸舌时间不宜过长,以免影响舌体的血液循环而使颜色变紫。拍摄前尽可能禁食,避免食物、饮料等颜色对舌造成染苔。

（2）TFDA - 1 台式舌面诊仪:主要组成包括遮光罩、LED 光源、曲面反光罩、相机模块、底座、电路板和操控面板,遮光罩内面后端与光源固定连接,光源与曲面反光罩固定连接,相机模块与曲面反光罩外面后端固定连接,操控面板与相机模块固定连接,底座与遮光罩中下端固定连接,电路板设在底座内部并与底座固定连接(图 5 - 16)。

TFDA - 1 台式舌面诊仪采集操作方法见图 5 - 17。

• 操作前准备:同 TDA - 1 手持式小型舌诊仪。

• 按照消毒步骤严格消毒舌诊仪遮光罩,连接光源线,打开舌面诊仪检查并设置舌面诊仪参数。

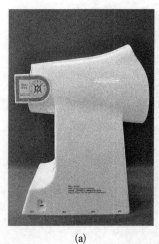 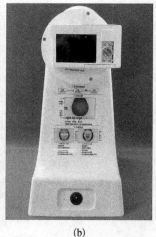 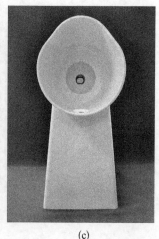

(a)　　　　　　　　　(b)　　　　　　　　　(c)

**图 5-16　TFDA-1 台式舌面诊仪**

a. 侧视图；b. 后视图；c. 正视图

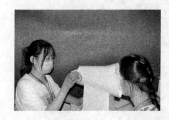 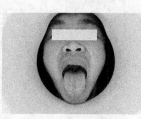 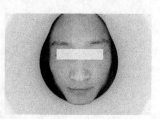

**图 5-17　TFDA-1 台式舌面诊仪采集图**

• 采集人员与受试者沟通后,调整座椅,嘱受试者端正坐姿,微微向前倾斜身体,将下颌贴在下颌托处。采集舌象时,张嘴伸舌,舌面平展不紧张;采集面色时,面部居中,微闭双眼。待受试者姿势标准后,嘱咐受试者依次拍摄舌象图像、面色图像。

(3) 健康镜:本研究团队在已有研究基础上,研发出适用于社区、家庭、健康小屋等不同场景的数字化健康镜(数字化舌象、面色),用于健康辨识、亚健康评估与健康状态动态跟踪。健康镜的设计与研发主要包括核心部件及技术的筛选、外形设计、软件设计与实现三方面。

健康镜核心部件及技术的筛选:结合社区、家庭、健康小屋环境,通过光路设计与测试来保证舌象、面色图像采集时光线的强度、均匀度等满足要求,确定健康镜设备最佳安装距离;CCD 设备筛选及色彩校正方法确立;基于个人指纹信息的登录与数据库管理。

健康镜外形设计:主要放置点为家庭或公共空间,健康镜外形设计需要满足该区域的空间分布特征和健康镜采集技术对空间上的要求。

适用于家庭与社区的健康镜软件设计与实现：不同健康状态人群舌象、面色基线数据的建立；健康镜的人机交互式控制系统设计与实现，包括软件操作界面设计与实现、数据传输与存储分析及结果反馈；个人指纹信息登录与数据库管理设计，包括基于个人指纹特征的登录、个性化数据分析、个人健康数据管理、个性化健康管理与支持。

### 5.2.2 基于图像处理技术的舌象、面色分析关键技术研究

1. 舌象图像分析关键技术研究

1）舌象色度特征提取分析

常用的颜色空间有 RGB、Lab、HIS、HSV、YCbCr 等多种颜色表示空间。

RGB 颜色空间（图 5-18）是与硬件有关的加色空间，主要用于彩色监视器、摄像机、扫描仪等硬件。图像彩色特性的特征为色度空间的色度坐标，彩色图像所提供的原始颜色数据为各像素点的 R（red）、G（green）、B（blue）分量值，计算机所提供的彩色图像 R、G、B 分量值范围 0～255。RGB 颜色空间可以与其他色度空间坐标相互转换。

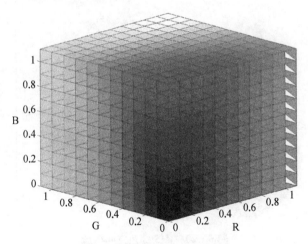

图 5-18 RGB 颜色空间模型

Lab 颜色空间是一种与设备无关的颜色系统，也是一种基于生理特征的颜色系统，它是用数字化的方法来描述人的视觉感应。Lab 颜色空间（图 5-19）中的 L 分量用于表示像素的亮度，取值范围是[0，100]，表示从纯黑到纯白；a 表示从红色到绿色的范围，取值范围是[-128，127]；b 表示从黄色到蓝色的范围，取值范围是[-128，127]。

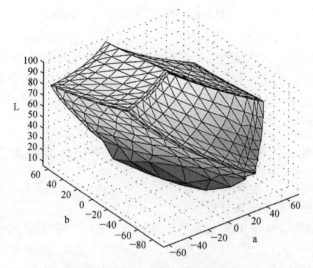

**图 5 - 19　Lab 颜色空间模型**

　　HIS 颜色空间更接近于人的视觉特点,HIS 颜色空间(图 5 - 20)与颜色分量 [色调(hue,H)、饱和度(saturation,S)、亮度(intensity,I)]的定义与彩色三角和立体图有关。

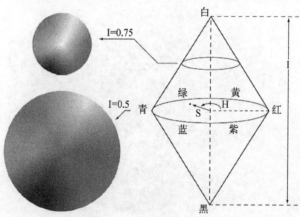

**图 5 - 20　HIS 颜色空间模型**

　　HSV 是一种将 RGB 空间中的点在倒圆锥体中的表示方法(图 5 - 21)。HSV 即色调(hue,H)、饱和度(saturation,S)、明度(value,V),又称 HSB(B 即 brightness)。H 是色彩的基本属性,用角度度量,取值范围为 0°~360°,从红色开始按逆时针方向计算,依次为红色 0°,黄色 60°,绿色 120°,青色 180°,蓝色 240°,紫色 300°。S 是指色彩的纯度,数值越高色彩越纯,数值越低则逐渐变灰,取 0~100% 的数值。V 表示颜色明亮的程度,通常取值范围为 0(黑)~100%(白)。

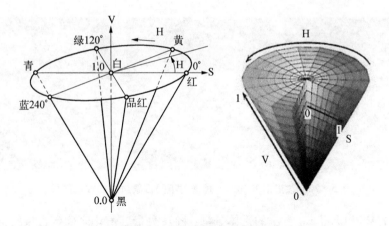

**图 5 - 21　HSV 颜色空间模型**

附　HSV 颜色空间与 HIS 颜色空间区别

HSV 的饱和度是对纯白而言的,而 HIS 的饱和度是对纯中值灰度而言的;HSV 颜色空间中 V＝max(R,G,B),HIS 颜色空间中 I＝1/3(R,G,B),也就是说 HSV 颜色空间只有下半个圆锥,HIS 颜色空间则是一个完整上下对称圆锥。

一般认为,HIS 颜色空间模型完全反映了人感知颜色的基本属性,与人感知颜色的结果具有较好的对应,因此,HIS 颜色空间模型被广泛应用于人的视觉系统感知的图像表示和处理系统中。

YCbCr 颜色空间也是一种图像处理常用的色空间。Y 表示明亮度,即灰阶值。"色度"定义了颜色的两个方面:色调与饱和度,YCbCr 颜色空间分别用 Cr 和 Cb 来表示,Cr 反映了 RGB 输入信号红色部分与 RGB 信号亮度值之间的差异,Cb 反映的是 RGB 输入信号蓝色部分与 RGB 信号亮度值之间的差异。

2) 舌体边缘检测与分割

(1) Snake 舌体边缘检测与分割:相较于传统的舌象图像边缘检测技术,本研究团队提出了一种改进的 Snake 算法。在传统的 Snake 算法的基础上,根据舌象的特点,在 Snake 算法成长过程的不同时期,采用针对性的处理方法,较好地解决了传统 Snake 算法中所存在的一些问题,改进后的模型能更好地应用于舌体的分割。

该算法主要进行了如下改进:利用 HIS 颜色空间的 H 分量为轮廓线确定初始位置;当感兴趣的舌象边界较凹时,传统的 Snake 算法无法贴到轮廓凹点,有鉴于此,在 Snake 算法的内部能量项中加入一方向能量函数;为了消除对舌象噪声的敏感性,对轮廓线进行了修正。

改进的 Snake 算法在进行舌体图像分割时得到了较好的收敛结果(图 5 - 22)。

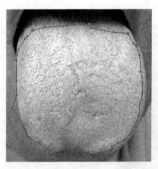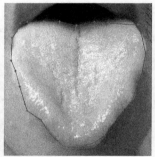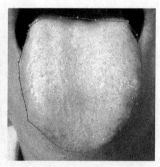

**图 5 - 22　改进后的 Snake 算法对不同舌象边缘的收敛结果**

（2）基于 Level Set 方法的舌体分割：将 H 分量二值化来确定舌象的初始轮廓线，这样做存在部分缺陷，研究提出改进方法，利用 Otsu 方法分别对 H 分量和 V 分量二值化；利用几何修正模型和先验知识来修正受嘴唇影响的轮廓线。

　●　改进初始轮廓线：具体见图 5 - 23。

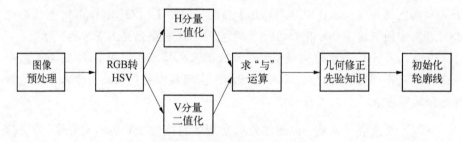

**图 5 - 23　改进初始轮廓线算法流程图**

　　利用舌体的几何信息对初始轮廓线进行修正得到的初始轮廓线更符合舌体的几何特征，如图 5 - 24。

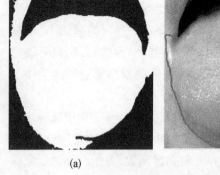　　　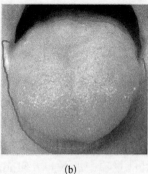　　　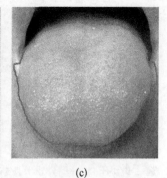

　　　　(a)　　　　　　　　　　(b)　　　　　　　　　　(c)

**图 5 - 24　改进初始轮廓线效果示意**

a. 求"与"运算；b. 受嘴唇影响得到的初始轮廓线；c. 修正后得到的初始轮廓线

• 符号距离函数的确定：利用插值算法将上面所得的初始轮廓线形成封闭的曲线，再将初始得到的舌体区域用纯白色表示，得到掩码图(图 5 - 25a)，将舌体部区域置为-1，背景置为 1，构造符号距离函数(图 5 - 25b)。

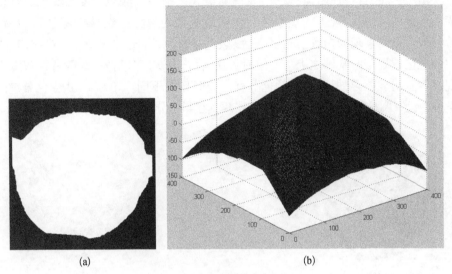

(a)                          (b)

**图 5 - 25　符号距离函数构建**

a. 掩码图；b. 符号距离函数

　　针对舌体的形状，构造几何模型对受嘴唇影响的边缘进行几何修正。实验结果表明，通过算法的改进，该模型能够较好地修正受嘴唇影响的边缘，而且能够自动发现曲线发生突变的地方，并进行修正。这样所得到的舌体初始轮廓线还不能很好地贴近舌体边缘。最后将所得到的初始轮廓线嵌入到更高维的函数——水平集函数，使得所得到的曲线贴近舌体边缘。从实验结果看，改进的初始轮廓线算法不但克服了嘴唇和嘴角边缘的影响，而且个别的图像——舌面的颜色和脸部的颜色很接近，将脸部的接近区域也划入舌体区域时，该方法也能够很好地修正(图 5 - 26)。

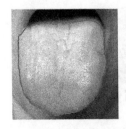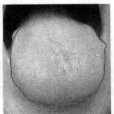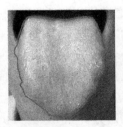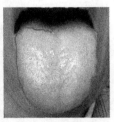

**图 5 - 26　最终实验效果图**

研究通过对舌象边缘算法的改进,较好地实现了舌体的分割,为舌象图像特征的提取及分析提供了技术支撑。

3) 舌质、舌苔的分离识别方法

由于舌质、舌苔在图像特征上表现的最大区别在于颜色:舌质颜色以红色为主色调,在视觉表现上舌质颜色主要表现为淡白、淡红、红、绛(深红)、青紫;舌苔颜色主要表现为白色、黄色、灰色、黑色。因此,舌质、舌苔的区域划分建立在颜色区域划分的基础之上。经过对舌质、舌苔的灰度分析发现,两者在灰度表现上没有明显差异,但两者在颜色上有比较明显的不同。单一 RGB 颜色分量的直方图没有明显的双峰值,因此,可依据两者在彩色分量上的差异,将两者分离。

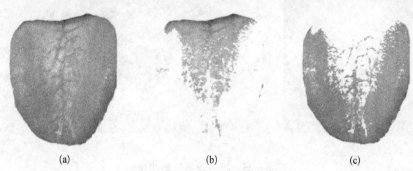

(a)　　　　　　　　(b)　　　　　　　　(c)

**图 5 - 27　舌苔、舌质分离效果**

a. 原图;b. 分离的舌苔区域;c. 分离的舌质区域

红色阈值越大说明分量越突出,反之则说明红色分量较小,这一关系恰好反映舌质与舌苔的颜色关系,可以用于两者之间区域的划分,用特征阈值的差异来区分舌苔与舌质颜色(图 5 - 27)。

色度阈值法分割的结果既保留了舌苔、舌质的颜色特性,又体现了舌苔、舌质错杂分布的特点。舌苔薄,舌苔颜色与舌质颜色交错,通过色度阈值法检测得到的舌苔区域较大,区域大小不一而且不连续,可以较好地表现舌质颜色与舌苔颜色的色度差异,为下一步舌质颜色与舌苔颜色的准确量化奠定了良好的基础。同时苔质分布范围的大小也可以作为舌苔厚薄的判断依据之一,因此,区域的交错程度可以进一步量化用以判断舌苔的厚薄与否。

4) 舌象图像动态分析技术研究

差值图像(difference image)是运用差值图像法(image differencing)对多波段图像不同波段之间,或两个时相图像之间减法或加权减法运算生成的图像。为了实现对动态变化过程中舌象信息的量化,实验采用差值图像法提取舌象变化信息特征,为舌象动态分析应用研究提供技术基础。

(1) 舌象差值图像特征提取预处理:采用 Grow Cut 算法进行舌象图像分割

及边缘检测。差值图像法是基于相同位置像素点(或规则块)的逻辑运算,实验在运算前对图像进行大小匹配。实验将边缘抽取后图像宽度为400像素,高度自适应。图像匹配原理采用单像素及像素规则块作匹配比较。结果显示,虽然两幅图像为同一受试者不同时间点舌象图像,但由于数字图像动态采集等因素造成对应像素点缺失较多(如图5-28c边缘红色部分),进而影响后期差值运算,如图5-28。

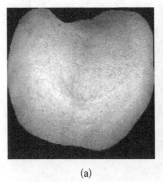 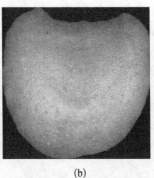 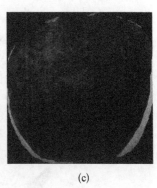 

(a)          (b)          (c)

**图5-28 舌象图像匹配**

a、b. 同一受试者不同时间点舌象图像;c. 匹配效果

鉴于逐像素匹配造成的过多对应像素缺失的问题,实验进行基于像素规则块的匹配。像素规则块将图像按规则块划分,并以像素规则块为单位进行处理、分析,相对逐像素匹配而言,其优点是减少了边缘区域的单位缺失,且由于后期差值运算时是基于规则块内像素的均值,客观上有利于降噪。

实验采用5×5像素规则块进行匹配,见图5-29。

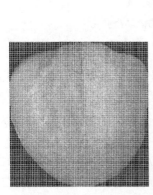 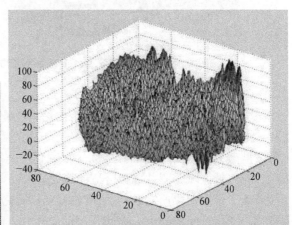 

**图5-29 5×5像素规则块**

（2）舌象差值图像特征提取：实验选取 RGB、HSV、Lab 颜色空间，按不同分量对舌象前后图像相同位置像素点进行特征差值运算，得到 R、G、B、H、S、V、L、a、b 差值图像。实验采用"CIE 1994（$\triangle$ L、$\triangle$ C$_{ab}$、$\triangle$ H$_{ab}$）色差模型"（缩写为"CIE94"，或 $\triangle$ E$_{94}$）提取差值图像色差特征。

（3）舌象差值图像特征动态可视化：实验在舌象差值图像特征提取的基础上，对多次舌象图像特征做了可视化实现，以便更直观地描述舌象信息的变化趋势及特点。图 5-30 为同一受试临床治疗过程中 6 次舌象图像，其分别与基准图像（第一次舌象）的 L、a、b 差值图像均值动态变化，实验构建了基准平面。通过每一次舌象图像色度值与基准平面的比较，直观反映舌象动态变化过程中舌象图像对于基准图像的变化方向与幅度，使得数据形式实现可视化表达。

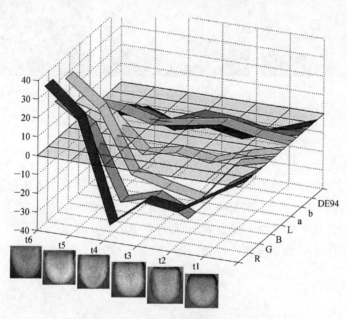

**图 5-30　同一受试者 L、a、b 差值特征均值动态变化**

## 2. 面色分析关键技术研究

中医学认为，脏腑、心理、气血和经络变化均可呈现在人脸的相关区域，望面色是望诊必不可少的部分。望诊时，面部由于皮肤暴露较多，易于观察，一般作为人体皮肤颜色的主要辨别部分。面诊客观化研究需进行定量化分析，首先应对人脸进行图像区域分割并选择合适的特征。

随着人工智能的快速发展，中医四诊客观化研究已成为研究热点，但是面色诊客观化方法研究相对较少。本研究团队基于青、赤、黄、白、黑 5 种面色，建立了面部颜色和纹理特征分析提取方法。

1) 研究方法

实验框架及算法流程主要分为三部分：分割皮肤感兴趣区域（region of interest，ROI）、颜色及纹理特征的提取、人脸面色的识别。首先，基于 YCbCr 颜色空间的椭圆肤色模型和主动外观模型（active appearance model，AAM），在中医面诊理论的指导下对人脸图像进行 ROI 分割；然后，采用 RGB 颜色空间、HSV 颜色空间、Lab 颜色空间中的颜色直方图，提取不同颜色空间下的信息作为颜色特征，同时，将颜色分量的统计特征及局部二值模式（local binary patterns，LBP）特征作为融合特征；最后，使用 SVM、BP（back propagation）神经网络等方法分别对提取到的特征面色进行评估比较及分类（图 5-31）。

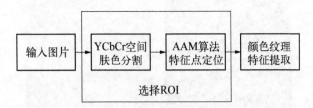

图 5-31　基于图像处理的面色识别算法流程图

2) 基于 YCbCr 颜色空间的感兴趣区域分割

本研究人脸图像由望诊标准光源箱得到，为避免错分非肤色区域，首先将原始大小为 1 424×2 144 像素的图像从 RGB 颜色空间转换到 YCbCr 颜色空间；然后根据椭圆肤色模型比较像素对应的 $Y$ 值，形成二值图像；采用形态学的开闭运算对二值图像去除某些噪声点，减小噪声对肤色分割的影响，使孤立的像素点形成连通域；最后定位出人脸，得到分割后的 ROI。将得到的图像统一设置成 285×429 像素大小。采用椭圆肤色模型公式，如式（5.18），式（5.19）：

$$\frac{(x - ecx)^2}{a^2} + \frac{(y - ecy)^2}{b^2} = 1 \tag{5.18}$$

$$\begin{bmatrix} x \\ y \end{bmatrix} = \begin{bmatrix} \cos\theta & \sin\theta \\ -\sin\theta & \cos\theta \end{bmatrix} \begin{bmatrix} Cb & -cx \\ Cr & -cy \end{bmatrix} \tag{5.19}$$

3) 基于主动外观模型算法的特征点定位

AAM 算法是经典的人脸特征点检测方法。该算法提取人脸的形状信息及纹理信息，采用主成分分析得到可变形的人脸统计模型，并将待测图像的形状变化模型结合纹理变化模型形成人脸模板。根据中医理论，将人脸手动分割成 8 个 ROI，分别是额头、双侧上眼睑、双侧脸颊、鼻头、口唇、下颌（图 5-32）。

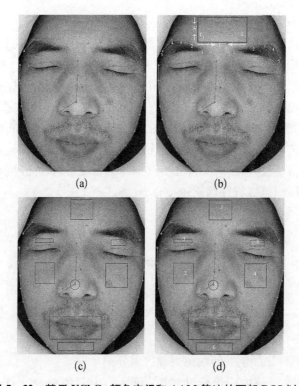

(a)             (b)

(c)             (d)

**图 5-32　基于 YCbCr 颜色空间和 AAM 算法的面部 ROI 划分**

a. 人脸关键点定位；b. 取额头矩形框；c. 分割额头肤色块；d. 皮肤 ROI 分割

4) 颜色和纹理特征提取

望诊面色研究中,颜色信息是最主要的特征。Zhuo L 等提出在 Lab 颜色空间中提取颜色直方图和色差等统计特征作为人脸的肤色特征,将提取的特征使用 SVM 进行面色评估。HSV 颜色空间与人类感觉颜色方式相似,色彩的分类简单自然,感知度较强。通过式(5.20)~式(5.23)可将 RGB 颜色空间转换到 HSV 颜色空间:

$$K_1 = \max\{R,\ G,\ B\} \tag{5.20}$$

$$K_2 = \min\{R,\ G,\ B\} \tag{5.21}$$

$$S = \begin{cases} V = K_1/255 \\ 0,\ (K_1 = 0) \\ (K_1 - K_2)/K_1,\ (K_2\,! = K_1) \end{cases} \tag{5.22}$$

$$H = \begin{cases} 60 * (G - B)/(S * V),\ (S\,! = 0,\ K1 = R) \\ 60 * (2 + (B - R)/S * V)),\ (S\,! = 0,\ K1 = G) \\ 60 * (4 + (R - G)/(S * V)),\ (S\,! = 0,\ K1 = B) \end{cases} \tag{5.23}$$

采用多颜色空间信息融合的技术分别对 ROI 提取 HSV、RGB、Lab 等颜色直方图均值作为颜色特征。颜色直方图的统计特征不仅反映了不同肤色类型,而且反映皮肤的纹理特性。纹理是对图像灰度空间分布模式的提取和分析,故本研究同时提取了皮肤区域的统计特征,包括能量(ASM)、相关性(CORR)、对比度(CON)、熵(ENT),见式(5.24)~式(5.27):

$$ASM = \sum_{i=1}^{n} \sum_{j=1}^{n} P(i,j) \tag{5.24}$$

$$CORR = \frac{\sum_{i=1}^{n} \sum_{j=1}^{n} P(i,j) \log P(i,j)}{\sigma_x \sigma_y} \tag{5.25}$$

$$CON = \sum_{i=1}^{n} \sum_{j=1}^{n} (i-j)^2 P(i,j) \tag{5.26}$$

$$ENT = \sum_{i=1}^{n} \sum_{j=1}^{n} P(i,j) \log P(i,j) \tag{5.27}$$

本研究实现了简单有效的人脸图像区域分割,并成功提取了相应区域的颜色和纹理特征。采用基于 YCbCr 颜色空间的椭圆肤色模型定位人脸,结合 AAM 模型对 ROI 进行分割,然后分别提取颜色、纹理特征,后续研究将重视对此类样本数据的深入分析,并扩大样本量,增加临床对样本的评价。同时,将进一步探索面部特征的提取、选择及分类器的设计。

### 5.2.3　面色诊技术在亚健康评估中的应用

传统的中医面色诊受限于医生经验性认知,主观性强,客观性不足,临床分类标准难以统一。借助计算机信息技术的优势,为中医大量复杂性信息提供了新技术和新方法,实现中医传统诊疗技术的现代化。

从光谱色度角度对颜色信息进行客观测量,不仅能显示 400~700 nm 间不同波长段时的反射率,还可以通过计算得到 L、a、b、C 值。基于《黄帝内经》色诊理论,采用分光光度技术研究不同健康状态面色光谱色度,从光谱色度角度客观地反映面部的颜色与光泽,对不同健康状态及疾病状态的面色信息进行客观化研究。

1. 对象与方法

1)研究对象

对于无明确急慢性疾病诊断的体检者共 470 例,采用自行研制的 H20 量表,区分健康状态和亚健康状态者,健康者 183 例、亚健康者 287 例。

临床诊断明确的患者(包括冠心病、高血压病、慢性胃炎、肺炎、糖尿病等病种)367 例,其中男性 183 人,女性 184 人,年龄 15~92 岁,平均年龄(55.30±14.36)岁。

2)研究方法

(1)健康问卷信息采集与分析: H20 量表。

（2）面色采集仪器：包括日产柯尼卡美能达 CM‑2600D 分光测色仪（D50 光源，2°视角）、OnColor 软件、输出设备等，选用 3 mm 小口径采集。

（3）面部颜色采集方法：在相对稳定的条件下，用分光测色仪采集健康、亚健康组人群及临床不同疾病患者的面部 8 个点位的图像信息。面部划分的 8 个点位：额部、眉间部、鼻部、下颌部、左颧部、右颧部、左眼泡、右眼泡（图 5‑33）。

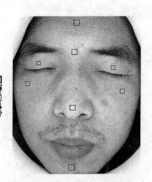

图 5‑33　面色采集部位示意图

• 额部：额部正中，即眉间部正中至前发际正中连线的中点。

• 眉间部：两眉内侧端连线的中点。

• 鼻部：鼻端准头正中。

• 下颌部：前正中线与下颌部骨最高点的交点处。

• 两颧部：两颧部最高点处。

• 两眼泡：双目瞳孔直上之上眼泡处。

（4）面部颜色分析方法：面部颜色特征值取 L（明度）、a（红光度）、b（黄光度）、C（饱和度）值及不同波长段（400～700 nm）的面色谱反射率值（每隔 30 nm 波长段取反射率值）。

2. 研究结果与结论

（1）健康组、亚健康组、疾病组面色 L、a、b、C 指标的比较：面色整体的色度指标分析结果显示亚健康组面部的 L 值高于健康组、疾病组，而其 a、b、C 值均低于其他两组，提示亚健康组具有面色趋于浅淡的特征；疾病组面部 L 值低于其他两组，而 b、C 值均高于其他两组，其 a 值亦相对较高，提示疾病组面色表现为深重和晦暗的特征；健康组的指标均大多介于亚健康组和疾病组之间。

本研究结果提示，面色 L、a、b、C 指标对于辨别不同健康水平状态及疾病状态具有一定的诊断价值，与《黄帝内经》面色诊理论中有关浮沉、泽夭来判断疾病的轻重和预后基本相符（图 5‑34）。

（2）健康组、亚健康组、疾病组面部不同波长范围反射率比较：面色整体的光谱结果主要反映三组间整体面色在不同波长范围时反射率的差异。研究结果表明，三组间的反射率均存在显著性差异。在 400～700 nm 波长范围时，健康组及亚健康组的反射率均高于疾病组，提示健康组与亚健康组面部的明亮度均高于疾病组，而疾病组面部呈现晦暗的特征；在 400～570 nm 波长范围时，亚健康组的反射率均高于健康组；在 580～700 nm 波长范围时，该两组间无显著性差异。

由此可见，在 400～570 nm 波长范围时，三组反射率两两之间均存在显著性差异，亚健康组最高，提示面色趋于明亮；健康组面部的明亮度介于两者之间；疾病组

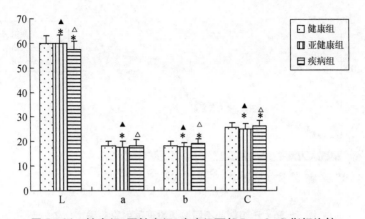

**图 5 - 34　健康组、亚健康组、疾病组面部 L、a、b、C 指标比较**

＊健康组与亚健康组比较,$P<0.05$;△健康组与疾病组比较,$P<0.05$;
▲亚健康组与疾病组比较,$P<0.05$

面部明亮度最低,提示面部趋于晦暗。该结果与上述色度所得结果基本一致,但从光谱角度研究面色也有其特点及价值: 在 $400\sim570$ nm 和 $580\sim700$ nm 波长范围时,其反射率的比较结果所提示的意义不尽相同,换言之,不同波长有其不同的意义和诊断价值(图 5 - 35)。

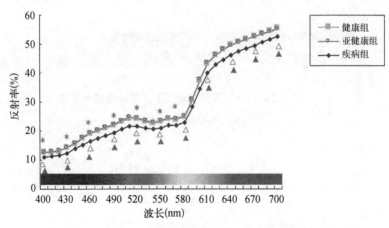

**图 5 - 35　健康组、亚健康组、疾病组不同波长反射率曲线图**

＊健康组与亚健康组比较,$P<0.05$;△健康组与疾病组比较,$P<0.05$;
▲亚健康组与疾病组比较,$P<0.05$

可见,通过三组间反射率比较发现,从光谱角度来看,健康组、亚健康组、疾病组面部在一定波长范围内是存在差异的,三组间面部不同部位的光谱反射率也存在一定的差异,具体见图 5 - 36~图 5 - 43,表明从面色的整体和局部面色特征对于辨别不同健康水平状态及疾病状态都具有一定的诊断价值。

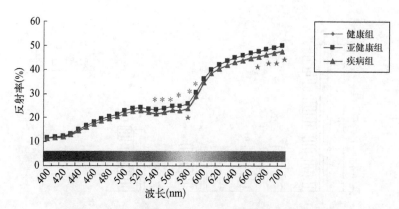

**图5-36　三组额部不同波长段下反射率曲线图比较**

*健康组与亚健康组比较,P<0.05;★亚健康组与疾病组比较,P<0.05

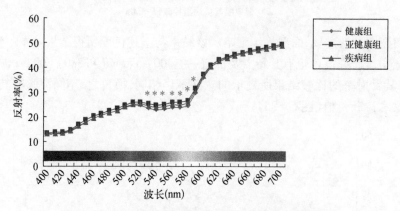

**图5-37　三组眉间部不同波长段下反射率曲线图比较**

*健康组与亚健康组比较,P<0.05

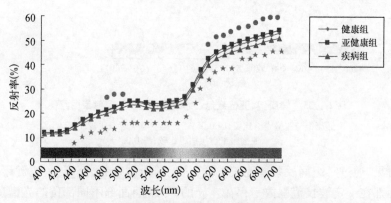

**图5-38　三组鼻部不同波长段下反射率曲线图比较**

★亚健康组与疾病组比较,P<0.05;●健康组与疾病组比较,P<0.05

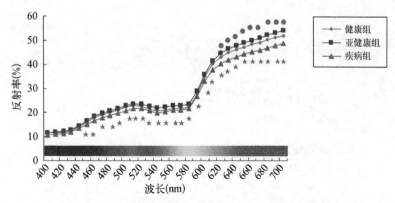

**图 5 - 39　三组下颌部不同波长段下反射率曲线图比较**

★亚健康组与疾病组比较,$P<0.05$;●健康组与疾病组比较,$P<0.05$

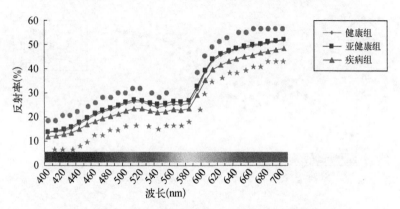

**图 5 - 40　三组左颧部不同波长段下反射率曲线图比较**

★亚健康组与疾病组比较,$P<0.05$;●健康组与疾病组比较,$P<0.05$

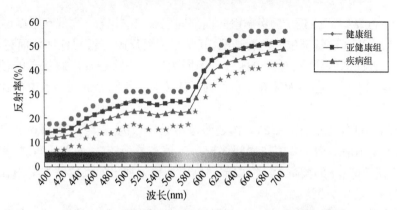

**图 5 - 41　三组右颧部不同波长段下反射率曲线图比较**

★亚健康组与疾病组比较,$P<0.05$;●健康组与疾病组比较,$P<0.05$

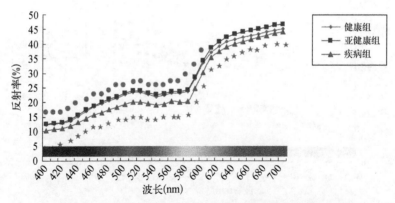

图 5 – 42　三组左眼泡不同波长段下反射率曲线图比较

★亚健康组与疾病组比较,$P<0.05$;●健康组与疾病组比较,$P<0.05$

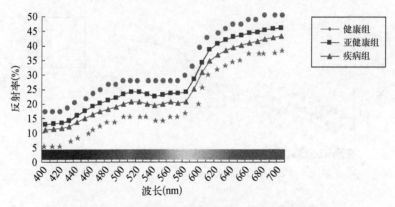

图 5 – 43　三组右眼泡不同波长段下反射率曲线图比较

★亚健康组与疾病组比较,$P<0.05$;●健康组与疾病组比较,$P<0.05$

　　(3) 健康组、亚健康组、疾病组间面部同一点位的比较:面部 6 个点位的 L、a、b、C 值代表面部各部位的色度情况,其结果主要反映三组间各部位面色在 L、a、b 及 C 方面的差异,从而获得能区分不同健康水平状态及疾病状态的较具特征性的面部部位。各组面部 6 个点位的平均值及三组间面部同一点位的比较结果见图 5 – 44。

　　三组面部颜色信息分布的大体趋势基本是一致的,三组间面部 6 个点位的颜色信息均存在差异。L 值在眉间部较高;a 值在鼻部较高,而在眉间部、额部较低;b 值在额部、鼻部较高。三组面部颜色信息较为突出的点位基本集中在明堂部及其周围的中央区域。

　　综上可知,疾病组在额部、眉间部的 b 值最高,其次为健康组,而亚健康组最低,说明额部、眉间部的 b 值对辨别不同健康水平状态及疾病状态更具意义和诊

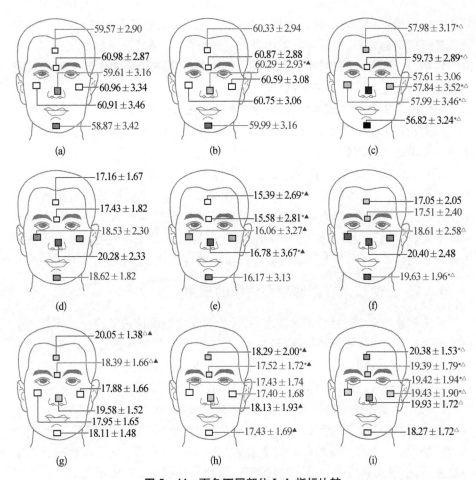

**图 5－44　面色不同部位 Lab 指标比较**

＊健康组与亚健康组比较,P<0.05;△健康组与疾病比较,P<0.05;▲亚健康组与疾病
组比较,P<0.05;

a、b、c 分别表示健康组、亚健康组和疾病组的 L 值;d、e、f 分别表示健康组、亚健康组和
疾病组的 a 值;g、h、i 分别表示健康组、亚健康组和疾病组的 b 值

断价值。疾病组面部大多数部位 L 值最低,且 b 值、C 值较高,说明疾病组面部
大多数点位相对其他两组最为晦暗深重,提示面部点位的 L 值、b 值也是区别疾
病状态及其他状态的一个重要的关键点。

亚健康组额部、眉间部及鼻部的 a 值最低,而疾病组与健康组无差别,说明
额部、眉间部及鼻部的 a 值是区别亚健康状态和其他状态的一个重要的关键点。
亚健康组仅在鼻部的 L 值高于健康组鼻部,而亚健康组面部整体的 L 值高于健
康组整体,故亚健康鼻部较其他点位更具重要意义。

需要补充的是,颜色信息是在颜色空间中综合定位的,不可能仅仅依靠一个

颜色指标而确定其颜色特性。不同健康水平状态及疾病状态的区分,还应通过结合各颜色指标之后,在颜色空间中进行明确定位,了解其属于何种状态的取值范围之中,从而判断其归属于何种状态。研究表明不同健康水平状态及疾病状态的颜色空间范围是存在差异的。

年龄因素本身就是面色差异的一个重要原因,随着年龄的增长,面色的 L、a、b、c 值均会有显著的改变,但是疾病的出现与年龄有着一定的联系,今后研究应进一步考虑年龄因素。

正常人面部 L、a 及 b 值均应处于适当范围内,即在 Lab 颜色空间中有个适当的定位范围,面色若超出该范围均可能偏离了健康状态。临床疾病状态者的面色可通过肉眼判别,然而对于非疾病状态下不同健康水平者面色的微小差异可能不能直接通过肉眼来判别。因此,面色的客观化研究对不同健康水平的评估有一定的诊断价值,补充了亚健康定量诊断的客观化数据信息。

### 5.2.4 舌诊技术在亚健康评估中的应用

舌诊是最具有中医特色的诊法之一,舌诊对于中医临床辨证诊疗决策具有十分重要的意义。近年来,伴随着图像技术、人工智能等多学科交叉发展,舌诊技术应用于健康、亚健康状态的评估并取得了一定的进展,这改善了传统意义上舌诊依赖于临床医生经验性辨识,推动了四诊信息由技术性"可测量"向"应用性"转化。

1. 基于舌象图像的健康人群"淡红舌、薄白苔"舌象指标类中心研究

正所谓"知常达变",疾病相对于健康而言,疾病是"守常"之"变",健康乃"守常"之"常",舌诊亦是如此。健康人群"淡红舌、薄白苔"是疾病状态下舌象的参照系,也是疾病发展、疗效向愈过程中舌象的参照系。健康状态下的舌象图像指标正常值的参考范围,是舌象信息"变化"的"常态",也是舌诊技术应用于不同健康状态评价的基础常模。

中医舌诊的实质是基于专家经验的分类,类特征均值即质心,不同类间的距离可以用质心的距离来衡量。不同健康状态(健康或亚健康)、不同疾病、中医不同证型,抑或是舌象诊断都需寻找出不同类型舌象特征的质心,即类中心。健康人群舌象特征的类中心对舌象信息的动态监测、健康预警及疗效评价具有重要的意义。因此,开展健康人群舌象图像的类中心及正常参考范围的相关研究是舌诊技术应用研究的基础性工作。

1) 研究对象

(1) 健康人群纳入标准: ① 西医体检排除急慢性疾病;② H20 量表得分≥80分且无阳性项者;③ 舌象图像经 3 名中医诊断或内科专业人员一致性判读"淡红舌,薄白苔"。

（2）临床体检指标：受试者空腹状态，采集其血常规、FPG、血压、心电图、肝肾功能血生化指标、胸部 X 线片、B 超（甲状腺、肝、胆、脾、胰腺、双肾等）、其他指标（CEA、CA19－9、AFP、CA724、CA125/PSA）。

2）舌象图像采集与分析

具体见 5.2 中相关内容。舌象图像分析运用 MATLAB 软件实现。

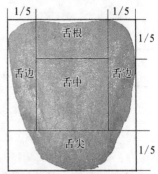

图 5－45　舌象图像分割

（1）舌象图像部位分割：将舌象图像分为舌尖、舌中、舌根及舌边，具体部位分割见图 5－45。

（2）分析指标：TDA－1 手持式小型舌诊仪是基于数字图像采集设备采集 RGB 颜色空间颜色值，考虑到实验结果的可解释性，实验将 RGB 颜色空间转换至 Lab、HSV 颜色空间，通过 MATLAB 软件提取特征值。

鉴于本研究团队在舌象研究过程中先后采用了不同的特征提取方法，本研究中，MATLAB 软件提取 Lab 颜色空间明度 L 值采用了[0,100]取值范围，在后续的研究中 Lab 颜色空间明度 L 值采用了[0，128]取值范围。

3）实验结果

（1）一般资料：① 采集体检人群舌象图像 4 530 例，依据排除标准共筛选 803 例西医体检指标无异常者；② 对 803 例西医体检指标无异常者依据 H20 量表评估标准筛查出健康人群 334 例；③ 专家对 334 例健康人群的舌象图像判读，筛查出 130 例"淡红舌、薄白苔"舌象图像，年龄（32.00±11.75）岁，其中男性 84 人，女性 46 人。

（2）健康人群舌象图像特征类中心及正常值参考范围：对 130 例健康人群舌象图像整体及舌尖、舌中、舌根、舌边色度指标，以 $\bar{x}\pm s$ 描述，并以 80%参考值范围（$\bar{x}\pm1.28s$）测算健康人群舌象图像不同部位的指标"类中心"（表5－1～表5－5）。

表 5－1　健康人群舌象色度指标及 *80%CI* 参考范围（ *n* = 130）

| 指　标 | $\bar{x}\pm s$ | 参考范围（$\bar{x}\pm1.28s$） |
| --- | --- | --- |
| R | 161.05±10.68 | 147.37～173.72 |
| G | 99.91±10.72 | 86.18～113.64 |
| B | 99.90±10.62 | 86.30～113.50 |
| H | 168.25±87.23 | 56.59～279.92 |
| S | 0.39±0.04 | 0.34～0.44 |
| V | 0.63±0.04 | 0.57～0.68 |

（续表）

| 指　标 | $\bar{x}\pm s$ | 参考范围($\bar{x}\pm1.28s$) |
|---|---|---|
| L | 49.21±3.95 | 44.15~54.26 |
| a | 25.36±3.23 | 21.22~29.49 |
| b | 11.15±1.81 | 8.84~13.46 |

表5-2　健康人群舌象舌尖色度指标及*80%CI*参考范围（*n*=130）

| 指　标 | $\bar{x}\pm s$ | 参考范围($\bar{x}\pm1.28s$) |
|---|---|---|
| R | 177.95±10.85 | 164.06~191.84 |
| G | 107.93±13.04 | 91.23~124.63 |
| B | 110.94±12.46 | 94.98~126.90 |
| H | 259.55±98.99 | 132.84~386.27 |
| S | 0.40±0.05 | 0.33~0.46 |
| V | 0.69±0.04 | 0.64~0.75 |
| L | 53.62±4.41 | 47.97~59.26 |
| a | 28.90±3.78 | 24.06~33.75 |
| b | 11.04±2.11 | 8.32~13.75 |

表5-3　健康人群舌象舌中色度指标及*80%CI*参考范围（*n*=130）

| 指　标 | $\bar{x}\pm s$ | 参考范围($\bar{x}\pm1.28s$) |
|---|---|---|
| R | 170.78±11.43 | 156.15~185.42 |
| G | 108.84±12.21 | 93.20~124.47 |
| B | 108.68±11.89 | 93.46~123.90 |
| H | 168.47±104.93 | 34.16~302.79 |
| S | 0.37±0.04 | 0.32~0.43 |
| V | 0.66±0.04 | 0.61~0.72 |
| L | 52.81±4.34 | 47.25~58.38 |
| a | 25.36±3.72 | 20.59~30.12 |
| b | 11.07±1.92 | 8.60~13.54 |

表5-4　健康人群舌象舌根色度指标及*80%CI*参考范围（*n*=130）

| 指　标 | $\bar{x}\pm s$ | 参考范围($\bar{x}\pm1.28s$) |
|---|---|---|
| R | 123.58±17.54 | 101.13~146.04 |
| G | 77.30±13.37 | 60.18~94.42 |
| B | 73.88±13.33 | 56.81~90.94 |

（续表）

| 指　标 | $\bar{x}\pm s$ | 参考范围($\bar{x}\pm 1.28s$) |
|---|---|---|
| H | 90.15±50.68 | 25.27～155.03 |
| S | 0.40±0.04 | 0.35～0.46 |
| V | 0.48±0.06 | 0.39～0.57 |
| L | 38.15±5.83 | 30.69～45.62 |
| a | 19.75±3.74 | 14.95～24.54 |
| b | 10.72±1.76 | 8.46～12.97 |

表 5-5　健康人群舌象舌边色度指标及 *80%CI* 参考范围($n=130$)

| 指　标 | $\bar{x}\pm s$ | 参考范围($\bar{x}\pm 1.28s$) |
|---|---|---|
| R | 153.28±11.48 | 138.58～167.98 |
| G | 90.53±10.78 | 76.73～104.34 |
| B | 91.08±10.81 | 77.23～104.92 |
| H | 179.00±88.57 | 65.63～292.37 |
| S | 0.42±0.04 | 0.36～0.47 |
| V | 0.60±0.04 | 0.54～0.65 |
| L | 45.81±4.12 | 40.54～51.08 |
| a | 26.46±3.03 | 22.58～30.34 |
| b | 11.52±1.89 | 9.09～13.94 |

**2. 健康人群舌象图像日节律研究**

"健康—亚健康—疾病"是机体生理、病理状态的动态过程,目前亚健康、疾病的诊断与状态评估多从横断面比较。中医"天人相应"观念、"运气学说"及"子午流注"假说与现代"时间生物学"从不同角度反映时相对机体生理状态与生物学特征的影响,如糖皮质激素的日节律、中医脉象的节律性等。舌象信息动态监测与分析一直是中医健康信息分析的热点之一,由于受观察者主观经验及信息存储、量化、分析技术等诸多条件所限,从健康状态评估、疗效预警角度而言,中医诊疗过程中舌象信息趋向或背离:机体健康舌象"基线"可作为一个重要信息面。因此,观察健康人群舌象特征变化趋势并建立"基线数据库"是中医特色健康辨识、疗效评价的基础性工作之一。

本研究团队在舌象图像标准化采集环境研究基础上,观察不同时间点、饮食、睡眠对健康人舌象图像特征的影响,以期为建立健康人群"淡红舌、薄白苔"舌象特征基线,为健康辨识、疗效评价提供方法学依据。

1）资料与方法

（1）一般资料:健康女大学生志愿者 42 名,年龄 18～24 岁,平均年龄(21.25±2.13)岁。

（2）纳入标准：H20 量表得分≥80 分且无阳性项者。

（3）排除标准：排除各种急性疾病，即 3 个月内未有过任何急性疾病诊断；6 个月内未有任何慢性疾病诊断及未接受过任何药物治疗。

2）舌象图像采集与分析

（1）舌象采集时间：晨起后（餐前）、午餐前（10:30~12:00，午时）、午餐后（12:30~13:00）、傍晚（餐前）、睡前（22:30~23:30，子时），连续观测 15 天。

（2）舌象图像采集仪器：TDA－1 手持式小型舌诊仪。

（3）分析指标：采用舌象数字分析诊断系统（TDAS）2.0 分析舌象图像，指标包括：① 色度学指标，选取 Lab、HSI 颜色空间，其中 L 为明度、a 为红—绿轴、b 为黄—蓝轴、H 为色调、S 为色饱和度、I 为亮度；② 舌苔比，即舌苔面积/全舌面积。

3）实验结果

（1）子时、午时舌象图像色度指标比较：与子时比较，午时舌质、舌苔 S 值降低（$P<0.05$），午时舌质 a 值、舌苔 b 值降低（$P<0.05$），提示子时舌质偏红，舌苔偏黄（表 5－6）。

表 5－6 子时、午时舌质、舌苔色度指标比较（$\bar{x}\pm s$）

| 指 标 | 舌 质 | | 舌 苔 | |
| --- | --- | --- | --- | --- |
| | 子 时 | 午 时 | 子 时 | 午 时 |
| H | 269.17±153.61 | 277.56±148.45 | 126.79±169.18 | 151.32±175.12 |
| S | 0.16±0.02 | 0.15±0.01 * | 0.12±0.02 | 0.11±0.02 * |
| I | 137.74±6.50 | 137.14±7.29 | 144.26±10.89 | 145.37±11.34 |
| L | 76.76±1.56 | 76.66±1.77 | 78.86±2.59 | 79.07±2.70 |
| a | 14.48±1.32 | 14.16±1.25 * | 10.05±1.52 | 9.94±1.46 |
| b | 4.22±0.98 | 4.10±0.93 | 3.74±1.06 | 3.48±1.00 * |

＊与子时比较，$P<0.05$。

（2）午餐前后舌象图像色度指标比较：与午餐前比较，午餐后舌质、舌苔 a、H、S 值显著增高（$P<0.05$），I、L 值显著下降（$P<0.05$），这提示饮食可致舌质颜色偏红，舌质偏黯，也提醒在舌象客观化应用研究中需要考虑饮食行为对舌象客观指标的影响，饮食后舌象信息采集会影响信息保真性（表 5－7）。

（3）舌象色度、舌苔比变化趋势：舌质、舌苔 L 值与舌苔比呈现出晨起后逐渐降低，午餐后降至最低，之后至傍晚、睡前逐渐增加；舌质 a 值呈现晨起后逐步增高，午餐后逐步降低趋势。这提示晨起后舌质颜色逐渐趋红，午餐之后舌质转黯呈现反向变化趋势（图 5－46~图 5－48）。

表 5 - 7　午餐前后舌质、舌苔色度指标比较($\bar{x}\pm s$)

| 指 标 | 舌 质 | | 舌 苔 | |
|---|---|---|---|---|
| | 午餐前 | 午餐后 | 午餐前 | 午餐后 |
| H | 277.56±148.45 | 319.29±108.72 * | 151.32±175.12 | 214.62±173.66 * |
| S | 0.15±0.01 | 0.17±0.02 * | 0.11±0.02 | 0.12±0.02 * |
| I | 137.14±7.29 | 134.80±8.44 * | 145.37±11.34 | 140.32±14.65 * |
| L | 76.66±1.77 | 75.90±2.07 * | 79.07±2.70 | 77.73±3.55 * |
| a | 14.16±1.25 | 15.30±1.59 * | 9.94±1.46 | 10.85±1.85 * |
| b | 4.10±0.93 | 3.96±1.03 | 3.48±1.00 | 3.31±1.14 |

* 与午餐前比较,$P<0.05$。

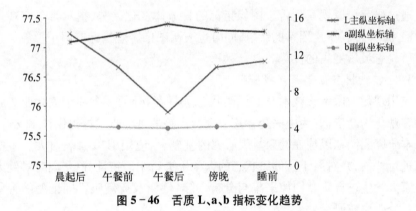

图 5 - 46　舌质 L、a、b 指标变化趋势

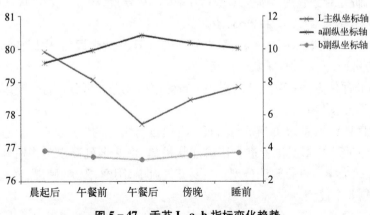

图 5 - 47　舌苔 L、a、b 指标变化趋势

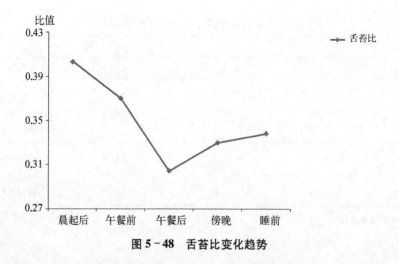

图 5-48　舌苔比变化趋势

通过研究可以观察到舌象图像指标的日节律变化趋势,提示舌象客观化研究中需考虑时间、饮食因素的影响,同时也表明图像客观指标应用于舌象信息动态分析具有灵敏度高的优势。

3. 亚健康状态舌象颜色特征研究

应用现代中医舌诊技术对亚健康状态进行客观研究,有利于建立亚健康状态的客观化诊断依据,为中医药诊疗亚健康优势的进一步发挥提供技术支持。

本研究团队在以往亚健康量表研究的基础上,应用 H10 量表对大学生健康状态进行评估,并对属于亚健康状态的大学生进行中医辨证分型,同时对健康和亚健康大学生进行舌象图像采集与分析,并对健康及亚健康不同证型的舌象特征进行分析比较研究。

1) 资料与方法

(1) 研究对象:纳入研究对象 207 例,其中男生 86 人,女生 121 人,年龄 19~30 岁,平均年龄(24.94±2.65)岁。

(2) 研究方法:对 207 例大学生分别进行 H10 量表评估、中医四诊信息采集分析与辨证、舌象图像采集与分析。

• 简表评估方法:采用 H20 量表进行健康与亚健康区分。符合健康状态 31 人,亚健康状态 176 人。

• 中医四诊信息采集分析与辨证:应用自行设计的《中医四诊信息采集表(2007 V2.0 版)》,对受试者进行四诊症状采集,由 2 名副高以上中医师对筛选出的亚健康大学生进行辨证分型。主要分气血虚、阴虚、阳虚、脾虚、肾虚、肝郁、痰湿、实热 8 个证型。

• 舌象图像采集与分析:采用团队自行设计研制的标准化舌象采集系统,通过"舌象数字分析诊断系统(TDAS)2.0"系统进行舌质和舌苔 RGB、Lab 色度特征分析。

2）实验结果

（1）亚健康状态的辨证分型结果：对 176 名亚健康状态受试者进行辨证分析,结果见表 5-8。研究显示,大学生亚健康各证型分布是不均衡的,虚证类占62.50%,占比较大,实证类仅占 10.80%,其他占 26.70%。总体上,受试大学生亚健康证候表现为证型分布不均衡,虚证多、实证少的特点。

表 5-8　亚健康状态的辨证分型结果

| 证 型 分 组 | | 例　数 | 比　例 |
|---|---|---|---|
| 虚证组(n=110) | 气血虚证 | 57 | 32.39% |
| | 阳虚证 | 22 | 12.50% |
| | 阴虚证 | 19 | 10.79% |
| | 肾虚证 | 12 | 6.82% |
| 实证组(n=19) | 肝郁证 | 13 | 7.39% |
| | 湿热证 | 3 | 1.70% |
| | 实热证 | 2 | 1.14% |
| | 痰湿证 | 1 | 0.57% |
| 其他组(n=47) | | 47 | 26.70% |

（2）亚健康组与健康组舌象颜色比较：亚健康组与健康组舌质颜色、舌苔颜色的分析和比较,结果见表 5-9。结果显示,亚健康组舌苔红色特征低于健康组,这可能与亚健康组舌苔偏厚、舌象中红色特征减少有关。

表 5-9　亚健康组与健康组舌质、舌苔颜色比较($\bar{x}\pm s$)

| 指标 | 舌　质 | | 舌　苔 | |
|---|---|---|---|---|
| | 健康组(n=31) | 亚健康组(n=176) | 健康组(n=31) | 亚健康组(n=176) |
| R | 184.90±22.41 | 182.01±21.74 | 195.29±22.33 | 192.20±21.07 |
| G | 120.61±20.45 | 119.87±20.16 | 151.29±21.18 | 151.36±19.32 |
| B | 127.69±19.70 | 124.69±19.07 | 158.34±20.22 | 156.57±17.66 |
| L | 77.65±5.08 | 77.65±5.04 | 83.41±4.68 | 83.27±4.25 |
| a | 15.25±2.23 | 14.73±2.23 | 9.66±1.73 | 8.85±1.86 * |
| b | 2.70±1.52 | 3.25±1.57 | 0.75±1.37 | 1.14±1.66 |

* 与健康组舌苔比较,$P<0.05$。

（3）亚健康状态各证型舌质颜色分析：虚证组、实证组与健康组比较,见表 5-10。结果显示：① 与健康组比较,虚证组、实证组均无显著性差异($P>$

0.05);② 虚证组与实证组比较,实证组舌质 R、b 值要显著小于虚证组(P<0.05),a 值虽无显著差异,但实证组要略高于虚证组。这提示实证组比虚证组舌质黄色减淡、红色加深,反映了实证组舌质颜色偏深、舌苔偏厚的特点。

表 5-10  亚健康状态虚证组、实证组舌质颜色与健康组比较($\bar{x}±s$)

| 指标 | 健康组(n=31) | 实证组(n=19) | 虚证组(n=110) | 其他(n=47) |
|------|------|------|------|------|
| R | 184.9±22.41 | 175.11±28.64 | 185.07±20.17# | 181.17±18.75 |
| G | 120.61±20.45 | 114.74±25.8 | 122.86±19.13 | 116±16.65 |
| B | 127.87±19.7 | 122.74±24.34 | 127.12±18.03 | 122.39±16.35 |
| L | 77.65±5.08 | 75.86±6.94 | 78.08±4.63 | 76.71±4.17 |
| a | 15.25±2.21 | 15.11±2.38 | 14.36±2.19 | 15.61±1.95 |
| b | 2.70±1.52 | 2.14±1.53 | 3.45±1.50# | 3.12±1.51 |

#与实证组比较,P<0.05。

舌质颜色指标比较,见表 5-11。结果显示:① 气血虚组、阳虚组舌质 a 值显著低于健康组(P<0.05),b 值显著高于健康组(P<0.05),提示与健康组比较,气血虚组、阳虚组舌质红色偏淡,颜色趋向于淡白舌;② 阴虚组 a 值最大,与健康组无显著差异(P>0.05),但显著高于气血虚组、阳虚组(P<0.05),提示阴虚组舌质颜色最红;③ 肝郁组、肾虚组与健康组比较无显著差异(P>0.05)。

表 5-11  亚健康状态主要单证组舌质颜色比较($\bar{x}±s$)

| 指标 | 健康组(n=31) | 气血虚组(n=57) | 阳虚组(n=22) | 阴虚组(n=19) | 肝郁组(n=13) | 肾虚组(n=12) |
|------|------|------|------|------|------|------|
| R | 184.90±22.41 | 190.58±16.37 | 182.14±19.46 | 174.32±26.94 | 185.62±17.05 | 181.33±19.19 |
| G | 120.61±20.45 | 128.19±15.91 | 122.00±17.59 | 110.21±23.91 | 123.00±16.32 | 119.08±19.28 |
| B | 127.87±19.70 | 131.63±15.63 | 124.96±18.05 | 118.74±22.78 | 131.15±16.09 | 122.92±15.85 |
| L | 77.65±5.08 | 79.37±3.67 | 77.80±4.15 | 75.07±6.37 | 78.24±3.74 | 77.23±4.36 |
| a | 15.25±2.21 | 13.91±1.90* | 13.80±2.05* | 16.20±2.37 | 14.79±1.51 | 14.58±2.13 |
| b | 2.70±1.52 | 3.65±1.49* | 3.78±1.32* | 2.38±1.46 | 2.23±1.63 | 3.62±1.34 |

*与健康组比较,P<0.05。

(4) 亚健康各证型组舌苔颜色分析:虚证组、实证组舌苔颜色指标比较,见表 5-12。结果显示:① 实证组 a 值显著低于健康组(P<0.05),b 值也表现为减小趋势,显示舌苔红色、黄色特征减少,舌苔颜色偏白、偏厚;② 虚证组与健康组无显著差异(P>0.05);③ 虚证组与实证组比较,R 值、b 值均增大,显示舌苔红色、黄色特征增加,可能与虚证舌苔偏薄导致舌质颜色相对增加有关。

**表 5 - 12　亚健康状态虚证组、实证组与健康组舌苔颜色比较($\bar{x}\pm s$)**

| 指标 | 健康组($n=31$) | 实证组($n=19$) | 虚证组($n=110$) | 其他($n=36$) |
|---|---|---|---|---|
| R | 195.29±22.33 | 184.95±27.95 | 195.02±19.35[#] | 192.17±17.96 |
| G | 151.29±21.18 | 147.21±22.52 | 153.89±18.27 | 149.47±17.93 |
| B | 158.71±20.22 | 147.21±22.52 | 158.14±16.49 | 155.97±16.86 |
| L | 83.41±4.68 | 82.25±5.22 | 83.84±3.93 | 82.88±3.90 |
| a | 9.66±1.73 | 8.56±1.66* | 8.69±1.71 | 9.57±2.29 |
| b | 0.75±1.37 | 0.11±1.57 | 1.42±1.59[#] | 0.96±1.40 |

﹡与健康组比较,$P<0.05$;#与实证组比较,$P<0.05$。

各证型舌苔颜色指标比较,见表 5 - 13。结果显示:① 气血虚组、阳虚组舌苔 a 值显著低于健康组($P<0.05$),b 值显著高于健康组($P<0.05$),与舌质颜色变化趋势一致,提示气血虚组、阳虚组舌苔颜色红色特征减淡、黄色特征增加,这可能与舌苔、舌质颜色同步变淡有关;② 阴虚组、肝郁组、肾虚组与健康组比较没有显著性差异($P>0.05$)。

**表 5 - 13　亚健康状态各单证组舌苔颜色比较($\bar{x}\pm s$)**

| 指标 | 健康组<br>($n=31$) | 气血虚组<br>($n=57$) | 阳虚组<br>($n=22$) | 阴虚组<br>($n=19$) | 肝郁组<br>($n=13$) | 肾虚组<br>($n=12$) |
|---|---|---|---|---|---|---|
| R | 195.29±22.33 | 200.37±14.75 | 190.18±20.57 | 185.68±26.3 | 194.69±17.66 | 193.25±17.71 |
| G | 151.29±21.18 | 158.60±15.38 | 150.18±19.71 | 145.37±22.94 | 153.23±17.02 | 151.83±15.09 |
| B | 158.71±20.22 | 162.02±14.16 | 152.55±18.97 | 153.74±20.37 | 162.23±14.72 | 156.92±11.52 |
| L | 83.41±4.68 | 84.86±3.17 | 82.98±4.23 | 81.99±5.22 | 83.83±3.45 | 83.50±3.13 |
| a | 9.66±1.73 | 8.58±1.66* | 8.42±1.90* | 9.25±1.82 | 9.21±1.51 | 8.86±1.33 |
| b | 0.75±1.37 | 1.68±1.45* | 1.94±1.09* | 0.16±2.03 | 0.09±1.42 | 1.19±1.31 |

﹡与健康组比较,$P<0.05$。

由以上内容可知,亚健康及其不同证型舌质颜色、舌苔颜色主要表现为:① 亚健康舌质颜色、舌苔颜色显著性指标集中在 a、b 值上,而 R、G、B、L 各项指标相对差异较小;② 亚健康与健康比较,舌苔颜色主要差异为 a 值显著降低,显示了亚健康舌苔颜色浅淡、苔质偏厚的趋势;③ 亚健康各证型组中,气血虚组、阳虚组与健康组比较差异最为显著,舌质颜色、舌苔颜色均以 a 值减小、b 值增大为主要趋势,反映了舌质颜色偏淡白、舌苔颜色偏白的变化趋势。此外,阴虚组、肾虚组等不同证候组也存在一定变化趋势,这些变化趋势也都与中医证候的发生机制相一致。

众所周知,亚健康状态舌象客观化分析研究并非将舌象作为唯一诊断依据,研究的目的是希望通过分析某些重要客观信息与证候间的关系,为后续客观化诊断提供实验依据。亚健康状态的辨证分型需要其他诊断信息的四诊合参。

4. 生化指标异常人群的舌象特征研究

正常高值、临界高值型人群在亚健康人群中占有相当的比例,研究舌象指标与临床体检人群血常规、糖脂代谢指标的相关性,将为舌诊客观化在健康评价、疾病风险评估等领域的应用研究提供基础。

1)资料与方法

(1)资料来源:在本研究团队前期基于专家共识的舌象图像特征标定的工作基础之上,分析含有临床生化指标(血常规、血糖及血脂代谢)的舌象图像 436 例。

(2)舌象图像采集与分析:参考 5.2 中相关内容。

2)实验结果

(1)基于专家共识的舌象特征与血常规指标异常变化的聚类分析:根据所纳入舌象图像体检人群的血常规指标的异常变化(包括升高与降低),将血常规相关指标分为三类,即白细胞相关指标[白细胞计数(WBC)、中性粒细胞比值(NEUT%)、淋巴细胞比值(LYM%)、中性粒细胞计数(NEUT)、淋巴细胞计数(LYM)、嗜酸性粒细胞计数(EO)、嗜碱性粒细胞计数(BA)、嗜酸性粒细胞比值(EO%)及嗜碱性粒细胞比值(BA%)];红细胞相关指标[红细胞计数(RBC)、血红蛋白计数(Hb)、红细胞比容(HCT)、平均红细胞容积(MCV)、红细胞体积分布宽度(RDW)、平均红细胞血红蛋白量(MCH)、平均红细胞血红蛋白浓度(MCHC)];血小板相关指标[血小板计数(PLT)、血小板压积(PCT)、血小板平均容积(MPV)、血小板分布宽度(PDW)]。

与异常舌象特征相关的聚类主要包括三个大类:① 淡白舌与以下指标的异常改变为一类,即 Hb 含量降低、MCH 降低、MCHC 降低、MCV 降低、HCT 降低、RDW 升高;② 红绛舌及点刺舌与以下指标的异常改变为一类,即 Hb 升高、HCT升高、RBC 升高;③ 黄白相兼苔与以下指标的异常改变为一类:即 NEUT% 升高、LYM% 降低、WBC 升高、NEUT 升高;④ 腻苔、MCV 升高、青紫舌及厚苔为一类(图 5 - 49)。

本研究发现,血常规指标的异常主要与舌象颜色的异常改变关系密切,其中舌质颜色的异常主要与红细胞相关指标的改变以关系密切。舌苔颜色的异常主要与白细胞相关指标的改变。

(2)糖脂代谢指标异常与舌象特征的相关性研究

• 舌象特征与糖脂代谢指标的聚类分析:将舌象图像特征与糖脂代谢指标的异常变化(升高及降低)进行聚类,其中糖脂代谢指标包括即 TC、TG、LDL - C、HDL - C、FPG,结果见图 5 - 50。

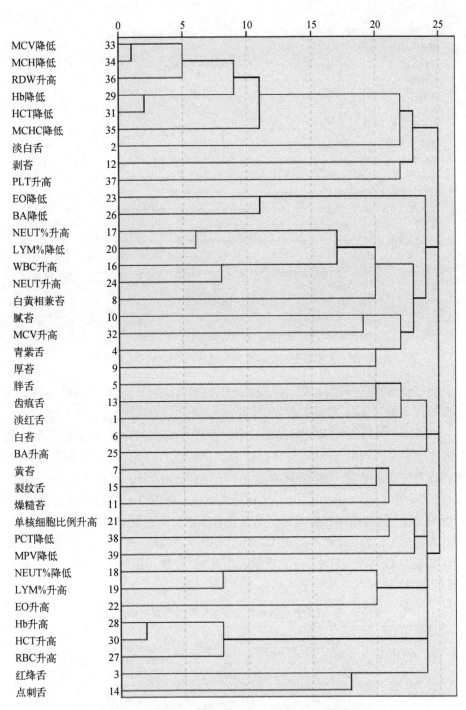

**图 5-49　血常规指标异常改变与舌象特征的聚类分析**

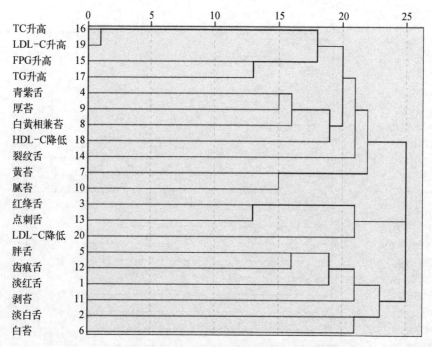

**图 5-50  常见舌象特征与糖脂代谢指标异常情况的聚类分析**

糖脂代谢指标异常时,即 TC、LDL－C、FPG、TG 的升高,HDL－C 的降低与舌象特征中的青紫舌、厚苔、黄白相兼苔、裂纹舌被聚为一大类(图 5－50)。

• 青紫舌与糖脂代谢指标的相关性:由于研究数据分布中青紫舌在性别分布上不一致,所以,研究对于男性体检人群与女性体检人群,分别比较了青紫舌组与非青紫舌组的糖脂代谢指标(TC、TG、FPG、HDL－C、LDL－C)的情况,结果见表 5－14。由表可知:① 在男性体检人群的以上糖脂代谢指标中,除了 FPG 以外,其余指标在青紫舌与非青紫舌组的分布有统计学差异($P<0.05$)。与非青紫舌组比较,青紫舌组的 TC、TG、LDL－C 明显升高,且 HDL－C 明显降低。② 在女性体检人群中,与非青紫舌组比较,青紫舌组的 FPG 及 TC 明显升高($P<0.05$)。

**表 5-14  青紫舌组与非青紫舌组的糖脂代谢指标的情况**

| 指　标 | 男 | | 女 | |
|---|---|---|---|---|
| | 青紫舌组 ($n=153$) | 非青紫舌组 ($n=46$) | 青紫舌组 ($n=165$) | 非青紫舌组 ($n=22$) |
| FPG | 5.68±1.88 | 5.46±0.95 | 5.48±0.86 | 5.13±0.54 * |
| TC | 5.26±1.24 | 4.74±0.75 * | 5.17±0.82 | 4.76±1.01 * |

（续表）

| 指　标 | 男 | | 女 | |
| --- | --- | --- | --- | --- |
| | 青紫舌组<br>（$n=153$） | 非青紫舌组<br>（$n=46$） | 青紫舌组<br>（$n=165$） | 非青紫舌组<br>（$n=22$） |
| TG | 1.96±1.22 | 1.57±1.11* | 1.6±1.14 | 1.13±0.79 |
| HDL－C | 1.14±0.24 | 1.26±0.26* | 1.53±0.71 | 1.44±0.3 |
| LDL－C | 3.10±1.05 | 2.72±0.71* | 3.02±0.9 | 2.68±0.79 |

*与青紫舌组比较，$P<0.05$。

　　根据上述聚类结果，本实验仅选取了在"≥某值为诊断依据"情况下的四种舌质颜色诊断指标 b 值、g 值、a 值、Cb 值，其中 g＝G／(R＋G＋B)。将血脂血糖指标(FPG、TC、TG、HDL－C、LDL－C)与舌质颜色诊断指标进行了相关性分析(包括相关系数 r 与 P 值)，见表 5－15。由表可知，糖脂代谢指标中的 FPG、TG、HDL－C 与相应的舌质颜色指标呈现一定的弱相关性，其中 FPG、TG 分别与 b 值呈负相关，相关系数分别为$-0.13$($P<0.05$)、$-0.20$($P<0.01$)，与舌质颜色 Cb 值呈正相关，相关系数分别为 0.15($P<0.01$)、0.20($P<0.01$)；HDL－C 则与舌质颜色 b 值呈正相关，相关系数为 0.23($P<0.01$)，与舌质的 Cb 值呈负相关，相关系数为$-0.26$($P<0.01$)。结果提示，随着 FPG、TG 的升高及 HDL－C 的降低，舌质的 Cb 值增加，b 值降低，说明舌质颜色中的蓝色成分在增加，舌质颜色偏青紫。

表 5－15　舌质颜色指标与糖脂代谢指标的相关性分析

| 指　标 | | g 值 | a 值 | b 值 | Cb 值 |
| --- | --- | --- | --- | --- | --- |
| FPG | r | 0.03 | -0.04 | -0.13 | 0.15 |
| （$n=386$） | P | 0.56 | 0.40 | 0.01* | 0.00** |
| TC | r | 0.01 | 0.06 | 0.02 | 0.01 |
| （$n=331$） | P | 0.92 | 0.30 | 0.73 | 0.80 |
| TG | r | -0.09 | -0.07 | -0.20 | 0.20 |
| （$n=331$） | P | 0.09 | 0.20 | 0.00** | 0.00** |
| HDL－C | r | 0.07 | 0.02 | 0.23 | -0.26 |
| （$n=304$） | P | 0.26 | 0.71 | 0.00** | 0.00** |
| LDL－C | r | -0.03 | 0.09 | 0.01 | 0.01 |
| （$n=304$） | P | 0.58 | 0.11 | 0.85 | 0.82 |

*$P<0.01$；**$P<0.05$。

　　● 舌苔颜色与糖脂代谢指标的相关性分析：根据上述聚类结果可知，糖脂代谢指标异常时与黄白相兼苔聚为一类，考虑到黄白相兼苔组的样本量相对较少,再则在中医理论中,无论是黄白苔或黄苔,在临床诊断中提示的病机一致,即黄苔主热证,因此本研究将黄白苔组并入黄苔组中。由于舌苔颜色在男女分布中存在差异,故比较了不同性别的白苔与黄苔的糖脂代谢指标(FPG、TC、TG、HDL - C、LDL - C),见表 5 - 16。结果表明,在男性体检人群中,与白苔组相比较,黄苔组的各项糖脂代谢指标没有统计学差异($P > 0.05$);在女性体检人群中,黄苔组的 FPG 比白苔组高($P < 0.05$),而黄苔组的 HDL - C 较之白苔组低($P < 0.05$),说明随着糖脂代谢指标中的 FPG 的升高及 HDL - C 的降低,舌苔颜色会偏黄。

表 5 - 16　白苔组与黄苔组的糖脂代谢指标的情况

| 指　标 | 男 | | 女 | |
|---|---|---|---|---|
| | 白苔组($n = 161$) | 黄苔组($n = 38$) | 白苔组($n = 164$) | 黄苔组($n = 23$) |
| FPG | 5.42±0.85 | 5.86±2.18 | 5.14±0.59 | 5.38±0.57* |
| TC | 4.83±0.87 | 4.98±1.10 | 4.80±1.04 | 4.86±0.64 |
| TG | 1.63±1.10 | 1.80±1.31 | 1.11±0.67 | 1.73±1.59 |
| HDL - C | 1.25±0.25 | 1.17±0.27 | 1.48±0.36 | 1.25±0.39* |
| LDL - C | 2.82±0.83 | 2.75±0.72 | 2.72±0.84 | 2.76±0.45 |

\* 与白苔组比较,$P < 0.05$。

本实验进一步将血脂血糖指标(FPG、TC、TG、HDL - C、LDL - C)与舌苔颜色的诊断指标(Cb、b 值)进行了相关性分析(包括相关系数 $r$、$P$ 值),见表 5 - 17。由表可知,其中 FPG、TG 分别与 b 值呈负相关,相关系数分别为-0.11($P < 0.05$)、-0.16($P < 0.01$),与 Cb 值呈正相关,相关系数分别为 0.12($P < 0.05$)、0.16($P < 0.01$);HDL - C 则与舌苔的 b 值呈正相关,相关系数为 0.18($P < 0.01$),与舌苔的 Cb 值呈负相关,相关系数为-0.19($P < 0.01$)。随着 FPG、TG 的升高及 HDL - C 的降低,舌苔的 Cb 值增加,b 值降低,说明舌苔颜色中的蓝色成分在增加,黄色成分在降低,结合表 5 - 16,说明虽然在女性体检人群中,黄苔组的 FPG 比白苔组高($P < 0.05$),且 HDL - C 比白苔组低($P < 0.05$),但是从整个体检人群来说,FPG、TG 升高及 HDL - C 降低时,舌苔颜色多偏白。

表 5 - 17　舌苔颜色指标与糖脂代谢指标的相关性情况

| 指　标 | | b 值 | Cb 值 |
|---|---|---|---|
| FPG | $r$ | −0.11 | 0.12 |
| ($n = 386$) | $P$ | 0.03* | 0.02* |
| TC | $r$ | 0.03 | 0.00 |
| ($n = 331$) | $P$ | 0.56 | 0.93 |

（续表）

| 指　　标 | | b 值 | Cb 值 |
|---|---|---|---|
| TG | r | −0.16 | 0.16 |
| (n=331) | P | 0.00** | 0.00** |
| HDL－C | r | 0.18 | −0.19 |
| (n=304) | P | 0.00** | 0.00** |
| LDL－C | r | 0.02 | 0.00 |
| (n=304) | P | 0.70 | 0.94 |

\* $P<0.05$；\*\* $P<0.01$。

● 厚苔与糖脂代谢指标的相关性分析：根据上述聚类结果可知，糖脂代谢指标异常时多伴有厚苔的出现，鉴于薄苔与厚苔在性别与年龄中的分布无明显差异（$P>0.05$），薄苔与厚苔组的糖脂代谢指标（FPG、TC、TG、HDL－C、LDL－C）比较，见表 5－18。结果显示：与薄苔组比较，厚苔组中的 HDL－C 明显降低（$P<0.05$）。

表 5－18　不同苔厚度组的糖脂代谢指标的情况

| 指　　标 | 薄苔组(n=122) | 厚苔组(n=264) |
|---|---|---|
| FPG | 5.36±0.94 | 5.34±1.01 |
| TC | 4.81±0.96 | 4.84±0.96 |
| TG | 1.51±1.30 | 1.39±0.88 |
| HDL－C | 1.38±0.28 | 1.32±0.36* |
| LDL－C | 2.68±0.78 | 2.81±0.82 |

\* 与薄苔组比较，$P<0.05$。

本研究进一步将糖脂代谢指标（FPG、TC、TG、HDL－C、LDL－C）与舌苔厚薄指标（perAll、perPart）进行相关性分析（包括相关系数 r、P 值），见表 5－19。根据表中的相关性分析结果提示糖脂代谢中的 HDL－C 与舌苔厚薄指标中的 perAll 呈负相关，相关系数为−0.13（$P<0.05$）；与 perPart 呈正相关，相关系数为 0.11（$P<0.05$）。结合前期研究结果，perAll、perPart 对厚苔及薄苔具有诊断提示意义，随着 HDL－C 的降低，perAll 在增加，perPart 在降低，舌苔偏厚。

表 5－19　舌苔厚薄指标与糖脂代谢指标的相关性分析

| 指　　标 | | perAll | perPart |
|---|---|---|---|
| FPG | r | 0.05 | 0.01 |
| (n=386) | P | 0.37 | 0.85 |

（续表）

| 指　　标 | | perAll | perPart |
|---|---|---|---|
| TC | $r$ | 0.07 | −0.05 |
| ($n=331$) | $P$ | 0.21 | 0.32 |
| TG | $r$ | 0.03 | −0.03 |
| ($n=331$) | $P$ | 0.60 | 0.57 |
| HDL‐C | $r$ | −0.13 | 0.11 |
| ($n=304$) | $P$ | 0.02* | 0.05* |
| LDL‐C | $r$ | 0.06 | −0.05 |
| ($n=304$) | $P$ | 0.31 | 0.39 |

\* $P<0.05$；\*\* $P<0.01$。

● 裂纹舌与糖脂代谢指标的相关性分析：根据上述聚类结果可知，糖脂代谢指标异常时多伴有裂纹舌的出现，鉴于裂纹舌组与非裂纹舌组在性别分布上不一致。因此，本研究比较了男性体检人群与女性体检人群的裂纹舌组、非裂纹舌组糖脂代谢指标（FPG、TC、TG、HDL‐C、LDL‐C），见表 5‐20。男性体检人群中，裂纹舌组与非裂纹舌组的糖脂代谢指标（FPG、TC、TG、HDL‐C、LDL‐C）均无统计学差异（$P<0.05$）；在女性体检人群中，与非裂纹舌组比较，裂纹舌组 FPG 明显升高（$P<0.05$）。

表 5‐20　裂纹组与非裂纹组的糖脂代谢指标的情况

| 指　标 | 男 | | 女 | |
|---|---|---|---|---|
| | 裂纹组<br>($n=58$) | 非裂纹组<br>($n=141$) | 裂纹组<br>($n=29$) | 非裂纹组<br>($n=158$) |
| FPG | 5.74±1.77 | 5.41±0.91 | 5.54±0.96 | 5.11±0.48* |
| TC | 4.99±1.06 | 4.81±0.85 | 4.84±0.92 | 4.80±1.02 |
| TG | 1.72±1.45 | 1.64±1.00 | 1.28±0.72 | 1.16±0.87 |
| HDL‐C | 1.20±0.24 | 1.25±0.26 | 1.36±0.25 | 1.47±0.38 |
| LDL‐C | 2.88±0.90 | 2.78±0.77 | 2.73±0.81 | 2.72±0.81 |

\* 与裂纹舌组比较，$P<0.05$。

本研究进一步将血脂血糖指标（FPG、TC、TG、HDL‐C、LDL‐C）与相关的舌质纹理指标（CON、ASM、ENT、MEAN）进行相关性分析（表 5‐21）。结果显示：FPG 与舌质纹理指标 ASM 呈负相关，相关系数为−0.10（$P<0.05$）；TC、TG 与 ASM 呈负相关，相关系数分别为−0.13（$P<0.05$）、−0.19（$P<0.01$），与舌质纹理指标中的 CON、ENT、MEAN 呈正相关，其中 TC 与 CON、ENT、MEAN 的相关系数均为 0.11、0.11、0.12（$P<0.05$），TG 与 CON、ENT、MEAN 的相关系数分别为 0.20、

0.19、0.19（$P<0.01$）；当纹理平坦细腻时，CON、ENT、MEAN 较小，ASM 较大，当纹理粗糙时，CON、ENT、MEAN 较大，ASM 较小。上述相关性结果表明，血脂血糖指标 FPG、TC、TG 均与 ASM 呈负相关，与 CON、ENT、MEAN 呈正相关，提示随着 FPG、TC、TG 的增加，ASM 降低，CON、ENT、MEAN 升高，舌质的纹理会由细腻向粗糙的方向发展，与舌质裂纹增多有关。

表 5 - 21　舌质纹理指标与糖脂代谢指标的相关性

| 指　　标 | | zhiCON | zhiASM | zhiENT | zhiMEAN |
|---|---|---|---|---|---|
| FPG | $r$ | 0.09 | −0.10 | 0.09 | 0.10 |
| （$n=386$） | $P$ | 0.09 | 0.04 * | 0.07 | 0.06 |
| TC | $r$ | 0.11 | −0.13 | 0.11 | 0.12 |
| （$n=331$） | $P$ | 0.04 * | 0.02 * | 0.04 * | 0.03 * |
| TG | $r$ | 0.20 | −0.19 | 0.19 | 0.19 |
| （$n=331$） | $P$ | 0.00 ** | 0.00 ** | 0.00 ** | 0.00 ** |
| HDL - C | $r$ | −0.04 | 0.03 | −0.04 | −0.04 |
| （$n=304$） | $P$ | 0.44 | 0.55 | 0.54 | 0.53 |
| LDL - C | $r$ | 0.07 | −0.08 | 0.07 | 0.08 |
| （$n=304$） | $P$ | 0.22 | 0.14 | 0.19 | 0.18 |

\* $P<0.05$；\*\* $P<0.01$。

5. 舌象高光谱成像技术与健康评估

1）高光谱成像技术原理

成像光谱仪在对目标对象空间特征成像的同时，对每个空间象元经过色散或分光，形成几十个乃至几百个窄波段以进行连续的光谱覆盖。这样形成的遥感数据可以用"图像立方体"来形象描述，其中两维表征空间，一维表征光谱。

2）高光谱成像采集分析系统

高光谱成像采集分析系统包括光源和高光谱信息采集系统。光源大多采用卤素灯，高光谱信息采集系统包括前置光学系统、分光系统和 CCD 面阵探测器，前置光学系统接收被测物反射光信息并成像，分光系统对反射成像进行分光，并由 CCD 面阵探测器进行信号检测。

3）高光谱成像技术在舌诊中的应用进展

目前，舌象中舌质、舌苔的分割、特征提取多基于图像处理技术，然而，现有的方法在信息量方面还不能满足中医临床的需要，为了探究舌象更多信息，有研究将高光谱成像技术用于中医舌诊舌苔信息的提取中，以获得在全波段内舌体信息，为中医舌诊客观化提供一种新途径。

由于高光谱舌象图像具有丰富的图谱信息,数据量大,图像波段之间具有高相关性和高冗余度,直接利用原始波段做纹理分析很不经济,因此,在进行舌象纹理特征提取时,往往需要使用主成分分析等算法去除冗余信息,提取出具有代表性的特征从而降低光谱数据维。

虽然,高光谱成像技术应用于舌诊客观化目前尚处于探索阶段,但是,高光谱成像技术应用于中医舌诊研究具有良好的应用前景,其可以使舌诊技术从图像技术"有什么、有多少"的传统定性、可测量,向"哪里有、有什么、有多少"综合测量转变,将光谱分析技术"定性与定量"和图像分析技术的"定位"相结合的光谱成像技术,具有一定的技术优势。如何充分利用高光谱舌象图像的图像、光谱两方面的信息,并应用于亚健康状态评估、疾病诊断与分型值得进一步深入研究。

## 5.3 脉诊技术研究与亚健康评估应用

脉诊是中医四诊中较具特色的诊法之一,已有几千年的历史,历代医家通过长期的临床实践认识到脉诊在中医辨证中的重要作用,医者根据脉象的变化来辨别疾病的性质、部位、演变,并与其他三诊结合做出正确的诊断并指导治疗法则,故有"脉为医之关键"之说。

脉诊的诊脉部位史上有多种,主要有《素问·三部九候论》中的三部九候诊法,即遍诊法,《灵枢·终始》中的人迎寸口合参诊法,《素问·五藏别论》中的独取寸口以诊察疾病,如寸口诊法,汉代张仲景《伤寒杂病论》所用的寸口、趺阳、太溪三部诊法。其中"独取寸口"在经《难经》正式提出后,晋代王叔和在《脉经》中确立了"独取寸口"诊法并趋于完善,一直沿袭至今。寸口是肺经原穴所在之处,且肺朝百脉与宗气变化一致,寸口脉动能反映十二经脉气血变化的情况。从生理学角度出发,寸口脉即桡动脉,属于中动脉,较大动脉与小动脉解剖位置表浅,更易触及且位置明确固定,为最理想的诊脉部位。

脉搏波是人体释放的一种信号波,以振荡波的形式在脉管中传播,形成脉象。脉象可以反映出人体整体的生理、病理信息,对临床诊断疾病有重要的参考价值。脉诊是非常具有中医诊病特色的方法之一,具有独特的理论体系。自古以来,在临床诊病中担当着十分重要的作用,但是脉诊的发展仍无法摆脱"在心易了,指下难明"之窠臼。20 世纪 50 年代以来,随着科学技术的发展和应用,以及生物医学、数学、物理学、生物力学、生物工程学、计算机科学等和中医领域的融合,脉诊客观化、数字化的研究已经取得了长足的进展,取得的成果也被积极应用于教学、临床、科学研究等方面。

目前脉图获取主要依靠脉象信号的检测技术,不同的检测方法对脉图的获取有着不同的影响。随着传感器的不断发展,采集信息的速度和精度也不断提高。在脉图的获取手段上不断多样化及精确化,分析方法上灵活多样,脉图分析更接近中医临床。分析方法体现出两种获取特征信息的新趋势:一是在原有信息来源的基础上,研究脉图分析的新方法及技术,发现新的特征参数;二是开发新的信息来源,如新型传感器的应用、新的信号提取方法,并应用新的分析技术。

近年来,在计算机技术发展基础上,结合中医脉诊理论,脉诊数字化技术的应用更加专注于对健康人群和亚健康人群、临床常见病(如糖尿病、冠心病、肿瘤)患者的脉图信息进行分析及脉图优势分析。本研究团队已有主要基于脉象信号分析的亚健康综合诊断仪的专利研究基础,这为健康评估、亚健康评估、临床病症诊断及疗效评价提供了一种可行途径。

以下内容主要从脉诊信息采集规范技术、脉图分析技术及脉诊技术在亚健康评估中的应用等三个方面阐释了本研究团队近年来的研究成果。

### 5.3.1　脉诊信息采集规范技术

中医脉诊仪的设计是以中医理论为基础,通过采集寸口桡动脉脉搏跳动的信息来分析人体整体生理、病理信息。传感器作为脉诊仪的核心部件,即模拟中医师的切脉,将切脉压力和脉搏搏动压力转换成可方便测量的物理量。目前,单点探头传感器以上海中医药大学 ZM－Ⅰ、ZM－Ⅲ型智能脉诊仪(图5－51)等应用最为广泛。

ZM－Ⅲ型智能脉诊仪始于20世纪80年代,中医脉诊现代化研究奠基人费兆馥教授等借助多学科融合研究,形成了稳定的压力采集传感器技

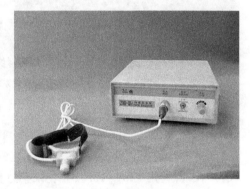

图5－51　ZM－Ⅲ型智能脉诊仪

术。下面针对以费兆馥教授、张志枫教授、许家佗教授为核心的中医诊断团队主导研发的4种脉诊仪器采集规范及分析做简要叙述。

1. 单部脉诊仪

1) ZM－Ⅲ型智能脉诊仪

(1)仪器介绍:由悬臂梁、晶体硅、压电薄膜等各式压力传感器等组成。

(2)采集规范

● 受试者要求:受试者静息稍候,待呼吸平稳后取正坐位,上臂放松,前臂自

然前伸微外展,手腕置于脉枕,手心向上,前臂平放于桌面,自然放松,在采集过程中保持同一姿势,减少干扰以免影响采集效果。

● 采集者要求:取受试者桡骨茎突内侧桡动脉搏动点(即中医脉诊的"关部"处)放置探头,调节按脉压力,模拟医生手指作轻、中、重5~10个压力段的序列测脉,记录从25~250 g压力下(每加压25 g左右记录一次)系列脉图,打印出测试资料,对脉图相关信息做分析处理。

2) PDA-1型脉诊仪

PDA-1型脉诊仪是由ZM-Ⅲ型智能脉诊仪改进而成,其工作原理与ZM-Ⅲ型智能脉诊仪一致,但外观上更加小巧,使用更加便捷。

(1) 仪器介绍:由单探头传感器及其相应分析软件组成(图5-52)。

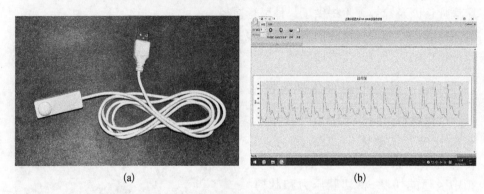

(a)　　　　　　　　　　　　(b)

**图5-52　PDA-1型脉诊仪传感器及采集分析系统**

a. PDA-1型脉诊仪传感器及采集系统;b. PDA-1型脉诊仪分析系统

(2) 采集规范

● 受试者要求:首先受试者静息5~10 min,待呼吸平稳后取正坐位,上臂放松,前臂自然前伸微外展,手腕置于脉枕,手心向上,前臂平放于桌面,自然放松,大臂与小臂夹角120°~135°,并在采集过程中保持同一姿势半分钟及以上,减少干扰以免影响采集效果。

● 采集者要求:将传感器的接口端插入计算机USB接口,查看端口号,输入受试者的基本信息,如编号、姓名、年龄、血压等。固定探头,确定取脉点(一般为受试者左手关部),采集者指腹按触受试者桡骨茎突内侧的桡动脉搏动最强点,必要时可做标记,放置探头,将绑带置于取脉点对侧,适当松紧固定绑带,将取脉探头置于取脉点,观察波形,以获得最高波峰为佳,波形稳定后采集时间一般为30 s(图5-53)。

若在采集开始后,受试者受到干扰,波形受到影响,采集者则可要求第二次采集,直到30 s的正常波形采集完整。

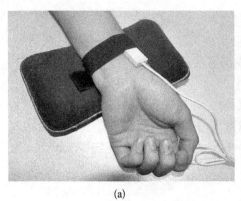
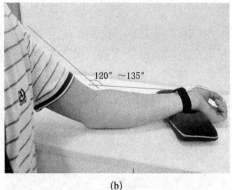

(a)　　　　　　　　　　(b)

**图 5 - 53　PDA - 1 型脉诊仪采集图示**

a. 脉诊采集部位；b. 脉诊采集姿势

采集过程中需观察采集界面，以获得受试者最佳峰值为宜，波峰和波谷完整，波幅的幅值与测试者手指感觉相应。

2. PDS - 1 型三部指压式脉诊仪

（1）仪器介绍：① 采样频率，500 Hz；② A/D 精度，10 位；③ 放大倍数，32 级同步硬件放大；④ 通信速率，256 000 bps；⑤ 通信接口，USB 接口；⑥ 输出数据，静态压力和动态脉搏波；⑦ 输出端口，三路传感器的交流直流模拟量；⑧ 内置心率传感器，同步采样；⑨ 内部集成压力超量程保护（图 5 - 54）。

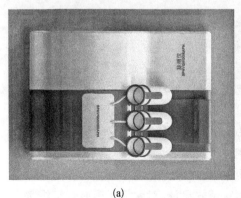
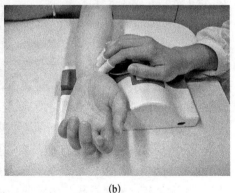

(a)　　　　　　　　　　(b)

**图 5 - 54　PDS - 1 型三部指压式脉诊仪**

a. 仪器俯视图；b. 指压式采集方法示意图

（2）采集规范

• 受试者要求：首先受试者静息 5~10 min，待呼吸平稳后取正坐位，上臂放松，前臂自然前伸微外展，腕部置于可伸缩式脉枕上，肩肘关节放松，曲肘约

120°,并嘱受试者尽量保持一种姿势,以免影响采集效果。

• 采集者要求:先用采脉惯用手确定寸、关、尺的位置,大致的浮、中、沉情况,并用水笔轻微标记寸、关、尺三部位置完成定位;将3个传感器固定于指套凹槽中,再将三指套分别套于示指、中指和环指上,同时将软件打开运行,输入受试者的基本信息及身高、体重、血压、病史及诊断情况并存储。采集前进行全通道调零和放大倍数的自动调节;采集过程中,三探头分别置于寸、关、尺,三指调节相对位移,至三通道均出现波形,保证三探头与寸、关、尺相对位置固定(图5-55)。

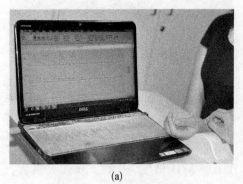 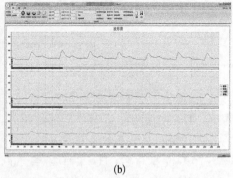

(a)                         (b)

**图5-55 PDS-1型三部指压式脉诊仪采集方法**

总按采集方法:同步采集,三指压力尽量调节在同一区段内,进行浮、中、沉取,每个波段记录6 s并保存。

单按采集方法:单部寸、关、尺分别进行浮、中、沉取,顺序为关、寸、尺,每个波段记录6 s并保存;最后记录关部30 s最佳取脉压力*下的最佳波形,并保存。每次取脉前都进行全通道调零以保证静态压力为零。总计采集时间为10~15 min。

首先,硬件系统采用指压式可调三部脉诊指套与可伸缩式脉枕,定位精准,并采用助力式掌指托,脉压调整便捷,实现三部脉象采集的稳定性与灵活性的统一;其次,目前脉象采集系统都采用脉象传感器与脉诊仪主机异体的模式,体积冗余,线路繁琐,相互连接复杂,采集过程中移动不便,容易产生干扰,不利于脉象信息的同步采集,实现了传感器与主板嵌入式基座的结合,构造进一步优化;最后,目前大多数单探头脉象传感器采用腕带式设计,对腕部肌肉血管组织都产生挤压,容易对桡动脉脉搏造成不必要的干扰。本系统摆脱了腕带式设计,更符合传统脉诊的取脉方式,有效解决了当前三部脉诊数据信息采集与分析装置中存在的问题。

---

   * 依据前期研究初步确定了寸、关、尺的浮、中、沉的压强值范围:浮取在0~45 mmHg,中取为45~90 mmHg,沉取为90 mmHg以上。

3. 多功能脉诊仪

多功能脉诊仪主要由传感器和数据处理电路板组成。传感器包括 3 个压力传感器、1 个光电传感器和 1 个心电导联,其是在传统单点脉诊仪的基础上增加了心电导联和光电传感器,可同步采集心电信号、指端光电容积脉搏波信号及压力波信号。

测量时脉搏波压力传感器放置于左手关部测量的位点,由绑带辅助固定,测量方法同 PDA－1 型脉诊仪。将心电导联接入电极片,放置于前臂内侧,用于采集心电信号;光电传感器是由发光装置、接收器及一个指端夹构成,将传感器放置于指端获取光电容积脉搏波。

数据处理模块主要是由脉诊仪电路集成主板构成,通过 USB 接口连接到电脑。该系统用于处理分析三部脉象数据信息,可同步采集心电信号、指端容积波信号,并且脉搏波零线和基线已由软件自动调整,避免了手动调整的不便。此外,该系统由 USB 连接到电脑,电脑主机提供的电能即可满足系统的正常运行与操作,同时实现将传感器采集的压力脉搏波信号、指端容积脉搏波信号及心电信号与电脑软件的交互式数据传输,信号经差分电路、滤波电路、直流分量调零和交流分量的幅度调整,经过 A/D 放大,由 USB 通信端口传入计算机。多功能脉诊仪脉搏波采集方法同 PDA－1 型脉诊仪。

4. PPS 阵列式传感器

PPS(pressure profile systems)阵列式传感器是由美国 PPS 传感器有限公司生产的一种电容式压力传感器,通过使用有弹性的、可压缩的电介质矩阵来构建,具有良好的重复性和敏感性。PPS 阵列式传感器是由 12 个 2.5 mm×2.5 mm传感元素安排在一个 4×3 阵列模式中,在两极板中间空隙面上下水平布置成4×3 排列的行与列交汇的单独电容。传感器尺寸大小为 10 mm×7.5 mm。当电极板上的压力发生改变时,通过选择性地扫描一个行和列,每个点的电容亦会发生改变,通过记录电容值,该处压力值即可被测出。由于 PPS 阵列式传感器具有专有驱动,可以实现最大的传感器响应每个传感元件。PPS 阵列式传感器损耗量小,位置固定,也无内部损耗,体积小,灵敏度高。PPS 阵列式传感器脉搏波采集方法参照 PDA－1 型脉诊仪。

## 5.3.2 脉图分析技术

1. 时域分析法

经典的脉图分析方法是以时域分析脉图中特征参数的意义。时域分析主要是分析脉搏波幅的高度与脉动时相的关系。主要内容是读出脉图的波峰与波谷,包括波、峡的高度(h)、相应时值(t、$w_1$、$w_2$)、脉图面积(As、Ad)等参数*。脉图评价各项脉图信息参数见图5-56。

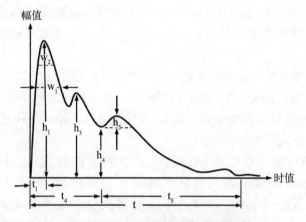

**图5-56 脉图各主要测量参数示意图**

$h_1$:主波峰顶端到脉搏波图基线(基线与时间轴平行)的高度,其主要反映了大动脉的顺应性和心脏左心室的射血功能;$h_3$:重搏前波波峰到脉搏波图基线的高度,其主要反映动脉血管的弹性功能和外周阻力(小动脉、微动脉对血流的阻力);$h_4$:降中峡谷底到脉搏波图基线的高度,其和动脉血管的外周阻力、主动脉瓣的关闭功能相关,其值大小与DBP相应;$h_5$:重搏波波峰顶端到脉搏波图基线高度减去$h_4$的高度,其与大动脉的顺应性、主动脉瓣功能有相关性;$t_1$:脉图起点到主波峰点的时值,其与左心室的快速射血期时间相对应;$t_4$:脉图起点到降中峡的时值,收缩期时值,与左心室的收缩期时间相对应;$t_5$:降中峡到脉图终止点的时值,即舒张期时值,与左心室的舒张期时间相对应;t:脉图的起始点到终止点的时值,与左心室的一个心动周期相对应(当心房颤动或者期外收缩时,与心电图的心动周期不完全一致);$w_1$:主波上1/3处的宽度值,动脉内高压力水平状态维持的时间;$w_2$:主波上1/5处的宽度值,动脉内高压力水平状态维持的时间

为更好、更清晰地反映和说明脉图特征与心血管状态,除了取幅值以外,还可以用各幅值参数的相对比值进行比较;为了更灵敏、更准确反映脉图信息,取时间参数的绝对值和相对比进行应用,具体如下。

$h_3/h_1$:主要反映外周阻力状况和血管壁的顺应性。

$h_4/h_1$:主要反映外周阻力的大小。当外周血管收缩,外周阻力相对增加,$h_4/h_1$增大(>0.45);反之,则$h_4/h_1$变小(<0.30)。

$h_5/h_1$:主要反映主动脉瓣的功能和主动脉的顺应性。当动脉顺应性降低,其$h_5/h_1$的值可能为0,甚至出现负值。

$h_1/t_1$:主要反映心血管功能的强弱情况。

$t_4/t_5$:主要反映左心室舒张期与收缩期的比值,与心率(heart rate,HR)有一定的关系。

---

\* 各脉图参数意义参考费兆馥主编的《现代中医脉诊学》。

$w_1/t$：主波上 1/3 处的宽度与整个脉动周期比值。其表示主动脉内持续高压力的时间在总脉动周期中的比例，是弦脉、滑脉的区别指标之一。

$w_2/t$：主动脉内持续高压时间在总脉动周期中的比例。

P_mean：脉率变异率，与心率变异性类比的设计，用来评估交感、副交感神经的兴奋性。其值升高，交感神经兴奋，反之副交感神经兴奋。

Pr：脉率（pulse rate），其快慢反映脉象的迟数。

Pp：最佳采脉压（pulse pressure），其大小反映脉象的浮、沉、虚、实。

S：脉图总面积，即收缩期面积（As）与舒张期面积（Ad）之和，与心输出量有关。

2. 脉图主波提取及分析技术

提取准确而有效的特征是模式识别分类的关键。脉图上最直观、最基本的特征是具有生理意义的几个关键拐点，即主波、重搏前波、重搏波及降中峡。这些特征不仅是时域分析的基本特征，同时也是一些频域分析的基础。因此，提高脉搏波的这些时域特征点的识别准确率是脉图分类准确率提高的关键。

主波提取方法基于香农能量和希尔伯特变换，重搏前波和重搏波的提取方法基于经验和领域知识，并在人工标注的数据集上与其他几种识别方法做比较，验证其准确率。

基于香农能量和希尔伯特变换的脉搏波主波提取算法总体框图（图 5-57）：脉搏波原始信号首先要经过带通滤波去除高频噪声（工频噪声）和低频噪声（基线漂移）；然后进行幅值归一化；归一化后的脉搏波再进行香农能量变换，并进行低通平滑滤波得到香农能量包络线；之后包络线在希尔伯特变换之后减去均值，滤除信号因突变产生的干扰，在此基础上找出香农能量包络线的峰值点，此时的峰值点是脉搏波主波的大概位置，接下来在香农能量包络线的峰值点左右约 0.25 s 的范围内找到脉搏波真正的主波位置。

1）脉搏波预处理

脉搏波预处理包括去除噪声和归一化过程。去噪的目的除了去除工频干扰、基线漂移、肌电、系统噪声、采集时人体抖动等引起的噪声外，还要尽量突出脉搏波主波，抑制除主波以外的脉搏波其他成分（主要是脉搏波的高频部分）。

脉搏波的有效频率范围在 30 Hz 以内，以 20 Hz 以内为主。其中，大部分都集中在 1~4 Hz。由于脉搏波主波在整个脉搏波中占据绝大部分能量，因此我们选择 1~4 Hz 的带通滤波对原始脉搏波 x[n] 进行滤波，把滤波后的脉搏波 f1[n] 用于主波提取。带通滤波器使用 MATLAB 软件设计，采用 6 阶、2 个通带截止点分别为 1 Hz 和 4 Hz 的切比雪夫滤波器（Chebyshev）I 型无限响应滤波器。滤波后脉图 f1[n] 进行归一化，确保信号范围在 -1~+1 之间。在实际应用中，采集到的脉搏波不仅形态多样，而且噪声复杂，预处理过程很难做到有效地去除各种噪

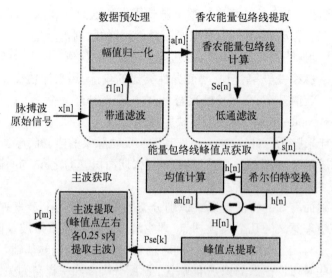

**图 5 - 57  脉搏波主波提取算法总体框图**

x[n]：原始脉搏波,n 为原始脉搏波采样点数;f1[n]：x[n]经过带通滤波后的数据;a[n]：对 f1[n]进行幅值归一化后的数据;Se[n]：a[n]的香浓能量包络线数据;s[n]：对 Se[n]进行低通滤波后的数据;h[n]：对 s[n]进行希尔伯特变换后的数据;ah[n]：对 h[n]进行均值计算后的数据;H[n]：h[n] 与 ah[n]融合后得到的数据;Pse[k]：对 H[n]进行峰值点提取后得到的峰值点集合,k 为峰值点个数;p[m]：对 Pse[k]进行主波提取操作后获得的最终的脉搏波主波集合,m 为主波个数

声,这就给各种特征识别算法带来了困难。香农能量包络线方法能够较好处理脉搏周期较小且周期图形较宽和脉搏波幅度不是很稳定的状况。在香农能量变换之后,低通滤波起到平滑作用,形成最终的香农能量包络线数据 Se[n]。低通滤波器是使用连续取两次平均而形成的三角滤波器。脉搏波香农能量包络线的峰值点并不是脉搏波主波,但却确定了脉搏波主波的大概范围。在香农能量包络线的峰值点的左右各 0.25 s 的范围内确定脉搏波主波。经过多次试验,确定使用 0.5 ~ 30 Hz 的带通滤波对原始信号进行滤波,在获得的滤波后信号中,划定主波范围,即香农能量包络线的峰值点的左右各 0.25 s 区间。由于实际中脉搏波波形变化各异,根据主波提取的具体方法的不同,主要存在的几种典型波形见图 5 - 58。

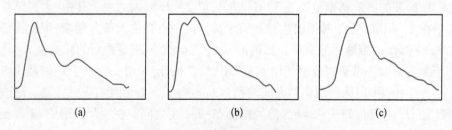

(a)                    (b)                    (c)

**图 5 - 58  脉搏波的不同主波类型**

图 5-58a 中,脉搏波的主波只需在确定的主波范围内找到最大幅值点。图 5-58b 中,主波位置为主波范围内最大幅值点之前的一个隆起波峰。由于一次差分信号过零点位置对应极值点,所以只需在主波范围内找到一次差分信号中第一个从正到负、过零点的位置即真正主波位置。图 5-58c 中,主波位置为主波范围内最大幅值点之前的较小的波峰,而此波峰不是特别明显,并不是极值点,但却是一个变化较快的拐点。所以这个拐点在一次差分信号中不能过零点,但却与二次差分信号中过零点的位置相对应。这种情况下需要利用二次差分信号进行检测。根据算法检测图 5-58 中三种脉搏波主波的效果见图 5-59,图 5-59a 是图 5-58a 中常规脉搏波所对应的主波检测结果,图 5-59b 则对应图 5-58b、5-58c 的主波检测结果。

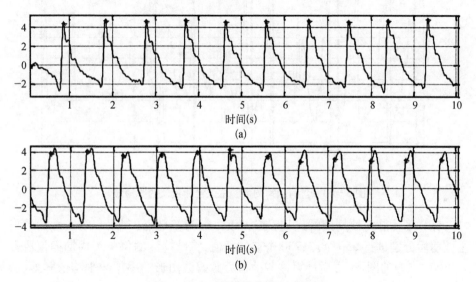

图 5-59  脉搏波主波检测效果图

2）基于经验和领域知识的其他时域特征点提取

脉搏波的重搏前波、重搏波是继主波之后具有明显生理意义的拐点,在基于时域特征的脉搏波分析中至关重要。由于脉搏波形态因人、因时、因病不尽相同,这给时域特征点的提取带来很大困难,很难有一种方法能很好地对多种形态的时域特征点进行识别。基于主波的脉搏波周期分段提取脉搏周期中的其他时域特征首先需要进行脉搏波周期分段,而主波是脉搏周期中最明显突出的波形,以主波作为划分脉搏周期的依据能够提高周期划分的准确率。基于主波的脉搏波周期分段的具体做法:在一次差分信号中,找到主波对应位置之前的、满足一定条件幅值的拐点位置,也就是一个脉搏周期的起始点位置。脉搏波中不可避免地存在噪声信号,这可能会影响脉搏周期所反映的有效信息,见图 5－60。图 5－60a 为一个噪声脉搏周期,图 5－60b 是因噪声较大造成的检测错误的主波。一般人体在一段时间内,脉搏波具有很强的周期性,脉搏周期之间具有高度的相似性,而像前述的几个噪声周期则与这条记录上其他脉搏波周期从形态上相差很远。因此,采用相似度比较方法,对划分的脉搏波周期进行处理,不但可以去除含有噪声的周期,还可以去除因主波检测错误导致的异常脉搏周期,从而保证时域特征检测在正确的脉搏波周期基础之上进行。

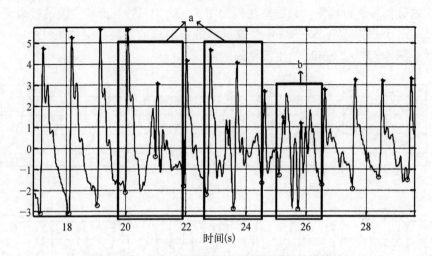

图 5－60　含有噪声周期和主波检测错误的脉搏波

计算平均脉搏波周期的过程:首先以主波为基准点,利用一维线性插值对主波前后分别进行 250 个点、750 个点的插值,将脉搏波的每一个周期插值成具有 1 000 点数的图形,之后计算这些插值后脉搏波图形的中位数平均值脉搏波,得到的结果称为平均脉搏波周期。获得平均脉搏波周期之后,以平均脉搏波周期为基础,计算每一个经过插值后的脉搏波周期的余弦形相似度,其中与平均脉搏波周期的相似度值<0.8 的脉搏波周期被认为是含有噪声的脉搏波周期,并且直接排除在外。余弦形相似度的优势在于,当被比较的两个空间向量趋势一致时,即使在两者距离一定的情况下,与其他相似度方法相比,余弦形相似度方法倾向给出更优解。

本研究为了提取重搏前波与重搏波两个特征,尝试使用基于小波变换的时域特征点提取方法和基于高斯模型拟合的时域特征识别方法,但结果都不太理想。基于小波变换的时域特征点提取方法由于脉搏波变化多样的形态,导致选择一个在所有脉搏波形态上都能准确提取所需的时域特征点的母小波非常困难,最后实验也证明,任选的一种母小波只对其中一些类型的脉搏波时域特征点提取较好,而对其他类型脉搏波却无能为力。同样是因为脉搏波变化多样的形态,基于高斯模型拟合的时域特征识别方法对原始脉搏波进行拟合后的波形与原始脉搏波相比失真严重,导致最后提取位置与实际位置误差较大。本研究通过学科间交流沟通,选用以经验和领域知识为出发点的方法,也即从专家经验和领域知识出发,仅利用差分信号,进行重搏前波、重搏波提取,这不仅降低了算法的复杂性,同时对多种脉搏波形态的特征提取都具有很好的性能,兼容性较好。根据专家经验和领域知识,首先通过实验,对脉搏波周期波形进行形态统计,得到的 8 种常见脉搏波周期的波形图(图 5 - 61)。

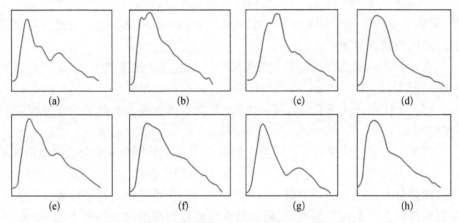

**图 5 - 61  提取的八种脉搏波波形图**

8 种脉搏波波形的分类是以各个波峰是否出现、出现的波峰斜率是否过零点为依据。图 5 - 61a 显示的是典型的正常的三峰脉搏波波形,呈现尖峰主波,重搏前波和重搏波都存在,且波峰向上隆起,即波峰斜率过零点。图 5 - 61g 显示的是典型的正常的二峰脉搏波波形,在健康青年人中常见。图 5 - 61b 和图 5 - 61c 均是重搏前波高于主波,其区别在于重搏波的波峰斜率是否过零点。图 5 - 61e 和图 5 - 61f 均呈现三峰,区别是重搏前波和重搏波的峰值斜率是否过零点。图 5 - 61d 和图 5 - 61h 属于同一个类型,只呈现两个波峰:圆顶主波和斜率不过零点的重搏波,但由于图 5 - 61h 中出现的重搏波较正常的脉搏波提前,在特征提取中此类型需特殊处理,所以在波形分类中将其列出。

8 种脉搏波波形的分类依据同时也是时域特征提取算法的基本原则。根据专家经验和领域知识确定阈值,在阈值范围内依据一次差分信号和二次差分信号判断区分波峰是否出现。规则中主要涉及三个阈值,即除主波之外的其他时域特征点出现的总的时间范围 $t_1$、重搏前波出现的时间范围 $t_2$、重搏波出现的时间范围 $t_3$。根据中医生的经验和中医脉象研究的结论目前脉搏波结束点前的大约0.05 s意义尚不明确,另外,如果从主波位置开始检测,算法可能会将主波误检为其他特征点,所以这里是从主波后0.03 s开始检测其他时域特征点。最终确定$t_1$区间开始处$t_1 begin = p[m]+0.03$,结束点$t_1 end = pend[m]-0.05$,区间长度为$t_1 length = t_1 end - t_1 begin$,即$t_1 = [p[m]+0.03, pend[m]-0.05]$为时域特征检测范围。其中$p[m]$表示第m个主波位置;$pend[m]$表示对应的脉搏波周期结束点位置。根据统计我们发现,重搏前波若存在则出现范围大都在$t_1$范围的前1/3内,所以取$t_2 = [t_1 begin, t_1 begin + 1/3 t_1 length]$;上述8种脉搏波波形中除图5-61 h波形外的其他7种波形的$t_1$范围的后2/3部分则为重搏波范围,取$t_3 = [t_1 begin + 1/3 t_1 length, t_1 end]$;而判定h波方法是根据主波1/5宽度大于一定值,确定h波后取$t_2 = [t_1 begin + 1/5 t_1 length, t_1 begin + 1/3 t_1 length]$。重搏波与重搏前波之间的波谷为降中峡。

在$t_1$范围内提取时域特征点首先是判断一次差分过零点个数,主要分以下几种情况。

(1)一次差分从正到负过零点个数>3,找到幅值最大的两个为重搏前波和重搏波。

(2)一次差分从正到负过零点个数为2,范围则分别为重搏前波和重搏波。

(3)一次差分从正到负过零点个数为1,判断位置在$t_2$范围为重搏前波,则在二次差分$t_3$的范围内找到最大过零点的位置,从而找到重搏波位置;反之,如果判断位置在$t_3$范围为重搏波,则在二次差分$t_2$的范围内找到最大过零点的位置,从而找到重搏前波位置。

(4)一次差分从正到负过零点个数为0,在$t_1$范围内直接进行二次差分,二次差分幅值最大的两个波峰位置为重搏前波和重搏波位置。部分脉搏波波形的时域特征点提取结果见图5-62。图中为了方便,标记出所有的波峰和波谷,其中"*"表示主波;"□"表示重搏前波波谷;"◇"表示重搏前波波峰;"◄""►"分别对应重搏波波谷和波峰。重搏前波是脉搏波中很难识别的时域特征,见图5-62a,人眼很难提取重搏前波,但从生理意义上重搏前波存在,本研究中使用的方法可以根据二次差分信号找到重搏前波出现的位置。

3. 阵列式脉图特征提取及分析技术

1)最佳脉图的提取

通过MATLAB软件编程,以幅值方差最小和脉动周期方差最小选择最佳通道的10个连续波形,提取最佳通道。

2)主波的识别

利用香农能量变换,将去噪后的脉搏波通过过滤得到香农能量包络线,之后通过希尔伯特变换找出香农能量包络线的峰值点,即主波幅值点。

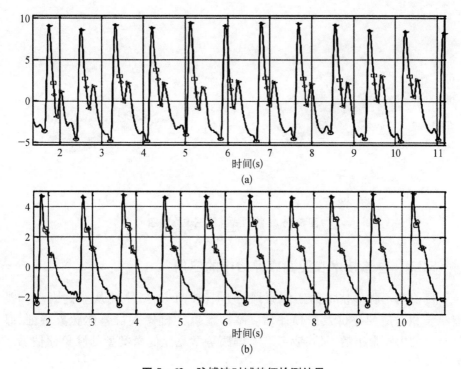

图 5-62　脉搏波时域特征检测结果

3）重搏前波和重搏波的提取

参考基于经验和领域知识提取重搏前波和重搏波的方法,先以主波的脉搏周期分段,确定主波和平均脉搏周期,最后通过专家经验对常见的波形分类,确定重搏前波和重搏波特征及提取脉图特征参数。

4）三维立体脉图的构建

经过去噪、主波识别与提取、重搏前波和重搏波提取,可获取 12 通道的脉搏波图,从而构建三维立体脉图,进而对脉象的三维特征进行更全面地描述(图 5-63)。

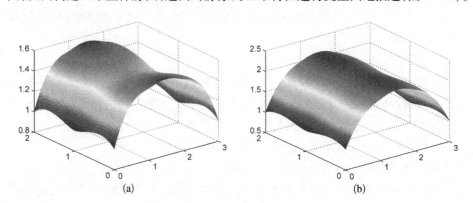

(a)　　　　(b)

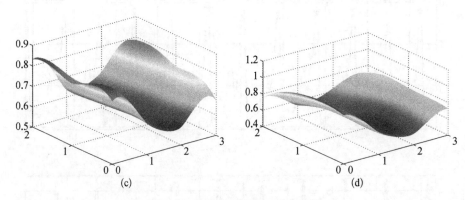

图 5-63　阵列式脉图三维立体图

### 5.3.3　脉诊技术在亚健康评估中的应用

目前基于脉诊技术的亚健康评价开展较为丰富,主要从亚健康不同类型给予相对应的评价及干预评估。本研究就亚健康人群整体脉象特征、基于脉图的生物学年龄评估、疲劳型亚健康等常见亚健康类型的脉象评估做系列阐述。

1. 不同健康状态人群脉图特征研究

针对健康及亚健康人群特点,本研究纳入非疾病人群 1 720 例。以不同年龄梯度、不同健康状态人群为研究对象,采用课题组前期设计的 H20 量表进行大样本的流行病学调查,并通过自行研制的 PDA-1 型脉诊仪采集脉图,分析不同健康状态、不同年龄梯度人群脉图的分布规律,进而为中医临床健康评估研究提供客观化的方法和依据。

1) 研究对象

研究对象均为医院体检中心体检人群。根据前述选择标准,最终纳入符合标准的样本 1 720 例,其中男性 889 例,女性 831 例;健康状态者 730 例,亚健康状态者 990 例。

2) 研究方法

年龄梯度分段参考 WHO 提出的年龄分段标准,结合本次体检人群的特点及样本量情况,确定以 10 岁为一个年龄梯度进行分组,共分为<30 岁、30~39岁、40~49 岁、≥50 岁四个年龄梯度。

脉图采集方法及分析方法见本章 5.3.1 和 5.3.2。

3) 研究结果

(1) 不同健康状态人群的脉象特征:研究发现,亚健康组与健康组脉图参数比较,$h_5$ 值显著降低($P<0.01$),$t_1$、$t_4$、$t_5$、$h_3/h_1$、$h_4/h_1$、$t_4/t_5$、$w_1/t$、$w_2/t$ 值显著升高($P<0.05$,$P<0.01$)。这说明亚健康组的左心室射血功能和大动脉顺应性降低,动脉血管弹性降低,外周阻力增加,脉偏弦(表 5 - 22,图 5 - 64)。

表 5 - 22 健康组与亚健康组脉图参数比较($\bar{x}\pm s$)

| 参　　数 | 健康组($n=730$) | 亚健康组($n=990$) |
|---|---|---|
| $h_5$ | 0.66±0.72 | 0.51±0.65 ** |
| $t_1$ | 0.13±0.02 | 0.13±0.02 ** |
| $t_4$ | 0.34±0.03 | 0.35±0.03 ** |
| $t_5$ | 0.40±0.02 | 0.41±0.02 * |
| $h_3/h_1$ | 0.62±0.14 | 0.64±0.13 ** |
| $h_4/h_1$ | 0.38±0.09 | 0.39±0.09 * |
| $t_4/t_5$ | 0.84±0.05 | 0.85±0.05 ** |
| $w_1/t$ | 0.19±0.05 | 0.20±0.05 ** |
| $w_2/t$ | 0.13±0.04 | 0.14±0.04 ** |

* 与健康组比较,$P<0.05$;** 与健康组比较,$P<0.01$。

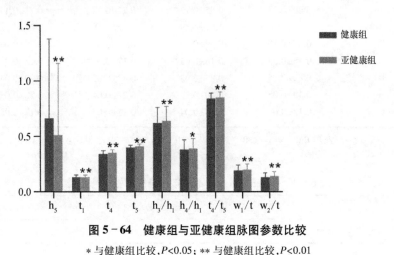

图 5 - 64 健康组与亚健康组脉图参数比较

* 与健康组比较,$P<0.05$;** 与健康组比较,$P<0.01$

(2)健康状态人群不同年龄梯度脉图参数比较:健康状态人群中,40~49 岁组与≥50 岁组比较,脉图各参数差异均无统计学意义($P>0.05$)。总体分析,40 岁以上与 40 岁以下各组间比较,脉图各参数差异有统计学意义($P<0.05$,$P<0.01$);主要表现为 $h_5$ 值降低($P<0.01$),$h_3$、$h_4$、$t_4$、$h_3/h_1$、$w_1/t$ 等显著升高($P<0.05$,$P<0.01$)。这说明在健康状态下,随着年龄的增长,动脉血管弹性降低,外周阻力增加,血管紧张度偏高。基于此,进一步研究年龄梯度变化与相关脉图参

数变化的趋势,健康状态人群中,40~49 岁组、≥50 岁组与<30 岁组、30~39 岁组比较,$h_5$、$t_1$、$t_4$、$h_3/h_1$、$t_4/t_5$、$w_2/t$ 等参数的差异显著($P<0.001$)。脉图特异性变化大致可以 40 岁作为分界线,40 岁以上人群的 $h_5$ 降低,$h_3/h_1$、$w_1/t$、$w_2/t$ 等升高。这说明随着年龄的增长,健康状态人群的血管弹性逐步降低,血管紧张度逐渐升高(表 5-23,表 5-24,图 5-65)。

表 5-23　健康状态人群不同年龄梯度脉图参数比较($\bar{x}\pm s$)

| 参　数 | <30 岁组<br>($n=477$) | 30~39 岁组<br>($n=175$) | 40~49 岁组<br>($n=49$) | ≥50 岁组<br>($n=29$) |
|---|---|---|---|---|
| $h_1$ | 12.84±4.47 | 13.10±4.43 | 14.15±4.62 * | 13.34±5.41 |
| $h_3$ | 7.67±3.07 | 8.57±3.33 ** | 10.21±3.59 ** ## | 9.64±4.53 * |
| $h_4$ | 4.76±1.96 | 5.05±1.86 | 5.82±1.98 ** # | 5.20±1.95 |
| $h_5$ | 0.78±0.73 | 0.55±0.65 ** | 0.20±0.56 ** ## | 0.10±0.38 ** ## |
| $t$ | 0.82±0.12 | 0.83±0.11 | 0.86±0.12 * | 0.88±0.21 |
| $t_1$ | 0.12±0.01 | 0.13±0.02 ** | 0.14±0.02 ** ## | 0.15±0.02 ** ## |
| $t_4$ | 0.33±0.03 | 0.34±0.03 ** | 0.36±0.03 ** ## | 0.37±0.03 ** ## |
| $t_5$ | 0.40±0.02 | 0.41±0.02 * | 0.41±0.02 * | 0.41±0.02 |
| $h_3/h_1$ | 0.60±0.13 | 0.65±0.13 ** | 0.72±0.13 ** ## | 0.71±0.14 ** # |
| $h_1/t_1$ | 4.21±1.46 | 4.05±1.39 | 4.03±1.38 | 3.64±1.44 * |
| $h_4/h_1$ | 0.37±0.10 | 0.39±0.09 | 0.42±0.08 ** # | 0.39±0.08 |
| $t_1/t$ | 0.15±0.03 | 0.16±0.03 ** | 0.17±0.03 ** | 0.18±0.03 ** ## |
| $t_4/t_5$ | 0.82±0.05 | 0.85±0.05 ** | 0.88±0.05 ** ## | 0.90±0.04 ** ## |
| $w_1/t$ | 0.18±0.05 | 0.20±0.05 ** | 0.22±0.04 ** ## | 0.22±0.03 ** # |
| $w_2/t$ | 0.12±0.04 | 0.14±0.04 ** | 0.17±0.04 ** ## | 0.17±0.03 ** ## |

* 与<30 岁组比较,$P<0.05$; ** 与<30 岁组比较,$P<0.01$; # 与 30~39 岁组比较,$P<0.05$; ## 与 30~39 岁组比较,$P<0.01$。

表 5-24　健康状态人群不同年龄脉图参数变化趋势

| | $h_3$ | $h_4$ | $h_5$ | $t_4$ | $h_3/h_1$ | $w_1/t$ | $w_2/t$ |
|---|---|---|---|---|---|---|---|
| 40 岁为界,随着年龄增长 | ↑ | ↑ | ↓ | ↑ | ↑ | ↑ | ↑ |

(3) 亚健康状态人群不同年龄梯度脉图参数比较: 亚健康状态人群中,随着年龄梯度的增加,$h_5$ 值显著降低($P<0.01$),$t_1$、$t_4$、$t_4/t_5$ 值显著升高($P<0.05$, $P<0.01$)。这说明在亚健康状态下,随着年龄的增长,大动脉血管弹性降低或主动脉瓣硬化,外周阻力增加,血管紧张度偏高。进一步分析亚健康状态人群脉图参数随年龄梯度变化的趋势发现,<30 岁组、30~39 岁组与 40~49 岁组、≥50 岁组脉图参数有显著区别,主要表现在 $h_5$ 逐渐降低($P<0.01$),$t_1$、$t_4$ 值显著升高($P<0.05$,$P<0.01$)。具体结果见表 5-25,表 5-26,图 5-66。

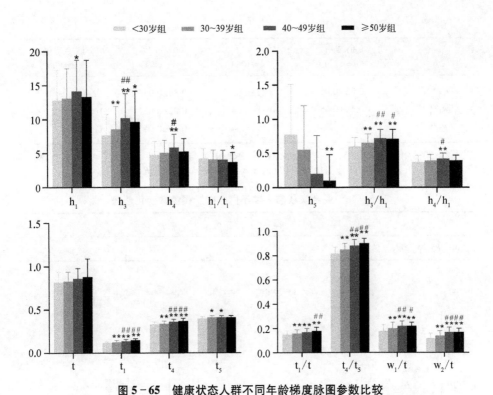

**图 5-65　健康状态人群不同年龄梯度脉图参数比较**

*与<30 岁组比较,$P<0.05$;** 与<30 岁组比较,$P<0.01$;#与 30~39 岁组比较,
$P<0.05$;##与 30~39 岁组比较,$P<0.01$

**表 5-25　亚健康状态人群不同年龄梯度脉图参数比较($\bar{x}\pm s$)**

| 参　数 | <30 岁组<br>($n=477$) | 30~39 岁组<br>($n=175$) | 40~49 岁组<br>($n=49$) | ≥50 岁组<br>($n=29$) |
|---|---|---|---|---|
| $h_1$ | 12.80±4.51 | 12.95±4.08 | 13.65±3.82 * | 14.84±5.79 ** # |
| $h_3$ | 7.79±3.02 | 8.69±3.15 ** | 9.61±3.28 ** # | 9.73±4.17 ** |
| $h_4$ | 4.83±1.94 | 5.19±1.79 ** | 5.41±1.66 ** | 5.25±1.97 |
| $h_5$ | 0.67±0.70 | 0.41±0.56 ** | 0.25±0.43 ** ## | 0.15±0.68 ** ##▲▲ |
| $t$ | 0.82±0.11 | 0.85±0.12 ** | 0.87±0.12 ** | 0.89±0.15 ** |
| $t_1$ | 0.12±0.01 | 0.13±0.02 ** | 0.14±0.02 ** ## | 0.15±0.02 ** ##▲ |
| $t_4$ | 0.34±0.03 | 0.35±0.03 ** | 0.36±0.03 ** ## | 0.37±0.03 ** ##▲ |
| $t_5$ | 0.40±0.02 | 0.41±0.02 * | 0.41±0.02 * | 0.41±0.03 ** |
| $h_3/h_1$ | 0.61±0.12 | 0.67±0.12 ** | 0.70±0.11 ** # | 0.68±0.24 * |
| $h_1/t_1$ | 4.15±1.47 | 3.92±1.24 | 3.95±1.16 | 4.07±1.72 |
| $h_4/h_1$ | 0.38±0.09 | 0.40±0.08 ** | 0.40±0.08 | 0.37±0.10 ##▲ |
| $t_1/t$ | 0.15±0.03 | 0.16±0.03 ** | 0.16±0.03 ** | 0.17±0.03 ** # |

（续表）

| 参　数 | <30 岁组<br>（$n=477$） | 30~39 岁组<br>（$n=175$） | 40~49 岁组<br>（$n=49$） | ≥50 岁组<br>（$n=29$） |
|---|---|---|---|---|
| $t_4/t_5$ | 0.83±0.05 | 0.86±0.05 ** | 0.88±0.04 ** ## | 0.90±0.05 ** ##▲▲ |
| $w_1/t$ | 0.19±0.05 | 0.21±0.04 ** | 0.22±0.03 ** # | 0.22±0.03 ** |
| $w_2/t$ | 0.13±0.04 | 0.15±0.04 ** | 0.16±0.04 ** # | 0.17±0.04 ** ## |

＊与<30 岁组比较，$P<0.05$；＊＊与<30 岁组比较，$P<0.01$；# 与 30~39 岁组比较，$P<0.05$；## 与 30~39 岁组比较，$P<0.01$；▲ 与 40~49 岁组比较，$P<0.05$；▲▲ 与 40~49 岁组比较，$P<0.01$。

表 5 - 26　亚健康状态人群不同年龄脉图参数变化趋势

| | $h_5$ | $t_1$ | $t_4$ |
|---|---|---|---|
| 40 岁为界，随着年龄增长 | ↓ | ↑ | ↑ |

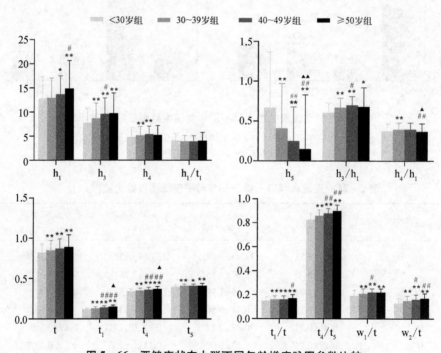

图 5 - 66　亚健康状态人群不同年龄梯度脉图参数比较

＊与<30 岁组比较，$P<0.05$；＊＊与<30 岁组比较，$P<0.01$；
#与 30~39 岁组比较，$P<0.05$；##与 30~39 岁组比较，$P<0.01$；
▲与 40~49 岁组比较，$P<0.05$；▲▲与 40~49 岁组比较，$P<0.01$

（4）同年龄梯度健康与亚健康人群脉图参数比较：结果显示，亚健康组与健康组同年龄组比较，有统计学差异的参数主要集中在 40 岁以下两组，具体包括：$h_5$ 值降低，$t_4$、$h_3/h_1$、$h_4/h_1$、$t_4/t_5$、$w_1/t$、$w_2/t$ 有升高趋势。这说明亚健康组的左心室射血功能和大动脉顺应性降低，动脉血管弹性降低，外周阻力增加，脉象偏弦。从亚健康状态参数变化来看，<30 岁、30～39 岁年龄梯度内，$h_5$ 显著降低（$P<0.05$）。<30 岁年龄梯度内的 $t_4$、$h_3/h_1$、$t_4/t_5$、$w_1/t$ 显著升高（$P<0.05$，$P<0.01$）；30～39 岁年龄梯度内，$t_4$、$h_4/h_1$ 显著升高（$P<0.05$ 或 $P<0.01$）。这说明同年龄梯度内，健康状态较差者反映在大动脉血管弹性降低或主动脉瓣硬化，外周阻力增加，血管紧张度相对较高。30～39 岁相较于<30 岁年龄梯度，$h_5$ 降低。40 岁以上年龄梯度亚健康与健康人群脉图参数相似，这可能与体检人群分布及整体生活状态相关，此年龄段人群已达到生活稳定状态，对于自身健康关注度及自我保健意识较强（表 5-27，表 5-28，图 5-67）。

**表 5-27　健康与亚健康状态人群不同年龄梯度脉图参数比较（$\bar{x} \pm s$）**

| 参数 | 健康组 | | | | 亚健康组 | | | |
|---|---|---|---|---|---|---|---|---|
| | <30 岁组（$n=477$） | 30～39 岁组（$n=175$） | 40～49 岁组（$n=49$） | ≥50 岁组（$n=29$） | <30 岁组（$n=510$） | 30～39 岁组（$n=320$） | 40～49 岁组（$n=111$） | ≥50 岁组（$n=49$） |
| $h_1$ | 12.84±4.47 | 13.10±4.43 | 14.15±4.62 | 13.34±5.41 | 12.80±4.51 | 12.95±4.08 | 13.65±3.82 | 14.84±5.79 |
| $h_3$ | 7.67±3.07 | 8.57±3.33 | 10.21±3.59 | 9.64±4.53 | 7.79±3.02 | 8.69±3.15 | 9.61±3.28 | 9.73±4.17 |
| $h_4$ | 4.76±1.96 | 5.05±1.86 | 5.82±1.98 | 5.20±1.95 | 4.83±1.94 | 5.19±1.79 | 5.41±1.66 | 5.25±1.97 |
| $h_5$ | 0.78±0.73 | 0.55±0.65 | 0.20±0.56 | 0.10±0.38 | 0.67±0.70 * | 0.41±0.56 * | 0.25±0.43 | 0.15±0.68 |
| $t$ | 0.82±0.12 | 0.83±0.11 | 0.86±0.12 | 0.88±0.21 | 0.82±0.11 | 0.85±0.12 | 0.87±0.14 | 0.89±0.15 |
| $t_1$ | 0.12±0.01 | 0.13±0.02 | 0.14±0.02 | 0.15±0.02 | 0.12±0.01 | 0.13±0.02 | 0.14±0.02 | 0.15±0.02 |
| $t_4$ | 0.33±0.03 | 0.34±0.03 | 0.36±0.03 | 0.37±0.03 | 0.34±0.03 ** | 0.35±0.03 ** | 0.36±0.03 | 0.37±0.03 |
| $t_5$ | 0.40±0.02 | 0.41±0.02 | 0.41±0.02 | 0.41±0.02 | 0.40±0.02 | 0.41±0.02 | 0.41±0.02 | 0.41±0.03 |
| $h_3/h_1$ | 0.60±0.13 | 0.65±0.13 | 0.72±0.13 | 0.71±0.14 | 0.61±0.12 * | 0.67±0.12 | 0.70±0.11 | 0.68±0.24 |
| $h_1/t_1$ | 4.21±1.46 | 4.05±1.39 | 4.03±1.38 | 3.64±1.44 | 4.15±1.47 | 3.92±1.24 | 3.95±1.16 | 4.07±1.72 |
| $h_4/h_1$ | 0.37±0.10 | 0.39±0.09 | 0.42±0.08 | 0.39±0.08 | 0.38±0.09 | 0.40±0.08 * | 0.40±0.08 | 0.37±0.10 |
| $t_1/t$ | 0.15±0.03 | 0.16±0.03 | 0.17±0.03 | 0.18±0.03 | 0.15±0.03 | 0.16±0.03 | 0.16±0.03 | 0.17±0.03 |
| $t_4/t_5$ | 0.82±0.05 | 0.85±0.05 | 0.88±0.05 | 0.90±0.05 | 0.83±0.05 * | 0.86±0.05 | 0.88±0.04 | 0.90±0.05 |
| $w_1/t$ | 0.18±0.05 | 0.20±0.05 | 0.22±0.04 | 0.22±0.03 | 0.19±0.05 ** | 0.21±0.04 | 0.22±0.03 | 0.22±0.03 |
| $w_2/t$ | 0.12±0.04 | 0.14±0.04 | 0.17±0.04 | 0.17±0.03 | 0.13±0.04 ** | 0.15±0.04 | 0.16±0.04 | 0.17±0.04 |

　　* 与健康组比较，$P<0.05$；** 与健康组比较，$P<0.01$。

**表 5-28　不同健康状态人群不同年龄脉图参数变化趋势**

| | | $h_5$ | $t_4$ | $h_3/h_1$ | $w_1/t$ | $w_2/t$ | $t_4/t_5$ | $h_4/h_1$ | $t_5$ |
|---|---|---|---|---|---|---|---|---|---|
| 健康到亚健康状态参数变化 | <30 岁组 | ↓ | ↑ | ↑ | ↑ | ↑ | — | — | — |
| | 30～39 岁组 | ↓ | ↑ | — | — | — | — | ↑ | — |
| | 40～49 岁组 | — | — | — | — | — | — | — | — |
| | ≥50 岁组 | — | — | — | — | — | — | — | — |
| | 整体 | ↓ | ↑ | ↑ | ↑ | ↑ | ↑ | ↑ | ↑ |

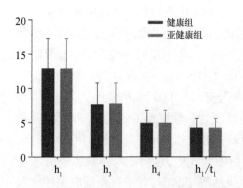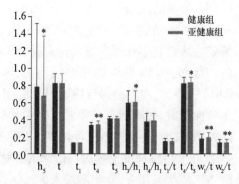

&lt;30岁年龄梯度健康组与亚健康组脉图参数比较

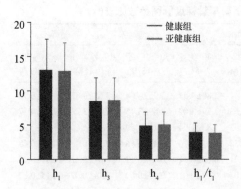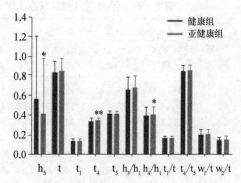

30～39岁年龄梯度健康组与亚健康组脉图参数比较

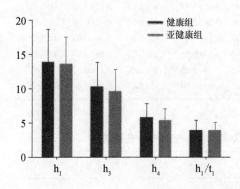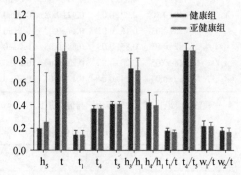

40～49岁年龄梯度健康组与亚健康组脉图参数比较

图 5-67　健康与亚健康状态人群脉图参数比较

* 与健康组比较，$P&lt;0.05$；** 与健康组比较，$P&lt;0.01$；<br/>$h_1$、$h_3$、$h_4$、$h_5$ 的单位为毫米（mm）；$t$、$t_1$、$t_4$、$t_5$ 的单位为秒（s）

以 40 岁作为分界线,健康状态人群有不同的脉图特异性变化。40 岁以下年龄组 $h_5$ 降低,$h_3/h_1$、$w_1/t$ 等升高,说明随着年龄的增长,非疾病人群血管弹性亦是逐步降低,血管紧张度逐渐升高。

不同年龄梯度的亚健康状态人群,其脉图参数有显著差异,主要表现在 $h_5$ 逐渐降低($P<0.01$),$t_1$、$t_4$ 显著升高($P<0.05$,$P<0.01$)。

结合以上分析,亚健康组的脉图核心参数集中在 $h_5$、$h_3/h_1$、$w_1/t$ 等的变化。根据脉图趋势提示,随着年龄的增加、健康状态的下降,血管弹性亦逐步降低,血管紧张度逐渐升高,反映出脉偏弦的特点。

研究结果提示,非疾病人群随着年龄的增大,动脉血管的张力、外周阻力均有增加,同时主动脉瓣的功能、大动脉的顺应性及左心室的射血功能也发生相应的变化,进而为后续的研究提供了基准数据。

现代研究发现,随着年龄的增加,血管的硬度发生改变,大动脉的顺应性逐渐降低,心血管疾病(包括高血压、冠状动脉粥样硬化性心脏病等)的发病率也逐渐升高。相关研究结果显示,以 40 岁为界限,随着年龄的增长,40 岁以上人群脉图参数 $h_3$、$h_3/h_1$、$h_5$ 均有明显的变化。因此,对非疾病人群不同年龄梯度的脉图参数进行比较,可为后续研究疾病人群脉图参数特征提供参考依据。

2. 基于脉图的生物学年龄调查研究

通常所说的"年龄",是以出生日期来计算的,称为"时序年龄"。这只是个体所经历的时间,不能完全说明个体衰老程度,而"生物学年龄"是根据个体生理学上或解剖学上的发育状况所测算出来的年龄。正常情况下,生物学年龄随时序年龄的增加而增加。生物学年龄和时序年龄也不一定完全一致,早衰、劳累、紧张、过度压力、疾病等因素都可造成生物学年龄的改变。目前,有关生物学年龄的测试方法很多,可以通过生理功能、代谢功能、生化指标等的变化及与之相关的整体和局部形态变化,经过测定的公式计算所得,也可通过脉图生物学年龄来反映生物学年龄的变化等。

脉搏波线性化理论引用无量纲参量 $M$、$N$ 和 $H1$ 以描述脉图的形态特征,将脉图的形态特征与生理参数联系起来进行分析。年龄越大,动脉管壁硬化程度越高,动脉管壁中波的传导速度就越快,或各种因素导致心室射血期延长,均可使 $M$ 值变大,脉图主波后缘阶梯数量增多,宽度增大。$N$ 值的增大,表现在脉搏波图形上,则使主波后缘抬高,伴有脉搏波切迹降中峡抬高。$H1$ 主要反映主波后缘第一阶梯和主波的相对差距。在正常生理条件下,臂动脉始端呈负反射,使得 $h_2$ 总低于 $h_1$,则 $H1$ 为负值;当臂动脉始端的阻抗升高,$H1$ 增大,主波后第一阶梯抬高。因此,借助脉搏波线性化理论的这三个无量纲参量,可以较敏感地分析脉图随生理参数变化的机制,可以分析脉图相应的心血管功能状态。根据心功能状态、动脉管壁的老化程度和年龄因素,将脉图参数与人体生理年龄之间的关系,作多元逐步回归,得到脉图生物学年龄的计算公式,并由计算机计算脉图生物学年龄。

1)研究对象

采用 ZM-Ⅲ型智能脉诊仪对上海地区不同年龄段 240 例健康人群的脉图生物学年龄进行检测,将人群按年龄段分成三组检测。其中,20~30 岁年龄组 80 人(男性 44 人,女性 36 人),31~50 岁年龄组 80 人(男性 32 人,女性 48 人),51~70 岁年龄组 80 人(男性 46 人,女性 34 人),分析其与时序年龄之间的关系。

2)研究方法

脉图采集及分析方法见本章 5.3.1 和 5.3.2。

3)研究结果

本实验结果显示,20~30 岁女性组脉图生物学年龄明显大于时序年龄,51~70 岁女性组脉图生物学年龄显著小于时序年龄,其可能原因有:① 生理和心理等原因。年龄较轻时,男性较同年龄女性血管硬度小,弹性大,外周阻力低,而年龄增大后,男女之间此差异逐渐缩小,因此年轻女性一般弦脉多于滑脉。另外,个体差异、家庭、工作、社会因素,以及精神、情绪稳定状态也可能出现超(减)龄变化。这些因素均应在生物学年龄的测试公式中得到反映。② 样本采集的原因。在本实验中,20~30 岁组女性以大学生为主;51~70 岁年龄组女性以知识分子为主(表 5-29)。

表 5-29　脉图生物学年龄与时序年龄的比较($\bar{x} \pm s$)

| 年龄组 | 性别 | 例数 | 时序年龄 | 脉图生物学年龄 |
|---|---|---|---|---|
| 20~30 | 男 | 44 | 23.52±1.67 | 23.73±7.57 |
| | 女 | 36 | 22.44±2.14 | 24.89±6.45 * |
| 31~50 | 男 | 32 | 42.19±5.01 | 43.69±7.07 |
| | 女 | 48 | 40.73±5.33 | 40.38±6.99 |
| 51~70 | 男 | 46 | 58.33±6.37 | 56.76±6.98 |
| | 女 | 34 | 60.38±7.47 | 55.53±9.22 ** |

* 与时序年龄比较,$P<0.05$;** 与时序年龄比较,$P<0.01$。

脉图生物学年龄的测定可以直接地反映生物学年龄的状态,而生物学年龄与心血管、肺、脑功能,心理功能及衰老程度、健康状况等相关,对疾病的发生、发展、预后及临床疗效观察都可以起到一定的作用。临床医生还能参考生物学年龄给人们提供饮食食谱、运动处方、心理教育等,从而改变患者不良的生活习惯,保持良好的情绪,预防疾病,延缓衰老,增进健康,提高生活质量。

3. 基于脉图的生物学年龄预测方法研究

1）研究对象

研究对象来自上海中医药大学附属曙光医院东部体检中心的体检人群,时间为2015年4月至2017年12月。根据纳入和排除标准得到健康组788人,年龄为(31.78±14.05)岁;亚健康组50例,平均年龄(30.14±4.89)岁。样本信息主要包括西医体检数据、问诊、脉诊数据。排除疾病人群,以H20量表作为健康和亚健康区分依据。脉图时域特征参考本章脉图时域分析内容,非时域特征基于小波包特征提取、经验模态方法特征提取,相关算法包括随机森林、Adaboost、SVM、ANN等。脉图生物学年龄模型建立的实验数据包括以脉图时域特征、非时域特征为主,问诊信息数据、体检数据等综合参数作为自变量,建立脉图生物学年龄预测模型。

2）研究结果

健康组年龄与脉图时域特征和非时域特征进行Pearson相关分析,脉图时域大部分特征都是与年龄呈正相关,而与非时域信息呈负相关,见图5-68。

亚健康组年龄与脉图时域特征和非时域特征进行Pearson相关分析,脉图时域特征$w_1$、As、$t_4$、$t_1$、$t_5$、t、$w_2$,以及非时域特征xbb_adad、xbb_aadd与生物学年龄有相关性,见图5-69。

4. 力竭性运动脉图研究

脉图检测方法应用于力竭性运动的观察,以期建立一种判断运动性疲劳的无创性脉图检测方法。

1）研究对象

实验志愿者为解放军海军某部健康男性战士37人,年龄(20.18±1.92)岁(18~27岁)。

2）研究方法

受试志愿者在MONARK829自行车功率仪上进行踏车运动,功率负荷从50W开始,每3 min增大50 W,加至200 W后功率不再增加,运动至力竭即完全无力继续踏车为止,休息3 min,呼吸相对平稳后进行脉图和生理、生化指标的检测。用ZM-Ⅲ型智能脉诊仪进行脉图检测,具体参见本章5.3.1。

3）研究结果

力竭性运动时,受试者的平均心率由74.31 b/min增至195.15 b/min。血压的改变则以DBP降低较为明显。SBP未见明显变化,提示力竭性运动后,脉压增大。测定运动前后乳酸脱氢酶(LDH)含量变化,有助于评定运动强度、运动量和身体机能,在大运动量或疲劳、组织损伤等情况下,LDH可出现明显升高。力竭性运动后LDH和肌酸激酶(CK)均表现出明显的升高,系大运动量时,肌细胞膜通透性增加,酶向细胞外释放所致。

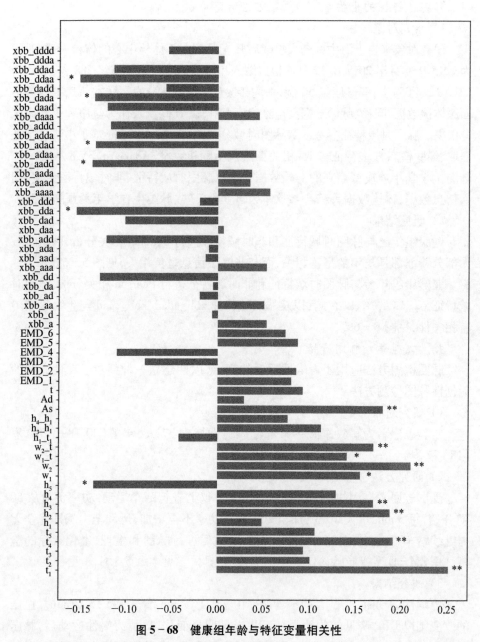

图 5-68　健康组年龄与特征变量相关性

"xbb_xxxx"表示对原始脉搏波信号进行 4 层小波包分解的数据。"xbb"表示小波包分解，"_"表示连接符，"x"表示高频或者低频，高频用"a"表示，低频用"b"表示，x 的位置表示层数。EMD_y：表示对原始脉搏信号进行经验模态分解后获取的 6 个分量的数据。y 取值范围为 1~6 的整数，表示分量序号(以下同)。

* $P<0.05$，** $P<0.01$

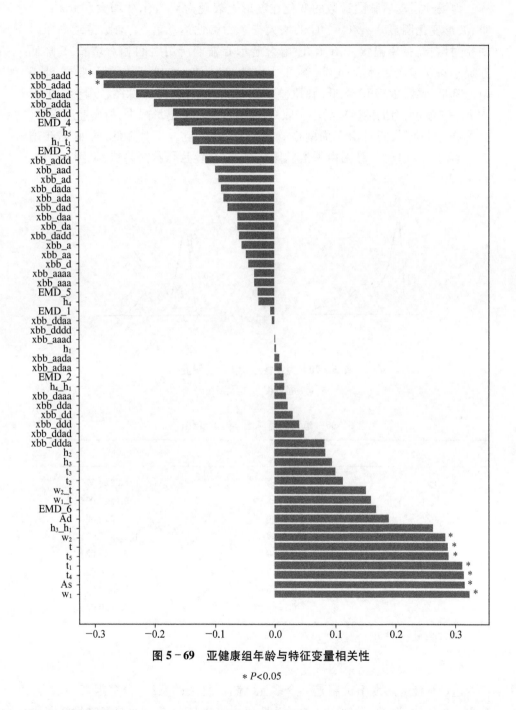

**图 5-69　亚健康组年龄与特征变量相关性**

\* *P*<0.05

　　力竭性运动后脉图参数的变化在波形上表现为 $w_1/t$、$t_1/t$ 增大和 $h_4/h_1$ 减小，波形变化明显。$w_1/t$、$w_1/t_4$ 的增大提示力竭性运动后，主动脉持续高压时间相对增长，脉象偏弦；$t_1/t$、$t_1/t_4$ 增大显示心缩期所用时间相对增长，S 降低亦提示每搏输出量降低；$h_4/h_1$ 减小则可能是周围小血管开放循环加强，外周阻力降低所致，故 DBP 降低，脉压差出现增大，脉势偏虚。脉图各项参数的变化进一步显示，力竭性运动后心脏收缩力降低，每搏输出量减少，射血速度下降，血管顺应性降低，同时由于周围血管的开放，外周阻力相对降低，故而 $w_1/t$ 增大，S 减小，$t_1/t$ 增大，脉图由平滑脉图趋势变为虚、弦脉脉图趋势，见图 5 - 70、表 5 - 30。

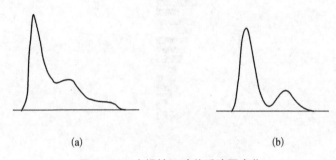

(a)　　　　　　　　　　　　　(b)

**图 5 - 70　力竭性运动前后脉图变化**

a. 运动前脉图；b. 运动后脉图

**表 5 - 30　运动前后脉图参数的变化（$\bar{x} \pm s$）**

| 参　数 | 运　动　前 | 运　动　后 |
|---|---|---|
| $h_1$ | 15.23±4.08 | 15.08±4.37 |
| $h_4/h_1$ | 0.33±0.09 | 0.15±0.09 *** |
| $h_5/h_1$ | 0.09±0.06 | 0.12±0.06 |
| S | 251.05±81.71 | 186.89±55.71 *** |
| $w_1/t$ | 0.13±0.02 | 0.19±0.02 *** |
| $w_1/t_4$ | 0.34±0.05 | 0.37±0.05 * |
| $t_1/t_4$ | 0.33±0.05 | 0.36±0.04 * |
| $t_1/t$ | 0.12±0.02 | 0.17±0.02 *** |

　　* $P<0.05$；*** $P<0.01$。

　　5. 急性运动性疲劳脉图研究

　　运动性疲劳的发生机制是一个多元、综合、复杂的系统，是多因素的综合。建立一种简捷、有效、无创伤性的运动性疲劳评估方法，也一直是运动性疲劳研究中的期望目标之一。脉诊是中医学重要诊断方法之一,是疾病诊断治疗、预后判断、机体状态综合评定所采用的一种独特方法。随着脉诊数字化、信息化检测方法及手段的日益成熟,将脉诊这一对人体全身性综合评估的诊断方法应用在运动性疲劳评估研究已经可行,其方法也充分发挥了中医脉诊的整体化诊断评价的优势。

1) 研究对象

研究对象为某高校健康大学生 34 人,男性,平均年龄为 20.76 岁。

2) 研究方法

受试者应用功率自行车进行力竭运动:起始负荷 50 W,后以 15 W/min 递增,同时注意自行车保持 50 r/min 的转速,直至受试者 HR>180 次/min,呼吸商(RER)≥1.15。运动结束后,休息 3 min,呼吸平稳后进行脉图、血压、LA 等指标的检测,观察指标主要包括:① 运动前、运动后血压;② 运动前、运动后脉图,包括 $h_1$、$h_3$、$h_4$、$h_3/h_1$、$h_4/h_1$、$h_5/h_1$、最佳取脉压力(Pm)、$w_1/t$ 和脉图生物学年龄、脉图特征等;③ 运动前后 LA 含量;④ 心肺功能。

3) 研究结果

结果显示,运动后的 LA 与运动前比较有极为显著的差异($P<0.01$)。有研究显示,当 LA/RPE*(×100)<100 时,可诊断为过度训练。本实验中的该比值明显低于这个量值,也反映了运动造模的有效性。实验通过同步观测心肺功能、记录主客观量表、LA 及 LA/RER 等内容,综合评估力竭运动形式导致急性运动性疲劳的造模效果。实验数据结果表明,这一造模和评估方式是可靠的(表 5 - 31)。

表 5 - 31  LA、LA/RPE(×100)情况($\bar{x}\pm s$)

| 参　　数 | 运动前 | 运动后 |
| --- | --- | --- |
| LA(mmol/L) | 1.53±0.46 | 6.24±1.16* |
| LA/RPE(×100) | — | 37.13±6.37 |

* 与运动前比较,$P<0.01$。

与运动前相比较,急性运动性疲劳后 HR 明显加快($P<0.01$),SBP 显著增大($P<0.01$),DBP 无明显变化;脉图上主要表现为重搏前波 $h_3$ 与降中峡 $h_4$ 显著降低($P<0.01$),$w_1/t$ 显著增大($P<0.01$),同时最佳取脉压力降低($P<0.05$)。这一变化反映在脉象特征上表现为急性运动性疲劳后脉象明显向浮、数、弦特征变化(图 5 - 71,表 5 - 32)。

---

　* RPE 指自觉疲劳程度(vating of perceived exertion)量表得分。

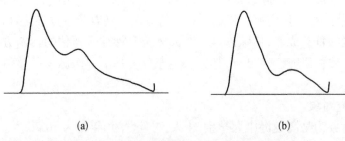

(a)                                    (b)

**图 5 - 71　急性运动性疲劳运动前后脉图变化**

a. 运动前脉图；b. 运动后脉图

**表 5 - 32　血压、脉图主要参数变化($\bar{x} \pm s$)**

| 参　数 | 运 动 前 | 运 动 后 |
|---|---|---|
| SBP(kPa) | 14.89±1.28 | 15.86±1.62** |
| DBP(kPa) | 9.58±1.10 | 9.82±5.45 |
| $h_1$ | 14.81±4.39 | 14.16±3.98 |
| $h_2$ | 8.69±3.41 | 7.69±3.30 |
| $h_3$ | 7.54±2.87 | 5.28±2.36** |
| $h_4$ | 5.84±1.59 | 2.75±1.11** |
| $h_5$ | 1.03±0.72 | 1.03±0.87 |
| $h_3/h_1$ | 0.51±0.12 | 0.38±0.14** |
| $h_4/h_1$ | 0.40±0.07 | 0.21±0.09** |
| $h_5/h_1$ | 0.08±0.08 | 0.07±0.05 |
| $w_1/t$ | 0.15±0.03 | 0.19±0.03** |
| Pm(g) | 96.53±22.04 | 86.83±22.24* |
| PR(b/min) | 76.91±11.64 | 103.63±11.94** |

*与运动前比较，$P<0.05$；**与运动前比较，$P<0.01$。

运动前后脉图生物学年龄都比时序年龄明显增大($P<0.01$)；运动后的增大更为明显，运动后与运动前比较脉图生物学年龄也有显著差异($P<0.05$)，明显增大。综合脉图各项参数变化情况，可以将 $h_3$、$h_4$、$w_1/t$、Pm、脉图生物学年龄的明显变化作为急性运动性疲劳的主要脉图判断依据(表 5 - 32，表 5 - 33)。

**表 5 - 33　急性运动性疲劳组脉图生物学年龄变化($\bar{x} \pm s$)**

| 时序年龄 | 脉图生物学年龄 | |
|---|---|---|
| | 运 动 前 | 运 动 后 |
| 20.76±1.02 | 32.09±11.45## | 39.21±16.71*## |

*与运动前比较，$P<0.05$；##与时序年龄比较，$P<0.01$。

急性运动后,心血管系统功能状态对工作肌肉供氧能力及运送相关的代谢产物能力急剧降低,是引起运动性疲劳的一个因素。因此,心输出量减少,外周阻力增加,机体的血流动力学的变化,可能是引起急性运动性疲劳脉象变化的主要原因。

6. 慢性运动性疲劳脉图的研究

运动性疲劳是运动医学中的研究热点,对运动员疲劳程度的准确判断和评价,是提高训练效果和运动成绩的重要保障。众多学者在对运动性疲劳产生机制的研究过程中,从不同的视角提出中枢神经系统保护性抑制、神经生理学性抑制、内环境平衡破坏等多种学说,说明运动性疲劳的产生是机体生命活动多种因素综合变化的结果。在运动员持续高强度的训练中,积累而成的慢性疲劳是不容忽视的,因此,本研究尝试采用大学生运动员持续 4 个月高强度训练的方式,使各生理、生化指标显示上具有一定评价效果。但运动员体质上的个体差异,使得同样强度的训练导致的疲劳程度不同,因此,造模方式仍然是导致疲劳程度产生差异的主要原因之一。慢性疲劳的造模仍然是研究中值得探讨的问题之一。

对运动性疲劳的评价目前主要在主观感觉、生理检测、生化检测三个层面展开。对运动员主观感觉(如采用 RPE 量表)和日常情绪的变化进行记录和分析,是进行疲劳诊断的必要手段,但是存在主观随意性大、缺乏客观指标等弊端,难以科学、准确地评价疲劳的程度。对血液和尿液生化指标的检测也是常用的方法,但缺点是具有创伤性。尿 pH、CK、血清尿素(UREA)等指标的变化主要反映能量物质和代谢产物等在运动中的变化;Hb、血清激素(如皮质醇、睾酮)水平能够反映机体的运动能力,而运动训练亦能明显影响其水平。

以往的研究主要集中在力竭性运动、急性运动性疲劳等脉图评估方面,研究结果显示脉图可以及时、综合、有效地评估运动性疲劳,与其他评估方法相比具有简捷、无创的优势,实用性强。

1) 研究对象

某高校女子排球队运动员 15 名,平均年龄 20.2 岁。

2) 研究方法

每周 4 次高强度训练,每次 2 h,持续 4 个月,具体训练方式由上海中医药大学体育部设计并执行。① 分别于训练前、训练中期(训练 2 个月、3 个月)、训练后(训练 4 个月)检测血压、脉图,观察指标包括脉名、Pm、$h_1$、$h_3$、$h_4$、$h_5$、$h_3/h_1$、$h_4/h_1$、$h_5/h_1$、$w_1/t$ 等;② 训练前后采集血液、尿液样本,测量血常规、尿常规、UREA、CK、血清皮质醇、血清睾酮;③ 训练前后进行心率变异性(heart rate variablity,HRV)测量,观察指标有 HR、总变异性(TV)、标准差(SD)、极低频带(VLF)、低频带

（LF）、高频带（HF）、LF/HF 等;④ 训练前后进行反应时测量,测量方法为受试者坐位,固定肘关节;拇指与示指张开,间距 4 cm,中间为 30 cm 塑料直尺的下缘;直尺自由下落,令受试者尽快用两指夹住;记录直尺下落的距离刻度,测试 3 次取平均值。

3）研究结果

慢性运动性疲劳后,脉率增加、DBP 增大（$P<0.05$）,降中峡 $h_4$ 抬高（$P<0.05$）,$w_1/t$ 增大（$P<0.01$）,最佳取脉压力呈先低后高,即慢性疲劳过程中脉象先变浮后变沉。脉图变化总的表现为主波变宽大,降中峡抬高并前移,脉象变弦（图 5−72,表 5−34）。

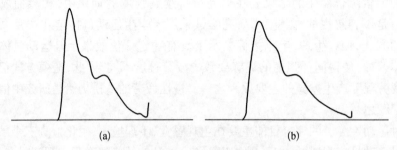

(a)　　　　　　　　　(b)

**图 5−72　慢性运动性疲劳运动前后脉图变化**

a. 造模前脉图;b. 造模后脉图

**表 5−34　慢性运动性疲劳前后血压、脉图参数比较（$\bar{x}\pm s$）**

| 参　数 | 训练前 | 训练 2 个月 | 训练 3 个月 | 训练后 |
|---|---|---|---|---|
| DBP（kPa） | 15.11±0.99 | 14.42±1.685 | 14.51±1.48 | 15.69±1.35 |
| $h_4$ | 4.60±1.87 | 5.23±1.67 | 4.03±1.76* | 5.45±1.24* |
| $w_1/t$ | 0.16±0.04 | 0.20±0.05** | 0.21±0.04** | 0.20±0.04** |
| Pm（g） | 111.72±23.32 | 105.66±16.15 | 97.12±18.31* | 115.96±35.51 |
| PR（b/min） | 82.4±11.67 | 85.27±8.19 | 94.35±15.27* | 85.52±10.99 |

＊与训练前比较,$P<0.05$;＊＊与训练前比较,$P<0.01$。

结果显示,慢性运动性疲劳后血清皮质醇、CK、UREA、Hb 都升高,尿 pH 下降,提示体内代谢产物堆积,肾上腺皮质功能亢进,人体处于一种应激状态。血清睾酮的下降提示长时间的训练导致运动性疲劳,下丘脑-垂体-性腺轴的活动受抑制。上述指标都是在运动性疲劳研究中常用的、较灵敏的指标,说明实验结果造模是成功的,且为进一步比较脉图参数的前后变化提供了可靠的依据（表 5−35）。

表 5 - 35　慢性运动性疲劳前后血液和尿液生化指标比较($\bar{x}\pm s$)

| 指　标 | 训练前 | 训练后 |
|---|---|---|
| 皮质醇($\mu$g/dL) | 9.31±2.17 | 17.27±5.18 ** |
| UREA(mmol/L) | 4.96±0.89 | 5.39±0.67 |
| CK（U/L） | 68.31±23.36 | 84.8±36.7 |
| Hb(g/L) | 109.31±11.67 | 137.93±7.25 ** |
| 尿 pH | 6.54±0.66 | 5.79±1.01 * |

＊$P<0.05$；＊＊$P<0.01$。

对运动性疲劳评价的生理指标主要为 HR、血压等心血管功能指标,而脉图正是机体心血管系统活动的综合体现。实验结果显示,慢性运动性疲劳时,脉率增加、DBP 增大、降中峡 $h_4$ 抬高、$w_1/t$ 增大,最佳取脉压力呈先低后高变化,即慢性疲劳过程中脉象先变浮后变沉。脉图变化总的表现为主波变宽大,降中峡抬高并前移,脉象变弦,提示慢性运动性疲劳后,机体功能的变化主要表现为外周阻力的增加,动脉顺应性降低。前期的研究提示,急性力竭性运动性疲劳以脉图主波宽大、降中峡降低、脉率增大、脉位变浮为主要脉图变化特点。急性、慢性运动性疲劳的脉图不同变化反映了机体对急慢性运动疲劳的反应状态不同,有助于对疲劳评估和性质的判断提供依据。

研究得知,脉图能客观地反映运动性疲劳的状态,通过对血压、脉图及反应时等指标的综合观察,可以尝试建立一种慢性运动性疲劳的无创伤检测方法。如果能进一步结合中医理论,在辨证论治原则指导下进行辨证分型,则更加有利于中药抗运动性疲劳干预作用的发挥。

7. 脑力性疲劳脉图研究

医学界对以疲劳为主要表现的亚健康状态的关注日益增长,疲劳的诊断与评估标准是其研究内容之一。脉诊是中医诊断、治疗疾病、判断机体综合状态的一种独特方法。脉象是建立在循环、呼吸、神经、体液等全身基础上的综合性生理指标,随着脉诊客观化技术的成熟,脉图具有简便、有效、无创伤的特点。曾有实验观察力竭性运动,结果发现力竭性运动后脉图参数与生化指标均有显著变化。在此基础上,将脉图应用于脑力性疲劳进行观察研究,尝试通过应试方法筛选和建立脑力性疲劳模型,并引入了高级神经活动测试量表对疲劳进行评估,并同步观察检测 HRV、尿生化等指标,可以为评估脑力性疲劳提供实验依据。

1）研究对象

实验志愿者为在校男性大学生,要求实验对象在考试期间每天学习、复习10 h 以上,持续 1 周,主观感觉疲劳。经过筛选,选取符合条件实验对象 20 名,年龄(18.89±0.96)岁。

2）研究方法

脑力性疲劳目前无确定的模型,本实验采用大学生的应试过程作为造模方法,并从学习时间强度和主观感觉方面进行筛选,利用高级神经活动测试量表,尝试建立脑力疲劳模型。根据高级神经活动测试量表,可测试神经活动的强度与灵活性。心理学研究表明,高级神经活动基本过程就是兴奋过程和抑制过程,当刺激过强、过多,作用时间过久(如考试复习)时,神经细胞的抑制过程发展,进入超限抑制。本实验中,脑力性疲劳受试者查阅总数及错误率明显升高,说明高级神经活动的灵敏度降低,活动强度下降,与"神经-肌肉疲劳链理论"相符,因此,长期的紧张复习考试降低神经冲动运动单位的募集,减少了脊髓神经冲动发射发放,导致疲劳。

3）研究结果

脑力疲劳后脉图参数 $h_1$、$h_2$、$h_3$、$h_4$、$h_2/h_1$、$w_1/t$ 显著升高。$h_2$、$h_3$、$h_4$ 上升反映了动脉血管弹性降低,外周阻力增加;$h_2/h_1$ 升高是血管顺应性降低的表现;$w_1/t$ 上升反映一个脉动周期中动脉血管内持续高压的时间增加;$h_1$ 表示左心室的射血功能,它的升高可能是备考期间为保证大脑供血量使心室射血功能应激性增高。从脉图上看,$h_2$、$h_3$ 升高导致重搏前波出现提前,位置升高;$h_4$ 升高反映脉搏波降中峡抬高;$w_1/t$ 的升高在图形上则表现出主波变化宽大、重搏前波向主波叠加的趋势。综合各项脉图参数可知,脉象由平滑趋向于弦滑脉。同时,最佳取脉压力的降低表示心理疲劳后脉位有由沉向浮变化的趋势,影响最佳取脉压力的因素有血管状态、组织活性、血压等,疲劳前后血压并未见明显变化,因此,最佳取脉压力降低仍考虑为外周阻力增加。由以上脉图参数进一步分析为脑力性疲劳后,主要表现为周围动脉血管弹性减少、外周阻力增加,脉象向浮、弦趋势转变。浮脉除表证外,中医还认为是正气损耗,虚阳浮越于表而致;弦脉可由阴血虚少,血脉失于濡养所致,正常人随年龄增长,脉象也可偏弦,因此,疲劳后脉象浮弦的变化与脉图生物学年龄增大的趋势相一致。实验显示,脑力性疲劳前脉图生物学年龄与时序年龄基本相符,疲劳后较疲劳前显著增大,平均增大6.61 岁(图5-73,表5-36)。

为了进一步评估心血管功能状态,在实验中进行 HRV 的测定。HRV 的频谱指标 VLF 反映了外周血管紧张度的调节、血容量的变化,以及肾素-血管紧张素的活性。一般认为,LF 受交感、迷走神经双重影响,而 HF 受迷走神经的影响。本实验中 VLF 的升高,推测是脑力性疲劳后,外周血管紧张度升高所致。本实验受试者疲劳后 RR 间期(RRI)下降,说明机体较疲劳前有老化倾向,结合脉象参数 $w_1/t$ 等的变化,说明脑力疲劳后血管弹性降低、血管紧张度和外周阻力增加,机体尤其是心血管功能状态老化,这与脉图生物学年龄变化反应一致(表5-37)。

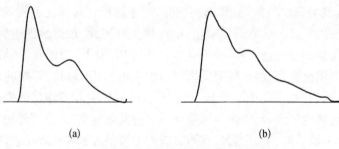

(a)                                        (b)

**图 5 - 73　脑力性疲劳前后脉图变化比较**

a. 疲劳前脉图；b. 疲劳后脉图

**表 5 - 36　脑力性疲劳前后脉图主要参数变化($\bar{x}\pm s$)**

| 参　数 | 疲　劳　前 | 疲　劳　后 |
|---|---|---|
| Pm(g) | 124.45±20.70 | 107.13±22.36* |
| $h_1$ | 13.36±2.65 | 15.08±2.76* |
| $h_2$ | 5.78±1.75 | 8.04±2.42** |
| $h_3$ | 5.00±1.54 | 6.41±2.26* |
| $h_4$ | 4.42±1.32 | 5.70±1.99* |
| $h_5$ | 1.59±0.95 | 1.26±0.74 |
| $h_2/h_1$ | 0.42±0.07 | 0.53±0.10* |
| $h_3/h_1$ | 0.37±0.09 | 0.42±0.11 |
| $w_1/t$ | 0.13±0.02 | 0.16±0.02** |

*$P<0.05$；**$P<0.01$。

**表 5 - 37　脑力性疲劳前后 HRV 参数变化($\bar{x}\pm s$)**

| 参　数 | 疲　劳　前 | 疲　劳　后 |
|---|---|---|
| TV(ms) | 4 795.36±2 610.48 | 3 795.39±2 188.01 |
| RRI(ms) | 865.47±80.04* | 812.89±80.90* |
| VLF(NU) | 25.90±11.12 | 43.30±21.57* |
| LF(NU) | 18.47±9.39 | 13.80±5.69 |
| HF(NU) | 18.91±13.13 | 21.00±15.54 |
| LF/HF | 3.21±3.28 | 1.43±1.13 |

*$P<0.05$。

　　为进一步研究脉图前后变化机制,本实验将脑力性疲劳与力竭性运动前后的脉图变化进行了比较。两者波形变化不同,主要表现在:脑力性疲劳后,脉图波形降中峡抬高,重搏前波出现提前,所以 $h_2$、$h_3$、$h_4$ 值增加,$w_1/t$ 增加,在图形上则表现出主波变化宽大、重搏前波向主波叠加的变化趋势;力竭性运动后,脉图则主要表现为降中峡低矮,脉搏周期缩短,主波所占时间比例相对增加,脉图面积减小,所以 $h_4/h_1$、脉图面积减小,$w_1/t$ 增大。因此,虽然脉图生物学年龄增大、$w_1/t$ 增加的趋势一致,但导致变化的根本原因不同。力竭性运动后,血管顺应性降低,周围血管开放,外周阻力降低,同时由于 HR 加快、每搏输出量减少、射血速度下降,产生了降中峡低矮、主波所占时间比例相对增加的变化;而脑力性疲劳后,可能由于疲劳、紧张等因素导致血管紧张度增加,血管外周阻力增加,以致产生降中峡抬高、主波宽大、重搏前波向主波叠加的变化。尽管两者在机制和图形变化上不同,但在脉图综合评估参数的变化趋势上却反映一致,都表现出脉图生物学年龄增大、$w_1/t$ 增加,说明力竭性运动和脑力性疲劳都存在着不同程度的心血管功能状态减退或老化的表现。

脑力疲劳后,高级神经活动的灵敏度降低,活动强度下降;生理上表现为周围动脉血管弹性降低,外周阻力增加,血管顺应性降低,通过脉图生物学年龄及 $w_1/t$ 的变化能较直观地反映出机体心血管功能老化的倾向,HRV的变化也同样反映了这一趋势。本实验显示,运用脉象检测仪记录脉搏波形变化,通过脉图分析可以尝试建立"力竭性运动""脑力性疲劳"等的无创伤的检测手段。

8. 基于脉象的易筋经锻炼疗效评价研究

1)研究对象

选择亚健康状态的在校大学生 37 例为亚健康组。其中,男性 4 例,年龄 22~24 岁;女性 33 例,年龄 20~22 岁。选择健康状态的在校大学生 31 例为健康组,其中,男性 9 例,年龄 18~21 岁;女性 22 例,年龄 18~22 岁。

2)研究方法

亚健康组进行易筋经练习,每次 40~50 min,每周 1 次,连续锻炼 5 周。采用PDA-1 型脉诊仪采集提取受试者脉图特征参数,以时域分析法进行脉图分析。对上海中医药大学大学生脉图进行可视化分析识别,为易筋经锻炼改善大学生健康状态提供客观依据。

3)研究结果

(1)亚健康组易筋经练习前后脉图特征参数比较:易筋经锻炼后,脉图特征参数 t 明显升高($P<0.05$),脉图特征参数 $w_1/t$、$w_2/t$ 明显降低($P<0.05$)。t 对应左心室的一个心动周期,t 升高,HR 减慢,说明坚持易筋经锻炼有助于减慢 HR。$w_1/t$、$w_2/t$ 分别对应脉图主波上 1/3 和上 1/5 的持续时间,易筋经练习后 $w_1/t$、$w_2/t$ 均降低,说明易筋经锻炼有助于改善左心室射血功能(表 5-38)。

表5-38　亚健康组易筋经练习前后脉图特征参数比较($\bar{x}\pm s$)

| 组　别 | 例　次 | t | $w_1/t$ | $w_2/t$ |
|---|---|---|---|---|
| 练习前 | 183 | 0.801±0.007 | 0.170±0.003 | 0.113±0.002 |
| 练习后 | 192 | 0.831±0.008 * | 0.160±0.003 * | 0.106±0.002 * |

*与练习前比较,$P<0.05$。

（2）亚健康组易筋经练习前后动态脉象特征：易筋经锻炼前,与第1周比较,第3、4周脉图特征参数 $h_3/h_1$、$h_4/h_1$ 明显升高（$P<0.05$）,第5周脉图特征参数 $h_4/h_1$ 明显升高（$P<0.05$）；各周脉图特征参数 t、$t_1$、$t_1/t$、$w_1/t$、$w_2/t$ 比较,差异无统计学意义（$P>0.05$）。

练习易筋经后,与第1周比较,第4周脉图特征参数 $t_1$ 明显降低（$P<0.05$）；与第4周比较,第5周脉图特征参数 $t_1$ 明显升高（$P<0.05$）；与第1周比较,第2周脉图特征参数 $t_1/t$ 明显降低,$h_4/h_1$ 明显升高（$P<0.05$）；各周脉图特征参数 $h_3/h_1$、t、$w_1/t$、$w_2/t$ 比较,差异无统计学意义（$P>0.05$）（表5-39,图5-74）。

表5-39　亚健康组易筋经练习前后脉图特征参数比较($\bar{x}\pm s$)

| 参数 | 第1周 | | 第2周 | | 第3周 | | 第4周 | | 第5周 | |
|---|---|---|---|---|---|---|---|---|---|---|
| | 练习前 ($n=36$) | 练习后 ($n=37$) | 练习前 ($n=34$) | 练习后 ($n=30$) | 练习前 ($n=20$) | 练习后 ($n=24$) | 练习前 ($n=13$) | 练习后 ($n=18$) | 练习前 ($n=13$) | 练习后 ($n=18$) |
| $h_3/h_1$ | 0.506± 0.017 | 0.519± 0.021 | 0.541± 0.021 | 0.557± 0.024 | 0.580± 0.027 * | 0.543± 0.030 | 0.578± 0.027 * | 0.556± 0.020 | 0.543± 0.034 | 0.523± 0.026 |
| $h_4/h_1$ | 0.301± 0.145 | 0.309± 0.016 | 0.339± 0.199 | 0.373± 0.019※ | 0.352± 0.022 * | 0.328± 0.020 | 0.376± 0.021 * | 0.346± 0.011 | 0.372± 0.023 * | 0.331± 0.160 |
| t | 0.789± 0.017 | 0.809± 0.020 | 0.806± 0.022 | 0.848± 0.015 | 0.842± 0.022 | 0.840± 0.022 | 0.832± 0.026 | 0.842± 0.025 | 0.829± 0.023 | 0.827± 0.017 |
| $t_1$ | 0.117± 0.002 | 0.121± 0.002 | 0.122± 0.002 | 0.119± 0.001 | 0.120± 0.002 | 0.119± 0.002 | 0.118± 0.002 | 0.116± 0.003※ | 0.121± 0.003 | 0.123± 0.002# |
| $t_1/t$ | 0.153± 0.005 | 0.153± 0.004 | 0.153± 0.005 | 0.141± 0.003※ | 0.145± 0.004 | 0.143± 0.004 | 0.142± 0.004 | 0.142± 0.005 | 0.145± 0.005 | 0.152± 0.004 |
| $w_1/t$ | 0.163± 0.005 | 0.168± 0.006 | 0.172± 0.008 | 0.173± 0.009 | 0.186± 0.013 | 0.166± 0.009 | 0.178± 0.009 | 0.148± 0.009 | 0.171± 0.011 | 0.153± 0.009 |
| $w_2/t$ | 0.108± 0.003 | 0.111± 0.003 | 0.111± 0.005 | 0.113± 0.005 | 0.124± 0.011 | 0.109± 0.006 | 0.112± 0.005 | 0.098± 0.006 | 0.114± 0.008 | 0.106± 0.006 |

*与第1周练习前比较,$P<0.05$；※与第1周练习后比较,$P<0.05$；#与第4周练习后比较,$P<0.05$。

与第1周练习前比第3、4周脉图特征参数 $h_3/h_1$ 有所增大,第5周开始降低,$h_3/h_1$ 主要反映血管顺应性和外周阻力变化,说明长期进行易筋经锻炼可能有助于改善血管顺应性,降低血管外周阻力。第3～5周脉图特征参数 $h_4/h_1$ 增

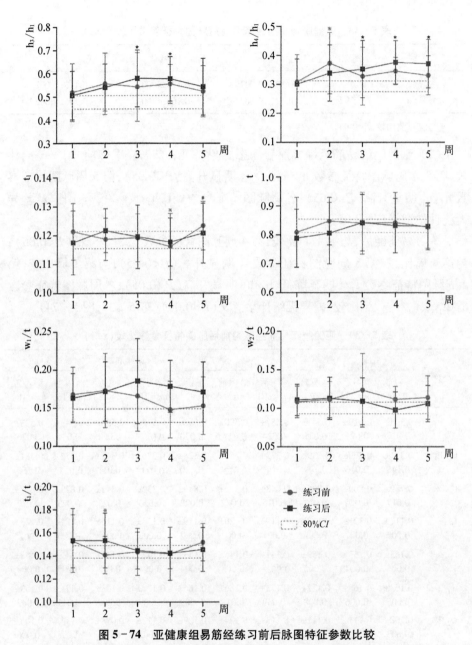

**图 5 - 74  亚健康组易筋经练习前后脉图特征参数比较**

*与第 1 周练习前比较,$P<0.05$;※与第 1 周练习后比较,$P<0.05$;#与第 4 周练习后比较,$P<0.05$

大,$h_4/h_1$ 主要反映外周阻力情况,当 $h_4/h_1>0.45$ 时,外周阻力增加的意义;本研究中 $h_4/h_1<0.45$,并不具有明显的临床指导意义。此外,脉图特征参数 $h_3/h_1$ 和 $h_4/h_1$ 呈现向 $80\%CI$ 靠近趋势,说明长期坚持易筋经练习有助于改善血管顺应

性,降低血管外周阻力。易筋经练习前脉图特征参数 $t$、$t_1$、$t_1/t$、$w_1/t$、$w_2/t$ 各周间比较,差异无统计学意义。与易筋经练习后比较,各周脉图特征参数 $h_3/h_1$、$t$、$w_1/t$、$w_2/t$ 比较,差异无统计学意义。本研究中,脉图特征参数 $h_4/h_1$ 在第 2 周升高,第 3 周开始降低,并向 $80\%CI$ 靠近,说明长期坚持易筋经练习可能有助于降低血管外周阻力。

# 5.4 基于复杂网络技术的亚健康状态证候特征研究

## 5.4.1 复杂网络方法及其在亚健康评估中的应用

1. 复杂网络的定义及特征

复杂网络是复杂系统的基本框架和高度拓扑抽象,是研究复杂性系统的一种方法和视角。它可以过滤冗余信息,保持并突出复杂系统内部关联特征。具有自组织、自相似、吸引子、小世界、无标度中部分或全部性质的网络称为复杂网络。其基本拓扑结构可以用图论的方法表示为 $G=(V, E)$,$V$ 中元素称为节点或顶点(vertex 或 node),$E$ 中元素称为边(edge 或 link)。根据网络中不同节点间的关联程度及方向性的不同,可以将网络分为加权有向网络、加权无向网络、无权有向网络和无权无向网络。复杂网络的一般特性:① 小世界效应,大的簇系数和小的平均距离两个统计特征合在一起称为小世界效应。尽管网络的规模很大(网络节点数目 $N$ 很大),但是两个节点之间的距离比想象的要小很多,大量的实证研究表明,真实网络几乎都具有小世界效应。② 集群,即集聚程度(clustering coefficient)的概念。集聚程度是网络集团化的程度,这是一种网络的内聚倾向。③ 无标度特性,节点度服从幂律分布,即具有某个特定度的节点数目与这个特定度之间的关系可用一个幂函数近似表示。

复杂网络的发展经历了三个阶段:① 规则网络,用一种固定规则结构表示的网络。例如,二维平面上的欧几里得网格,其具有大的簇系数和大的平均距离(任何一个节点的度都相同)。② 随机网络,节点之间的边不是确定的,而是用一个概率决定的,其具有小的簇系数和小的平均距离。③ 复杂网络,真实网络既不是规则的,也不是随机的,而是一种与前两种不同的统计特征网络,即复杂网络。真实网络几乎都具有小世界效应,具有这种效应的网络就是小世界网络。

复杂网络的复杂性特点主要体现在以下六个方面:① 结构复杂,表现在节点数目巨大,网络结构呈现多种不同特征。② 网络不断进化,表现在节点或连接的产生与消失。③ 连接多样性,节点之间的连接权重存在差异,且有可能存在方向性。④ 动力学复杂性,节点集可能属于非线性动力学系统,如节点状态随时间发生复杂变化。⑤ 节点多样性,复杂网络中的节点可以代表任何事物。例如,人际关系构成的复杂网络节点代表单独个体,万维网组成的复杂网络节点可以表示不同网页。⑥ 多重复杂性融合,即以上多重复杂性相互影响,导致更难以预料的结果。

2. 网络基本概念

(1) 节点:由于复杂网络是复杂系统的抽象,所以复杂网络中的节点对应为复杂系统中的一个个实体。

(2) 边:边是复杂网络中节点与节点之间的关系,即对应复杂系统中不同实体之间的联系。边可以有权重,表示联系的紧密程度。边也可以有方向,表示不同个体之间的单向或双向连接。

(3) 邻居节点:与节点 V 之间有边直接相连的所有节点,即节点 V 的邻居节点。

(4) 内部连接:假设节点 V 所在的社区为 C,节点 V 与在社区 C 内部的 V 的邻居节点之间的连接,即为内部连接。

(5) 外部连接:假设节点 V 所在的社区为 C,节点 V 与在社区 C 外部的 V 的邻居节点之间的连接,即为外部连接。

(6) 邻居社区:节点 V 的邻居节点所在的社区。

(7) 路径:如两个节点 i 与 j 间的路径是由从节点 i 到节点 j 所需经过的边组成。路径长度即为所经过的边数。能使节点 i 到节点 j 联通的所有通路都是这两个节点之间的路径。

3. 网络基本拓扑性质

1) 度

网络中某个节点的度,即为与该点相连的边的数目。由于在有些网络中边具有方向性,因此节点度在有向图中又分为入度和出度。节点的入度,即为以该点为终点的边的数目;节点的出度,即为以该点为起点的边的数目。网络中所有节点的度的平均值,称为网络的平均度。

2) 度分布

把网络中节点的度按从小到大排序,可以统计得到节点度为 $k$ 的节点占整个网络节点数的比例 $P(k)$。无向网络的度分布 $P(k)$ 定义为网络中一个随机选择的节点度为 $k$ 的概率。有向网络的出度分布(out-degree distribution)$P(k^{out})$ 定义为网络中随机选取的一个节点的出度为 $k^{out}$ 的概率;入度分布(in-degree distribution)$P(k^{in})$ 定义为网络中随机选取的一个节点的入度为 $k^{in}$ 的概率。在复杂网络中节点的度分布一般具有幂律特性。

3）平均路径长度

网络中两个节点 i 和 j 之间的最短路径也称为测地路径（geodesic path），是指连接这两个节点的边数最少的路径。网络的平均路径长度指网络中所有节点对的平均距离，它表明网络中节点间的分离程度，反映了网络的全局特性。不同的网络结构可赋予平均路径长度不同的含义。例如，在疾病传播模型中平均路径长度可定义为疾病传播时间等。

4）聚类系数

在网络中节点的聚类系数（clustering coefficient，CC）是指与该节点相邻的所有节点之间连边的数目占这些相邻节点之间最大可能连边数目的比例。而网络的聚集系数则是指网络中所有节点聚集系数的平均值，它表明网络中节点的聚集情况，即网络的聚集性，它反映了网络的局部特性，用于度量网络的积聚情况。如果 CC=1，说明网络中所有点都是相连的；如果 CC 趋近于 0，说明网络的连接较为松散。

5）介数

介数分为点介数和边介数。点介数即为网络中经过某个节点的最短路径的数目占网络中所有最短路径数的比例；边介数即为网络中经过某条边的最短路径的数目占网络中所有最短路径数的比例。介数反映了相应的节点或边在整个网络中的作用和影响力。

6）幂律分布

对于随机网络和规则网络，度分布区间非常狭窄，大多数节点都集中在节点度均值 k 的附近，说明节点具有同质性，因此，k 可以被看作是节点度的一个特征标度。而在节点度服从幂律分布的网络中，大多数节点的度都很小，而少数节点的度很大，说明节点具有异质性，这时特征标度消失。这种节点度的幂律分布为网络的无标度特性。

4. 复杂网络的应用

复杂网络的研究由于其学科交叉性和复杂性的特点，涉及了众多学科的知识和理论基础，尤其是系统科学、统计物理、数学、计算机与信息科学等，常用的分析方法和工具包括图论、组合数学、矩阵理论、概率论、随机过程、优化理论和遗传算法等。复杂网络的主要研究方法是基于图论的理论和方法开展的，通过分类、筛选等分析方法对网络图做进一步分析，可以挖掘数据的潜在信息。如今复杂网络方法已应用到各个方面，如复杂网络与生物体的新陈代谢系统、大脑神经网络相结合；复杂网络与生物传染病研究相结合，在流行病传播与免疫控制方面的研究；复杂网络上的博弈；复杂网络在交通网络与社会经济中的应用；复杂网络在通信网络中的应用；复杂网络在计算机网络与互联网中的应用；复杂网络在传感器网络中的应用;复杂网络在语言词汇网络和社会意见传播等方面的应用等,并已经取得了可喜的成果。

中医药系统是典型的复杂系统,复杂网络作为数据智能处理的一种新兴的方法,与中医药的有机结合是研究的大势所趋,且在中医研究领域取得了一定的成果。

1) 复杂网络在中医学基本规律分析研究中的应用

理、法、方、药是中医诊治疾病的四个基本内容,复方的有机配伍是对症用药的基础,也是处方用药的基本原则。应用复杂网络可以分析中药复方的配伍规律,通过对大规模的中医临床数据进行网络化建模,构建药物配伍网络,然后对其统计特征进行分析,并利用相应社团分析方法进行研究,最终可以得到具有医学含义和临床意义的药物配伍经验和规律认识。在名老中医医案挖掘中,利用复杂网络的方法分析名老中医用药配伍规律,利用复方配伍的无尺度网络现象和基于网络分析的数据挖掘方法,实现名老中医的核心处方结构的知识发现和药物加减变化的配伍规律,通过可视化的方式对名老中医处方集的共性网络结构分析,发现其处方思维和核心处方配伍结构,从而为名老中医经验的传承和整理研究提供帮助,也能更好地指导中医临床应用。

2) 复杂网络在构建"药性-功效-方剂"网络中的应用

中医药系统是典型的复杂系统,一方面,中药数据信息量巨大,其品种繁多,化学成分复杂,中药复方其成分和关系更为复杂,具有特有的组方结构和配伍原则。中医治疗最主要的方式和手段是中医整体观念和辨证论治,是中医体系的重要组成部分。另一方面,中医症状纷繁、复杂多样,证型可分为主证、兼证、变证、夹杂证等,治法包括汗、吐、下、和、温、清、消、补等,加之中药的君、臣、佐、使配伍关系,以及中医复方里药与药,药与病、证、症,药与剂量、药对、药组间均存在大量模糊、非线性关系。而复杂网络可以很好地描述其大量的复杂关系,故复杂网络与中医药的有机结合是研究的大势所趋。

中药药性即中药在临床过程中体现的性质、功能及趋势,包括四气五味、升降浮沉、归经、毒性等,鉴于中药药性的多维性,以复杂系统为切入点,可以通过构建亲缘药物网络,从化学成分的微观层面,利用网络分析讨论亲缘药物间的关联关系及药性特征。中药功效的作用机制表现为多成分、多靶点、多环节,可通过构建中药功效概念网络,结合网络聚类算法发掘连锁出现的功能群,发掘用药的配伍规律。方剂学是研究中药方剂组成、变化和临床运用规律的一门学科,主要包括方剂组成的原则、使用及变化等。中药、方剂网络的构建主要有中药—中药、中药—方剂及方剂—方剂三种。利用复杂网络构建三种网络,可以挖掘中医辨证论治的核心药物、核心处方及相关用药配伍规律,并可验证中药配伍禁忌理论。

3）复杂网络在构建"疾病—靶点—效应"网络中的应用

中药复方的多成分、多作用靶点、多作用途径使其在防治复杂疾病中有着自身的特色与优势。网络药理学是在系统生物学与计算机技术高速发展的基础上发展起来的,基于"疾病—基因—靶点—药物"相互作用网络,在"疾病—基因—靶点"网络基础上确定疾病的靶标群,再进一步筛选能作用于该靶标的中药有效成分,建立"中药—靶点—疾病"网络,通过分析网络结构,评估不同配伍中药对该靶点的调控作用的强弱,进一步优化药物配伍,最后通过构建中药药性药效、功能主治、毒副作用等属性的网络来评估中药复方的安全性、有效性及稳定性。

大规模"组学"实验数据依赖相应的网络和模型,如基因表达谱数据的网络构建、基于生命科学和医学的海量临床与实验观察文献的网络构建、融合文献与"组学"数据的采用文献附加信息约束模型,以多变量选择等分析,从基因表达谱芯片数据推导复杂病证相关生物网络的新方法,成功地用于相关生物网络等特定病证网络的构建与分析,并发现多信号转导通路的协同影响。通过构建"证候网络""疾病网络""方剂网络"及"生物网络"(包括基因表达调控网络、蛋白质—蛋白质相互作用网络、信号转导网络及代谢网络等)等多层次网络,可以更好地阐释中医药复方多组分干预,多靶点治疗的内在联系及机制。

4）复杂网络在临床疾病治疗"理、法、方、药"中的应用

中医针灸是在中医辨证论治的原则指导下,结合腧穴的功能和特性,按穴位配伍关系进行选穴施治,穴位敷贴与此类似。"证"和"穴"的搭配关系遵循一定的模式。复杂网络能为针灸处方分析提供有效的手段,为临床辨证取穴研究提供新思路。复杂网络可以挖掘疾病选穴规律,如以针灸学常用教材所载穴方为数据来源,构建辨证取穴处方的有向网络,通过绘制网络可视化图及计算分析也可挖掘出针灸处方的辨证取穴关系,为临床辨证取穴研究提供新思路。

采用病证结合的方法,将患者的临床信息以证候、治法、中药及其功效作为网络节点建立复杂网络图,通过计算机分析和处理,将反复出现的证候—治法、证候—中药、证候—功效关系连成网络结构来挖掘分析患者证候、治法和药物的关系。在中医临床实际资料的基础上,应用复杂网络建立乙型肝炎证候人群分布网络,并利用静态特征统计方法对该网络进行实证性研究,研究发现乙型肝炎证候人群网络具有小世界等特性;进一步分析节点度的分布规律,从群聚系数、网络相关性计算发现该网络节点度与节点介数之间近似服从幂律分布等特性。本研究表明乙型肝炎证候人群分布具有中医学证候分类的特征,为中医复杂系统研究及中医临床诊断提供一种可行的研究方法。

### 5.4.2　亚健康状态症状网络关系研究

近年来,随着亚健康发病率的逐年升高,亚健康已引起了人们的广泛关注。亚健康临床表现复杂多样,但一般可以概括为躯体亚健康、心理亚健康及社会交往亚健康。其中躯体亚健康根据其主要症状表现可进一步分为疲劳性亚健康和疼痛性亚健康,疲劳性亚健康是符合亚健康判定标准、以疲劳为主诉、疲劳达到一定程度及符合中医辨证标准的一种最常见亚健康类型之一。疲劳性亚健康人群占亚健康人群总数的 60%～70%,也是引起其他类型亚健康的基础。

1. 亚健康总人群症状网络关系研究

收集医院体检中心人员体检信息,共计 6 924 人,根据体检指标和亚健康判断标准,将人群分为健康、亚健康、疾病、疑似疾病 4 组,其中健康人群 799 例,亚健康人群 4 084 例,疾病人群 2 021 例,疑似疾病人群 20 例。

1) 临床信息采集

采用 H20 量表及中医临床诊断量表( 著作权号: 2016Z11L025702)。临床舌脉诊数据采集分别应用课题组自主研发的 TFDA － 1 台式舌面诊仪及 PDA － 1 型脉诊仪。临床西医指标数据包括血常规、尿常规、生化指标、免疫学检查、肿瘤标志物检查、影像学检查等。

首先,本研究对符合纳入标准者将其基本信息,包括体检编号、姓名、性别、年龄、身高、体重、腰臀围、既往病史等,以及中医四诊信息、临床西医体检数据分别录入数据库平台。所有信息按照 H20 量表依次逐项录入,系统会根据写入的规则自动判读出 H20 量表得分。其次,本研究纳入中医症状数据282 项,对其做二值化处理,阳性症状标记为"1",阴性症状标记为"0";西医数据保留两个版本,一个是纯数据或文本格式,另一个为二值化后格式,其中定量数据在正常范围内者标记为"0",高于或低于正常范围标记"1",定性数据中阴性标记为"0",阳性指标包括强阳性(+++或++)、弱阳性(+)均标记为"1",西医指标共计 240 项。

2) 网络关系研究方法

网络关系研究方法主要用节点收缩法及其改进方法。

(1) 节点收缩法:将网络中的某个节点 $V_i$ 与它的相邻节点进行融合,合并成为一个融合节点(用 $VN_i$ 表示)。那么,原网络中与节点 $V_i$ 及与它的邻居节点相连的边在网络进行收缩后与融合节点 $VN_i$ 连接。

经过局部收缩融合后网络的紧密联系程度被节点 $V_i$ 在网络中所占据的重要性影响着。例如,重要性较高的节点在被收缩融合后,整个网络的联系将会变得更加紧密,专业术语叫作网络的凝聚度增加,这其中典型的代表例子就是星形网络;同理反之,重要性较低的节点 $V_i$ 在被收缩融合后,整个网络的联系将会变得疏松,专业术语叫作网络的凝聚度减少。

总之,这种方法的基本思路就是先将网络中的节点逐个收缩,接着比较网络凝聚度的变化,从而达到对节点重要性进行排序的目的。

为了可以定量描述网络的凝聚程度,将网络凝聚度定义如式(5.28):

$$\partial(G) = \frac{1}{n \times l} = \frac{1}{n \times \dfrac{1}{n \times (n-1)} \displaystyle\sum_{i \neq j \in V} d_{ij}} = \frac{n-1}{\displaystyle\sum_{i \neq j \in V} d_{ij}} \quad (5.28)$$

其中,G 为无权复杂网络,$n$ 为网络中的节点总数,1 为网络的平均最短距离,$d_{ij}$ 为网络中节点 $i$ 与节点 $j$ 之间的最短距离,同时要求 $n \geqslant 2$,如果 $n = 1$,那么 $\partial(G)$ 则为 1。

网络凝聚度指的是节点数 $n$ 与平均最短距离 1 乘积的倒数,换句话说,就是网络中的节点数目越少,其平均最短距离越小,网络的凝聚度就越高。根据以上的理论和方法,在此给出节点 $V_i$ 的重要性定义[用 IMC($V_i$)表示],见式(5.29):

$$IMC(V_i) = 1 - \frac{\partial(G)}{\partial(G \times V_i)} \quad (5.29)$$

其中,$\partial(G \times V_i)$ 指的是将节点 $V_i$ 收缩融合后网络的凝聚度。

(2)改进后的节点收缩法:在加权网络(weighted graph,WG)中,还需要考虑边的权重。根据研究需要,决定对网络凝聚度及节点重要性的实际定义做出适当改进。

在加权网络中,与节点度相对应的概念就是节点强度。由于边的权值有两种赋予方式,分别是:① 相异权,权值越大,节点间的关联度越小;② 相似权,权值越大,节点间的关联度越高。

因此,节点强度相应的也会有两种不同的计算方式,与相异权对应的强度则为边权的倒数相加之和;与相似权对应的强度则为边权相加之和。

本研究中,边的权重代表着所连的两个节点同时出现的次数,权重越大则表明两项指标之间的联系程度越紧密,因此,在这里选择采用边权之和作为点权。有了节点强度的具体定义之后,接着将网络凝聚度的定义推广到加权网络中来。并用改进后的收缩方法来定量分析中、西医指标网络中的节点,见式(5.30):

$$\partial(WG) = \frac{1}{s \times l} = \frac{1}{\displaystyle\sum_{i=1}^{n} N_i \sum_{j \in N_i} w_{ij} \times \dfrac{\displaystyle\sum_{i \neq j \in V} d_{ij}}{n \times (n-1)}} \quad (5.30)$$

其中,$s$ 实际上为网络的平均节点强度之和,平均强度的值是每个节点的强度除以该节点的相邻节点数目而得出的。$l$ 的值其实是将加权网络做阈值化处理后相对应的无权网络平均最短距离。

在这里将相应的节点重要性的定义为式(5.31)：

$$IMC(V_i) = 1 - \frac{\partial(WG)}{\partial(WG \times V_i)} \tag{5.31}$$

改进后的节点收缩法全部将节点的度、介数、边的权重等全部纳入考虑范围中来,与研究中各节点重要性的目的需求基本一致。

3) 可视化工具的介绍

NetorkX 是基于 Python 开发的复杂网络建模工具,内置了多种做图与复杂网络分析算法,能够方便地进行复杂网络数据分析、可视化建模等工作。其支持创建简单有向图、无向图和多重图;内置许多标准的图论算法,节点可为任意数据;支持任意的边值维度,功能丰富,简单易用。

4) 研究结果

(1) 亚健康状态、疾病状态人群的症状及频次分布情况:统计亚健康状态人群与疾病状态人群中医四诊量表前 20 位症状频次,见表 5-40。

表 5-40 亚健康、疾病状态症状及频次分布表

| 亚健康状态人群 | | 疾病状态人群 | |
|---|---|---|---|
| 症 状 | 频 次 | 症 状 | 频 次 |
| 舌质_淡红舌 | 2 525 | 舌质_淡红舌 | 1 269 |
| 舌苔_白苔 | 2 201 | 舌苔_白苔 | 1 043 |
| 舌苔_薄 | 1 769 | 舌苔_薄 | 803 |
| 精神睡眠_疲倦 | 1 486 | 舌苔_黄苔 | 724 |
| 舌苔_黄苔 | 1 339 | 舌苔_厚 | 558 |
| 疼痛性质_酸痛 | 1 187 | 舌苔_腻 | 504 |
| 舌苔_厚 | 1 022 | 疼痛性质_酸痛 | 425 |
| 头部_目干涩 | 981 | 脉象左_弦 | 422 |
| 脉象左_弦 | 964 | 精神睡眠_疲倦 | 418 |
| 舌质_齿痕 | 910 | 舌质_齿痕 | 384 |
| 精神睡眠_失眠 | 862 | 头部_目干涩 | 364 |
| 舌苔_腻 | 826 | 脉象左_细 | 333 |
| 疼痛部位_头 | 806 | 疼痛程度_偶然 | 304 |
| 头部_头晕 | 784 | 头部_齿龈出血 | 285 |
| 脉象左_细 | 781 | 头部_头晕 | 281 |
| 疼痛程度_偶然 | 773 | 脉象右_弦 | 277 |
| 精神睡眠_多梦 | 759 | 脉象右_细 | 259 |
| 头部_齿龈出血 | 733 | 精神睡眠_多梦 | 252 |
| 精神睡眠_烦躁易怒 | 686 | 精神睡眠_失眠 | 251 |
| 脉象右_弦 | 657 | 脉象左_滑 | 246 |

结果显示,亚健康状态与疾病状态的前 20 个症状基本一致,除了亚健康状态疼痛部位_头、精神睡眠_烦躁易怒与疾病状态脉象右_细、脉象左_滑这两个症状不一样以外,其余的 18 个症状均一致,排序略有差异。

在前 20 频次分布症状中,淡红舌、白苔、薄苔位列前三名,其余包括了黄苔、腻苔、厚苔、腻苔、齿痕舌、脉象左弦、脉象左细、脉象右弦、精神疲倦、酸痛、目干涩、失眠、偶然痛、多梦、齿龈出血。其中,淡红舌、薄白苔这一健康人常见舌象也存在亚健康状态人群和疾病状态人群中,之所以出现这种现象,其原因应该有以下两个方面:一方面是因为样本数据的来源为体检人群,较少存在重疾病;另一方面,有可能是在判定健康、亚健康、疾病状态的标准方面还需要进一步探索研究。

在亚健康状态人群中,排在第 4 位的症状是疲倦,这与 H20 量表中的第 2 条条目相对应,第 2 条条目出现的阳性项排在第 7 位,占比 47.01%,此量表中占比 36.39%,两者具有高度的一致性;同时,在疾病状态人群中,疲倦排在中医临床诊断量表的顺序是第 9 位,出现频次比率为 20.68%,这与 H20 量表中第 2 条在疾病人群阳性项排在 11 位,出现频次比率 19.40%,两者相比也具有高度一致性。在亚健康人群中,排在第 5 位的症状是黄苔,黄苔在疾病人群中排在第 4 位,黄苔一般代表的是体内有热,说明有很大部分亚健康及疾病人群是有热邪的。在亚健康人群中,排在第 6 位的症状是酸痛,在疾病人群中排在第 7 位,这个症状类似于 H20 量表里的第 14 条条目,在亚健康人群中,第 14 条占比 28.16%,酸痛占比 29.06%;疾病人群中,第 14 条占比 15.98%,酸痛占比 21.03%,说明 H20 量表因为指向性更加明确,酸痛发生的频次要高于亚健康和 H20 量表中的占比,酸痛在中医临床诊断量表的作用要大于第 14 条在健康状态评估中的作用,但是从总体占比来讲,H20 量表和中医临床诊断量表就酸痛这个症状出现的频次是基本一致的。排在亚健康人群中第 7 位的症状是厚苔,它在疾病人群中排第 5 位,厚苔代表的中医学意义是一个人的脾胃消化功能比较弱,说明亚健康和疾病人群中有一部分是受脾胃疾病影响的。排在亚健康第 8 位的症状是目干涩,它在疾病人群中排第 11 位,比例分别为 24.02% 和 18.01%,在亚健康和疾病人群都排第 1 位,其中在亚健康人群出现频次占比为 65.96%,疾病人群占比为 37.46%,这与中医临床诊断量表的贡献值不太一致,出现这样问题的原因还需要再进行探讨。排在亚健康第 9 位的症状是脉象左弦,疾病人群排在第 8 位,弦脉的意义是气滞血瘀及心血管功能性退变,说明亚健康人群和疾病人群气滞血瘀的情况还是比较显现的。剩余的一些症状包括失眠多梦、头晕头痛、齿龈出血、脉弦、脉细、脉滑、舌质齿痕、舌苔腻、偶然疼痛、烦躁易怒,集中出现的问题可以概括:睡眠问题、头晕头痛问题、牙龈出血问题、脾胃气虚痰湿证、肝郁证等,尤其是以舌象为代表的症状在亚健康研究中颇具中医诊断的特色。

（2）亚健康总人群症状网络关系研究情况：为了便于研究,对所有症状、西医指标进行编号,编号索引见附录。亚健康人群全症状网络关系图见图5－75,表5－41。

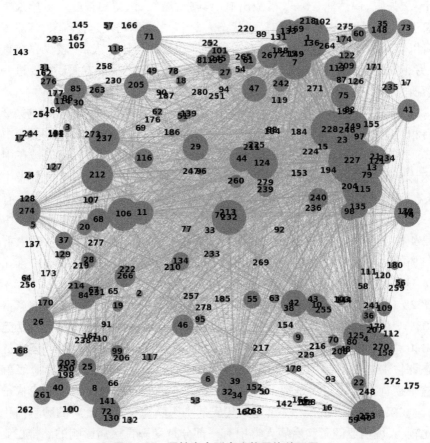

**图5－75　亚健康人群全症状网络关系图**

圆点代表症状节点,节点越大表明该节点中心性越强、越重要。
两节点间的连线越粗,代表关联度越大、越紧密

**表5－41　亚健康人群全症状网络关系表***

| N1 | N2 | 权　重 |
|---|---|---|
|  | 227_白苔 | 1.0 |
| 1_疲倦 | 115_酸痛 | 0.61 |
|  | 228_黄苔 | 0.59 |

（续表）

| N1 | N2 | 权 重 |
|---|---|---|
| 1_疲倦 | 39_目干涩 | 0.502 |
| | 232_厚苔 | 0.483 |
| | 4_烦躁易怒 | 0.467 |
| | 7_失眠 | 0.456 |
| | 8_多梦 | 0.455 |
| | 26_头晕 | 0.443 |
| | 253_脉象左弦 | 0.436 |
| | 212_齿痕舌 | 0.432 |
| | 106_头痛 | 0.425 |
| | 237_腻苔 | 0.387 |
| | 124_疼痛程度_偶然 | 0.378 |
| | 249_脉象左细 | 0.367 |
| | 42_乏力 | 0.361 |
| | 35_齿龈出血 | 0.35 |
| | 72_口干 | 0.324 |
| | 274_脉象右弦 | 0.312 |
| 115_酸痛 | 227_白苔 | 0.799 |
| | 124_疼痛程度_偶然 | 0.656 |
| | 125_疼痛程度_经常 | 0.441 |
| | 228_黄苔 | 0.429 |
| | 212_齿痕舌 | 0.371 |
| | 232_厚苔 | 0.336 |
| | 253_脉象左弦 | 0.309 |
| 106_头痛 | 115_酸痛 | 0.707 |
| | 227_白苔 | 0.539 |
| | 124_疼痛程度_偶然 | 0.445 |
| | 228_黄苔 | 0.315 |
| 227_白苔 | 253_脉象左弦 | 0.662 |
| | 249_脉象左细 | 0.567 |
| | 232_厚苔 | 0.524 |
| | 274_脉象右弦 | 0.451 |
| | 270_脉象右细 | 0.449 |
| | 246_脉象左滑 | 0.38 |
| | 237_腻苔 | 0.329 |
| 39_目干涩 | 227_白苔 | 0.631 |
| | 115_酸痛 | 0.481 |
| | 228_黄苔 | 0.4 |
| | 106_头痛 | 0.33 |
| 228_黄苔 | 232_厚苔 | 0.616 |
| | 237_腻苔 | 0.542 |
| | 253_脉象左弦 | 0.357 |

（续表）

| N1 | N2 | 权 重 |
|---|---|---|
| 249_脉象左细 | 270_脉象右细 | 0.568 |
| | 253_脉象左弦 | 0.363 |
| 7_失眠 | 227_白苔 | 0.526 |
| | 228_黄苔 | 0.362 |
| | 115_酸痛 | 0.308 |
| 8_多梦 | 227_白苔 | 0.499 |
| | 115_酸痛 | 0.317 |
| 232_厚苔 | 237_腻苔 | 0.489 |
| | 253_脉象左弦 | 0.363 |

＊N₁、N₂表示节点（以下同）。

疾病人群全症状网络关系见图5－76，表5－42。

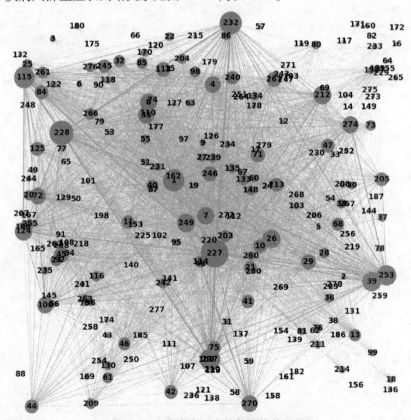

图5－76　疾病人群全症状网络关系图

圆点代表症状节点，节点越大表明该节点中心性越强、越重要。

两节点间的连线越粗，代表关联度越大、越紧密

表 5－42　疾病人群全症状网络关系表

| N1 | N2 | 权　重 |
|---|---|---|
| 228_黄苔 | 232_厚苔 | 1.0 |
| | 237_腻苔 | 0.972 |
| | 253_脉象左弦 | 0.491 |
| | 249_脉象左细 | 0.371 |
| 232_厚苔 | 237_腻苔 | 0.821 |
| | 253_脉象左弦 | 0.5 |
| | 274_脉象右弦 | 0.336 |
| 115_酸痛 | 227_白苔 | 0.783 |
| | 124_疼痛程度_偶然 | 0.664 |
| | 228_黄苔 | 0.469 |
| | 232_厚苔 | 0.381 |
| | 125_疼痛程度_经常 | 0.327 |
| | 237_腻苔 | 0.324 |
| | 212_齿痕舌 | 0.308 |
| 212_齿痕舌 | 227_白苔 | 0.736 |
| | 228_黄苔 | 0.336 |
| | 232_厚苔 | 0.302 |
| 227_白苔 | 253_脉象左弦 | 0.695 |
| | 232_厚苔 | 0.67 |
| | 249_脉象左细 | 0.582 |
| | 237_腻苔 | 0.497 |
| | 270_脉象右细 | 0.497 |
| | 274_脉象右弦 | 0.491 |
| | 246_脉象左滑 | 0.478 |
| | 267_脉象右滑 | 0.431 |
| 1_疲倦 | 227_白苔 | 0.645 |
| | 228_黄苔 | 0.56 |
| | 232_厚苔 | 0.45 |
| | 237_腻苔 | 0.403 |
| | 26_头晕 | 0.355 |
| | 39_目干涩 | 0.34 |
| | 115_酸痛 | 0.333 |
| | 253_脉象左弦 | 0.33 |
| | 7_失眠 | 0.308 |
| | 212_齿痕舌 | 0.308 |
| 39_目干涩 | 227_白苔 | 0.638 |
| | 228_黄苔 | 0.403 |

（续表）

| N1 | N2 | 权　重 |
|---|---|---|
| 39_目干涩 | 115_酸痛 | 0.355 |
| | 232_厚苔 | 0.314 |
| 249_脉象左细 | 270_脉象右细 | 0.616 |
| | 253_脉象左弦 | 0.34 |
| 106_头痛 | 115_酸痛 | 0.55 |
| | 227_白苔 | 0.44 |
| | 124_疼痛程度_偶然 | 0.365 |
| 124_疼痛程度_偶然 | 227_白苔 | 0.494 |
| | 228_黄苔 | 0.358 |
| 26_头晕 | 227_白苔 | 0.465 |
| | 228_黄苔 | 0.346 |

进一步筛选亚健康人群核心症状（前10项）网络关系见图5-77,表5-43。

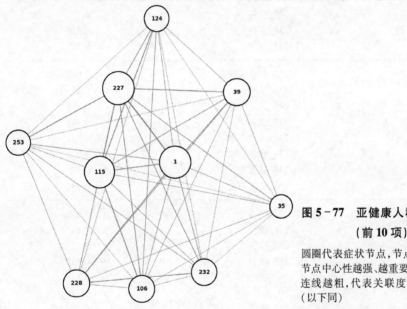

图5-77　亚健康人群核心症状
（前10项）网络关系图

圆圈代表症状节点,节点越大表明该节点中心性越强、越重要;两节点间的连线越粗,代表关联度越大、越紧密（以下同）

表5-43　亚健康人群核心症状（前10项）网络关系表

| N1 | N2 | 权　重 |
|---|---|---|
| 1_疲倦 | 227_白苔 | 0.244 |
| | 115_酸痛 | 0.149 |

（续表）

| N1 | N2 | 权　重 |
|---|---|---|
| 1_疲倦 | 28_黄苔 | 0.144 |
| | 39_目干涩 | 0.122 |
| | 232_厚苔 | 0.118 |
| | 253_脉象左弦 | 0.106 |
| | 106_头痛 | 0.104 |
| 115_酸痛 | 227_白苔 | 0.195 |
| | 124_疼痛程度_偶然 | 0.16 |
| | 228_黄苔 | 0.105 |
| 106_头痛 | 115_酸痛 | 0.172 |
| | 227_白苔 | 0.131 |
| | 124_疼痛程度_偶然 | 0.109 |
| 227_白苔 | 253_脉象左弦 | 0.161 |
| | 232_厚苔 | 0.128 |
| 39_目干涩 | 227_白苔 | 0.154 |
| | 115_酸痛 | 0.117 |

疾病人群核心症状（前10项）网络关系见图5－78,表5－44。

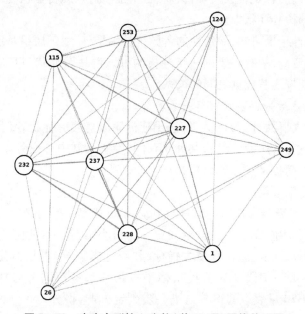

**图5－78　疾病人群核心症状（前10项）网络关系图**

表 5-44　疾病人群核心症状(前 10 项)网络关系表

| N1 | N2 | 权　重 |
| --- | --- | --- |
| 228_黄苔 | 232_厚苔 | 0.17 |
|  | 237_腻苔 | 0.165 |
| 115_酸痛 | 227_白苔 | 0.133 |
|  | 124_疼痛程度_偶然 | 0.112 |
| 227_白苔 | 253_脉象左弦 | 0.118 |
|  | 232_厚苔 | 0.114 |
| 232_厚苔 | 237_腻苔 | 0.139 |
| 1_疲倦 | 227_白苔 | 0.109 |

　　亚健康人群核心症状依次是白苔、酸痛、疲倦、头痛、脉象左弦、偶然疼痛、目干涩、厚苔,权重集中在 0.2 左右。疾病人群核心症状依次是厚苔、黄苔、腻苔、白苔、脉象左弦、酸痛、偶然疼痛、疲倦,权重在 0.13 左右。亚健康与疾病人群核心症状基本相同,但指标所占比重不同,亚健康人群白苔、酸痛、疲倦、头痛、脉象左弦排在前 5 位;疾病人群厚苔、黄苔、腻苔、白苔、脉象左弦排在前 5 位。另外,亚健康核心症状还有头痛、目干涩;疾病核心症状有黄苔、腻苔。这与亚健康状态是疾病状态的未发阶段相关,同时表明,亚健康阶段主要以主观症状为主,疾病阶段则有明确的客观舌象表现;头痛、目干涩、黄苔、腻苔症状可纳入判别亚健康、疾病状态的核心症状中。

　　由以上统计结果可知,除定性的舌脉统计结果外,亚健康组及疾病组人群最显著的症状是疲倦,故有必要进一步分析两种人群疲劳症状与其他症状之间的关系,进一步挖掘症状数据之间的关系。

　　2. 亚健康疲劳人群症状网络关系研究

　　医院体检人群共计 7 045 人,筛选出亚健康人群疲劳症状者(称为疲劳性亚健康人群,简称亚健康疲劳组),共计 376 例;疾病人群中有疲劳症状者(称为疲劳性疾病人群,简称疾病疲劳组),共计 1 529 例。

　　1) 临床信息采集

　　采用 H20 量表结合临床西医体检指标共同判定。疾病判定主要通过 5 大类文本类数据(B 超、CT、心电图、既往史及内科小结)及 166 项典型数值类指标(血常规、尿常规、生化指标、免疫学指标、肿瘤标志物等)共同判定。文本类数据结果有疾病相关字段及数值类指标不在正常参考范围者均判定为疾病人群;然后参考 H20 量表中的得分再进一步判定人群,得分<60 分者归为疑似疾病人群,60 分≤得分<80 分者归为亚健康人群,得分≥80 分者按 H20 量表有无

阳性项再分健康人群与亚健康人群(得分≥80分但有阳性项者为亚健康人群,得分≥80分无阳性项者为健康人群)。判定流程图见图5-79。

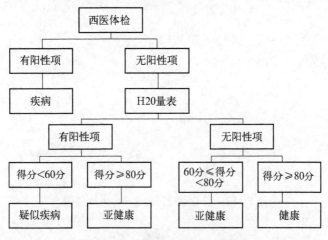

图5-79 健康状态判定流程图

本研究采用复杂网络方法,对体检人群中疲劳型亚健康和疲劳型疾病人群的症状特征进行分析,从而为其规范化诊疗提供客观依据。

本研究区别于亚健康总人群症状网络关系之处是此部分研究不纳入舌脉宏观判读结果,只计宏观症状数据共计199项,为了提高网络可视化、可读性效果,此处症状不再编号,直接用症状命名节点,其余同上。

2) 复杂网络方法

复杂网络方法分别应用 k-core 分析及改进的节点收缩法。

复杂网络的构建借助 Pajek 软件(Pajek 64 5.08)做 k-core 分析。其中亚健康疲劳组核心子网络取 $k=41$,共筛选出52个节点,见图5-80;疾病疲劳组核心子网络取 $k=66$,共筛选出80个节点,见图5-81。

两组人群共有疲倦、乏力、烦躁易怒、失眠、多梦、口干、口苦、目干涩、易感冒、自汗、盗汗、心悸、腰酸等50个症状。亚健康疲劳组特有的2个症状为头痛、隐痛;疾病疲劳组特有的30个症状为肢体麻木、尿频、多尿、余沥不尽、抑郁、嗜睡、听力减退、健忘、刺痛等。

亚健康疲劳组与疲劳密切相关的症状依次为酸痛、目干涩、头痛、乏力、失眠、多梦、烦躁易怒、头晕、齿龈出血、疼痛(偶然)、胸闷;疾病疲劳组与疲劳密切相关的症状依次为:酸痛、目干涩、烦躁易怒、头晕、失眠、多梦、疼痛(偶然)、头痛、口干、齿龈出血、乏力。其中,目干涩、头痛、乏力、胸闷症状在亚健康疲劳组表现更为明显,而多梦、烦躁易怒、头晕、疼痛(偶然)、口干症状在疾病疲劳组中表现更显著。

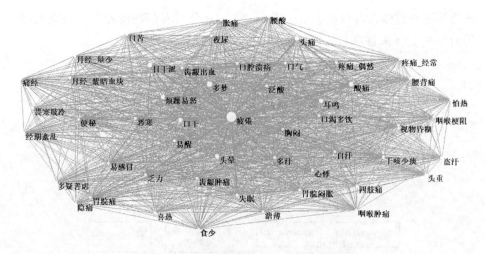

图 5-80　亚健康疲劳组 k-core 网络图

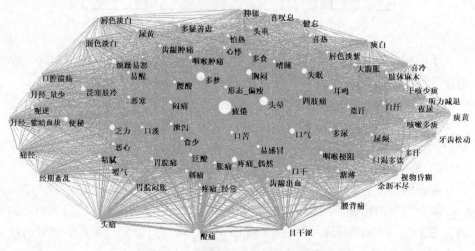

图 5-81　疾病疲劳组 k-core 网络图

3）研究结果

复杂网络是构成复杂系统的基本框架，是大量真实复杂系统的高度拓扑抽象。中医药系统是典型的复杂系统，其症状纷繁复杂多样，证型可分为主证、兼证、变证、夹杂证等。而复杂网络技术可以很好地描述其大量的复杂关系，复杂网络技术与中医药的有机结合是研究的大势所趋。研究利用复杂网络技术筛选出了疲劳型亚健康主要症状，以及症状间相互作用，根据节点重要性排序可知疲倦、酸痛、烦躁易怒、多梦、胸闷、失眠、疼痛（偶然）、头晕为两组疲劳人群共有核心症状，不同之处是各相同症状在不同疲倦人群中症状相对重要性不同，且头痛和目干涩为亚健康疲劳组特有,而耳鸣、口气为疾病疲劳组特有,在与疲劳的相互关系中目干涩、头痛、乏力、胸闷症状在亚健康疲劳组表现更为明显,而多梦、烦躁易怒、头晕、疼痛(偶然)、口干症状在疾病疲劳组中表现更显著。此分析有助于更好地理解两组人群其核心症状分布规律及掌握疲劳症状间相互作用,从而为其快速准确诊断提供理论依据。

### 5.4.3　亚健康状态证候网络关系研究

本研究根据病性辨证结合脏腑辨证将亚健康分为 15 大类,分别为气虚证、津亏证、血瘀证、痰湿证、阴虚证、阳虚证、气滞证、血瘀证、实热证、湿热证、心气虚证、肺气虚证、脾气虚证、肝气郁证及肾气虚证。用复杂网络技术研究亚健康 9 个单一证候,分别为气虚证、津亏证、血瘀证、痰湿证、阴虚证、阳虚证、气滞证、血瘀证、实热证。

通过改进的节点收缩法提取亚健康人群 9 个单一证候核心症状,其症状网络关系表分别如下。

1. 气虚证亚健康状态症状网络关系

亚健康人群气虚证中医核心症状为失眠、头晕、乏力、齿痕舌、黄苔。具体网络关系见表 5－45。

表 5－45　亚健康人群气虚证中医核心症状网络关系表

| N1 | N2 | 权　重 |
| --- | --- | --- |
| 1_疲倦 | 7_失眠 | 0.245 |
| | 26_头晕 | 0.325 |
| | 42_乏力 | 0.298 |
| | 115_酸痛 | 0.296 |
| | 212_齿痕舌 | 0.356 |
| | 227_白苔 | 0.492 |
| | 228_黄苔 | 0.274 |
| | 232_厚苔 | 0.235 |
| 26_头晕 | 227_白苔 | 0.259 |
| 42_乏力 | 227_白苔 | 0.254 |
| 115_酸痛 | 227_白苔 | 0.223 |
| 212_齿痕舌 | 227_白苔 | 0.352 |

2. 津亏证亚健康状态症状网络关系

亚健康人群津亏证中医核心症状为脉象左细、脉象右细、便秘、口干。具体网络关系见表 5－46。

表 5 - 46　亚健康人群津亏证中医核心症状网络关系表

| N1 | N2 | 权　重 |
|---|---|---|
| 249_脉象左细 | 1_疲倦 | 0.347 |
| | 72_口干 | 0.357 |
| | 84_便秘 | 0.429 |
| | 227_白苔 | 0.459 |
| | 270_脉象右细 | 0.418 |

3. 血瘀证亚健康状态症状网络关系

亚健康人群血瘀证中医核心症状为月经紫暗血块、淡紫舌、瘀点舌、脉象左细、脉象右细。具体网络关系见表 5 - 47。

表 5 - 47　亚健康人群血瘀证中医核心症状网络关系表

| N1 | N2 | 权　重 |
|---|---|---|
| 133_月经紫暗血块 | 227_白苔 | 0.312 |
| 205_淡紫舌 | 214_瘀点舌 | 0.312 |
| | 227_白苔 | 0.406 |
| | 249_脉象左细 | 0.438 |
| | 253_脉象左弦 | 0.422 |
| | 270_脉象右细 | 0.312 |
| | 274_脉象右弦 | 0.406 |
| 227_白苔 | 249_脉象左细 | 0.375 |
| | 253_脉象左弦 | 0.312 |
| 249_脉象左细 | 253_脉象左弦 | 0.375 |
| | 270_脉象右细 | 0.328 |
| 253_脉象左弦 | 274_脉象右弦 | 0.422 |

4. 痰湿证亚健康状态症状网络关系

亚健康人群痰湿证中医核心症状为黄苔、厚苔、头晕、失眠、咳嗽多痰、腻苔。具体网络关系见表 5 - 48。

表 5 - 48　亚健康人群痰湿证中医核心症状网络关系表

| N1 | N2 | 权　重 |
|---|---|---|
| 1_疲倦 | 232_厚苔 | 0.367 |
| | 237_腻苔 | 0.3 |
| 7_失眠 | 232_厚苔 | 0.367 |

（续表）

| N1 | N2 | 权　重 |
|---|---|---|
| 26_头晕 | 228_黄苔 | 0.367 |
| | 232_厚苔 | 0.433 |
| | 237_腻苔 | 0.333 |
| 76_咳嗽多痰 | 232_厚苔 | 0.4 |
| 228_黄苔 | 232_厚苔 | 0.7 |
| | 237_腻苔 | 0.567 |
| 232_厚苔 | 237_腻苔 | 0.633 |

5. 阴虚证亚健康状态症状网络关系

亚健康人群阴虚证中医核心症状为口干、盗汗、口渴多饮、便秘、黄苔。具体网络关系见表5－49。

表5－49　亚健康人群阴虚证中医核心症状网络关系表

| N1 | N2 | 权　重 |
|---|---|---|
| 22_盗汗_夜晚汗出 | 72_口干 | 0.3 |
| 72_口干 | 73_口渴多饮 | 0.3 |
| | 84_便秘 | 0.3 |
| | 228_黄苔 | 0.3 |
| 84_便秘 | 227_白苔 | 0.3 |

6. 阳虚证亚健康状态症状网络关系

亚健康人群阳虚证中医核心症状为畏寒肢冷、白苔、便溏、脉象左虚、脉象右虚。具体网络关系见表5－50。

表5－50　亚健康人群阳虚证中医核心症状网络关系表

| N1 | N2 | 权　重 |
|---|---|---|
| 1_疲倦 | 13_畏寒肢冷 | 0.364 |
| 13_畏寒肢冷 | 85_便溏 | 0.455 |
| | 115_酸痛 | 0.364 |
| | 124_疼痛程度_偶然 | 0.318 |
| | 227_白苔 | 0.545 |
| | 253_脉象左弦 | 0.318 |
| | 266_脉象右虚 | 0.318 |
| 85_便溏 | 124_疼痛程度_偶然 | 0.318 |
| | 227_白苔 | 0.5 |

（续表）

| N1 | N2 | 权 重 |
|----|----|----|
| 85_便溏 | 245_脉象左虚 | 0.364 |
| | 253_脉象左弦 | 0.409 |
| | 266_脉象右虚 | 0.409 |
| | 274_脉象右弦 | 0.364 |
| 115_酸痛 | 227_白苔 | 0.364 |
| 227_白苔 | 245_脉象左虚 | 0.318 |
| | 253_脉象左弦 | 0.364 |
| | 266_脉象右虚 | 0.364 |
| 245_脉象左虚 | 253_脉象左弦 | 0.364 |
| | 266_脉象右虚 | 0.455 |
| | 274_脉象右弦 | 0.364 |
| 253_脉象左弦 | 266_脉象右虚 | 0.409 |
| | 274_脉象右弦 | 0.364 |
| 266_脉象右虚 | 274_脉象右弦 | 0.409 |

7. 气滞证亚健康状态症状网络关系

亚健康人群气滞证中医核心症状为多梦、胃脘闷胀、嗳气、胀痛、黄苔。具体网络关系见表5-51。

表5-51　亚健康人群气滞证中医核心症状网络关系表

| N1 | N2 | 权 重 |
|----|----|----|
| 1_疲倦 | 47_胃脘闷胀 | 0.306 |
| 8_多梦 | 47_胃脘闷胀 | 0.247 |
| 47_胃脘闷胀 | 60_嗳气 | 0.306 |
| | 116_胀痛 | 0.2 |
| | 228_黄苔 | 0.247 |
| | 232_厚苔 | 0.247 |

8. 血虚证亚健康状态症状网络关系

亚健康人群血虚证中医核心症状为面色淡白、唇色淡白、烦躁易怒、月经量少、脉象左细、脉象右细、淡白舌。具体网络关系见表5-52。

9. 实热证亚健康状态症状网络关系

亚健康人群实热证中医核心症状齿龈出血、黄苔、口苦、口渴多饮、便秘、红绛舌。具体网络关系见表5-53。

表 5-52　亚健康人群血虚证中医核心症状网络关系表

| N1 | N2 | 权　重 |
|---|---|---|
| 1_疲倦 | 152_面色淡白 | 0.417 |
|  | 168_唇色淡白 | 0.333 |
| 4_烦躁易怒 | 152_面色淡白 | 0.375 |
|  | 168_唇色淡白 | 0.417 |
| 130_月经量少 | 152_面色淡白 | 0.333 |
|  | 168_唇色淡白 | 0.375 |
| 152_面色淡白 | 168_唇色淡白 | 0.542 |
|  | 203_淡白舌 | 0.417 |
|  | 227_白苔 | 0.458 |
|  | 249_脉象左细 | 0.333 |
|  | 270_脉象右细 | 0.333 |
|  | 203_淡白舌 | 0.375 |
|  | 227_白苔 | 0.417 |
| 203_淡白舌 | 227_白苔 | 0.375 |
|  | 249_脉象左细 | 0.333 |
| 227_白苔 | 249_脉象左细 | 0.417 |
| 249_脉象左细 | 270_脉象右细 | 0.375 |

表 5-53　亚健康人群实热证中医核心症状网络关系表

| N1 | N2 | 权　重 |
|---|---|---|
| 228_黄苔 | 1_疲倦 | 0.458 |
|  | 34_齿龈肿痛 | 0.417 |
|  | 35_齿龈出血 | 0.333 |
|  | 39_目干涩 | 0.375 |
|  | 68_口苦 | 0.333 |
|  | 73_口渴多饮 | 0.375 |
|  | 84_便秘 | 0.542 |
|  | 204_红绛舌 | 0.417 |
| 232_厚苔 | 228_黄苔 | 0.417 |

## 5.4.4　常见指标临界高值与症状网络关系研究

高血压是心脑血管疾病的重要危险因素。血压正常范围临界高值人群是高血压人群的极高危人群,其心血管病死亡风险较正常人群增加17%,因此,对于临界血压,应及时采取一定的治疗措施。血糖、血脂正常范围临界高值也类似血压临界情况,根据中医"未病先防,既病防变"的"治未病"理念,应提前干预,有效防止疾病的发展及传变。故研究血压、血糖、血脂正常范围但临界高值的中西医症状、指标关系具有重要的意义。

1)数据来源

医院体检样本共计 6 924 人。

2)诊断纳入标准

糖代谢临界高值标准、脂代谢临界高值标准和血压高值标准分别见表 5-54~表 5-56。血糖指标符合表 5-54 的为血糖临界高值人群。血脂指标符合表 5-55 的为血脂边缘水平人群。血压指标符合表 5-56 的为血压标准正常高值人群。其中血糖临界高值人群为 715 人、血脂边缘水平人群为 665 人及血压指标正常高值人群为 2 461 人。

表 5-54 糖代谢临界标准(mmol/L)

| | 标　　准 |
|---|---|
| 正常 | 3.9<GLU<6.1 和(或)3.9<2hGLU<7.8 和(或)HbA1c<5.7 |
| 血糖调节受损 | 6.1≤GLU<7.0 和(或)7.8≤2hGLU<11.1 和(或)5.7≤HbA1c<6.5 |
| 糖尿病 | GLU≥7.0 和(或)2hGLU≥11.1 和(或)HbA1c≥6.5 |
| 低血糖 | 2hGLU≤3.9 和(或)2hGLU≤3.9 |

表 5-55 脂代谢临界标准(mmol/L)

| | 合适水平 | 降 低 | 边缘水平 | 升 高 |
|---|---|---|---|---|
| TC | <5.2 | - | 5.2~5.72 | >5.72 |
| TG | 0.56~1.7 | - | - | >1.7 |
| LDL | <3.12 | - | 3.12~3.64 | >3.64 |
| HDL | 1.03~2.07 | <0.91 | - | - |

表 5-56 血压标准(mmHg)

| | SBP | DBP |
|---|---|---|
| 低血压 | SBP<90 | DBP<50 |
| 理想血压 | 90≤SBP<120 | 50≤DBP<80 |
| 正常高值 | 120≤SBP<140 | 80≤DBP<90 |
| 高血压 | 140≤SBP | 90≤DBP |

1. 血糖、血脂、血压临界高值组中医舌象、脉象关键参数统计学分析

舌象指标、脉象参数为中医四诊信息中的客观量化指标,对三组临界人群舌脉数据使用 SPSS 23.0 软件对数据进行统计分析,计量资料用"$\bar{x}\pm s$"表示,组间对照服从正态性及方差齐性做独立样本 $t$ 检验,不服从 $t$ 检验条件者做非参数秩

和检验独立样本 Kruskal – Wallis(KW)检验,检验水准 $\alpha = 0.05$,$P < 0.05$ 为有统计学意义,统计结果如下。

1）舌象关键指标统计

其结果见表 5 – 57。

表 5 – 57　舌象关键指标统计结果

| 指标 | | 两两分组 | $H$ | $P$ |
|---|---|---|---|---|
| 舌质 | H | 血糖—血脂 | −191.779** | 0.004 |
| | | 血糖—血压 | −335.330*** | 0.000 |
| | | 血脂—血压 | 143.552** | 0.009 |
| | I | 血糖—血脂 | −111.114 | 0.188 |
| | | 血糖—血压 | −214.827*** | 0.000 |
| | | 血脂—血压 | 103.713 | 0.097 |
| | S | 血糖—血脂 | 153.159* | 0.031 |
| | | 血糖—血压 | 253.059*** | 0.000 |
| | | 血脂—血压 | −99.900 | 0.117 |
| | L | 血糖—血脂 | −126.864 | 0.101 |
| | | 血糖—血压 | −254.680*** | 0.000 |
| | | 血脂—血压 | 127.816* | 0.025 |
| | b | 血糖—血脂 | −231.359*** | 0.000 |
| | | 血糖—血压 | −431.810*** | 0.000 |
| | | 血脂—血压 | 180.472** | 0.001 |
| 舌苔 | a | 血糖—血脂 | −155.277* | 0.028 |
| | | 血糖—血压 | −180.612*** | 0.000 |
| | | 血脂—血压 | 25.335 | 1.000 |
| | b | 血糖—血脂 | −231.923*** | 0.000 |
| | | 血糖—血压 | −416.405*** | 0.000 |
| | | 血脂—血压 | 184.483*** | 0.000 |

\* $P < 0.05$；\*\* $P < 0.01$；\*\*\* $P < 0.001$。

2）脉象关键参数统计分析

血糖临界高值组与血压临界高值组比较：脉象参数 $h_1$、$h_3$、$h_3/h_1$、$w_1/t$、$w_2/t$ 具有统计学意义；舌象指标舌质 H、I、S、L,舌苔 a、b 具有统计学意义。

血糖临界高值组与血脂临界高值组比较：脉象参数 $h_1$、$h_3$、$w_1/t$、$w_2/t$ 具有统计学意义；舌象指标舌质 H、L、b,舌苔 b 具有统计学意义。

血压临界高值组与血脂临界高值组比较：脉象参数 $h_3/h_1$ 具有统计学意义；舌象指标舌质 H、S、b,舌苔 a、b 具有统计学意义。

具体脉象关键指标统计结果见表 5 – 58。

表 5 - 58  脉象关键指标统计结果

| 指标 | 两两分组 | H | P |
|---|---|---|---|
| $h_1$ | 血脂—血压 | -8.40 | 0.862 |
| | 血压—血糖 | -200.85 *** | 0.000 |
| | 血脂—血糖 | 192.44 ** | 0.001 |
| $h_3$ | 血脂—血压 | -43.31 | 0.371 |
| | 血压—血糖 | -239.00 *** | 0.000 |
| | 血脂—血糖 | 195.69 ** | 0.001 |
| $h_3/h_1$ | 血脂—血压 | -99.56 * | 0.040 |
| | 血压—血糖 | -180.04 *** | 0.000 |
| | 血脂—血糖 | 80.47 | 0.178 |
| $W_1/t$ | 血脂—血压 | -73.94 | 0.127 |
| | 血压—血糖 | -256.14 *** | 0.000 |
| | 血脂—血糖 | 191.20 ** | 0.001 |
| $W_2/t$ | 血脂—血压 | -91.50 | 0.059 |
| | 血压—血糖 | -364.20 *** | 0.000 |
| | 血脂—血糖 | 272.70 *** | 0.000 |

* $P<0.05$；** $P<0.01$；*** $P<0.001$。

2. 血糖、血脂、血压临界高值组中医症状—指标关联分析

1）血糖临界高值组网络关系

（1）血糖临界高值组核心症状网络关系，见图 5 - 82，表 5 - 59。

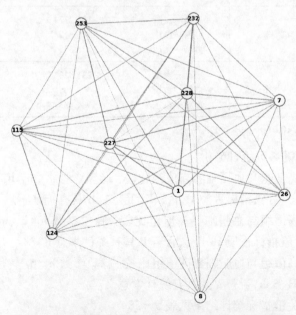

图 5 - 82  血糖临界高值组 10 项核心症状网络关系图

表 5-59　血糖临界高值组 10 项核心症状网络关系表

| N1 | N2 | 权　重 |
| --- | --- | --- |
| 1_疲倦 | 227_白苔 | 0.128 |
|  | 228_黄苔 | 0.128 |
| 115_酸痛 | 124_疼痛程度_偶然 | 0.101 |
|  | 227_白苔 | 0.1 |
| 228_黄苔 | 232_厚苔 | 0.179 |
| 227_白苔 | 253_脉象左弦 | 0.105 |
| 7_失眠 | 227_白苔 | 0.102 |

　　由上表可知,核心症状依次为厚苔、黄苔、疲倦、脉象左弦、酸痛、疼痛(偶然)、白苔、失眠;黄苔与厚苔的权重最高,提示此类人群脾胃运化功能比较差、机体内部实热多;疲倦权重排在所有症状首位,提示此类人群易疲劳;白苔、脉象左弦等中医指标,提示此类人群兼杂有其他证型;酸痛、失眠症状提示此类人群会发睡眠、关节肌肉类问题。

　　(2)血糖临界高值组核心西医指标网络关系,见图 5-83,表 5-60。

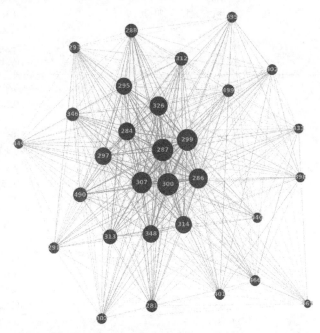

图 5-83　血糖临界高值组 30 项核心西医指标网络关系图

圆点代表西医指标节点,节点越大表明该节点中心性越强,越重要;
两节点间的连线越粗,代表关联度越大,越紧密(以下同)

表 5 - 60　血糖临界高值组 30 项核心西医指标网络关系表

| N1 | N2 | 权　重 |
|---|---|---|
| 287_SBP | 300_BA | 1.0 |
| | 299_MO% | 0.929 |
| | 307_PDW | 0.903 |
| | 326_UA | 0.704 |
| | 348_HbAlC | 0.586 |
| | 297_HCT | 0.573 |
| | 314_LDL | 0.57 |
| | 295_Hb | 0.538 |
| | 490_腹部彩超(肝、胆、胰、脾、肾) | 0.401 |
| | 313_TG | 0.39 |
| | 346_FPG | 0.344 |
| | 312_TC | 0.341 |
| | 288_RBC | 0.327 |
| 299_MO% | 300_BA | 0.942 |
| | 307_PDW | 0.846 |
| | 326_UA | 0.666 |
| | 348_HbAlC | 0.55 |
| | 314_LDL | 0.538 |
| | 490_腹部彩超(肝、胆、胰、脾、肾) | 0.384 |
| | 313_TG | 0.363 |
| | 312_TC | 0.319 |
| | 346_FPG | 0.316 |
| 300_BA | 307_PDW | 0.916 |
| | 326_UA | 0.707 |
| | 348_HbAlC | 0.589 |
| | 314_LDL | 0.576 |
| | 490_腹部彩超(肝、胆、胰、脾、肾) | 0.408 |
| | 313_TG | 0.391 |
| | 346_FPG | 0.35 |
| | 312_TC | 0.344 |
| 286_DBP | 287_SBP | 0.805 |
| | 300_BA | 0.801 |
| | 299_MO% | 0.737 |
| | 307_PDW | 0.727 |
| | 326_UA | 0.55 |
| | 348_HbAlC | 0.488 |
| | 314_LDL | 0.445 |
| | 297_HCT | 0.437 |
| | 295_Hb | 0.405 |
| | 490_腹部彩超(肝、胆、胰、脾、肾) | 0.319 |

（续表）

| N1 | N2 | 权　重 |
|---|---|---|
| 307_PDW | 326_UA | 0.642 |
|  | 348_HbAlC | 0.535 |
|  | 314_LDL | 0.515 |
|  | 490_腹部彩超(肝、胆、胰、脾、肾) | 0.37 |
|  | 313_TG | 0.357 |
|  | 346_FPG | 0.32 |
|  | 312_TC | 0.309 |
| 284_BMI | 300_BA | 0.626 |
|  | 287_SBP | 0.619 |
|  | 299_MO% | 0.58 |
|  | 307_PDW | 0.573 |
|  | 326_UA | 0.492 |
|  | 286_DBP | 0.461 |
|  | 297_HCT | 0.378 |
|  | 295_Hb | 0.373 |
|  | 314_LDL | 0.367 |
|  | 348_HbAlC | 0.361 |

由上表可知,核心西医指标依次为：SBP、MO%、BA、PDW、DBP、尿酸(UA)、体重指数(BMI)、HbAlC、HCT、Hb、LDL;SBP 的重要性排在所有西医指标第 1 位,提示血糖临界高值组尤其要关注 SBP 情况;SBP、MO%、BA、PDW、DBP 5 项指标排名靠前且高度相关,提示炎症或免疫反应与血糖、心血管功能密切相关;HbAlC 与 UA、BMI、LDL 等指标关系密切,提示糖脂代谢、津液代谢等新陈代谢高度影响血糖指标。

（3）血糖临界高值组 10 项核心症状、西医指标网络关系,见图 5－84,表 5－61。

表 5－61　血糖临界高值组 10 项核心症状、西医指标网络关系表

| N1 | N2 | 权　重 |
|---|---|---|
| 227_白苔 | 287_SBP | 0.447 |
|  | 300_BA | 0.447 |
|  | 299_MO% | 0.414 |
|  | 307_PDW | 0.4 |
|  | 286_DBP | 0.353 |
|  | 326_UA | 0.316 |

（续表）

| N1 | N2 | 权 重 |
|---|---|---|
| 228_黄苔 | 300_BA | 0.418 |
|  | 287_SBP | 0.411 |
|  | 299_MO% | 0.394 |
|  | 307_PDW | 0.381 |
|  | 286_DBP | 0.334 |

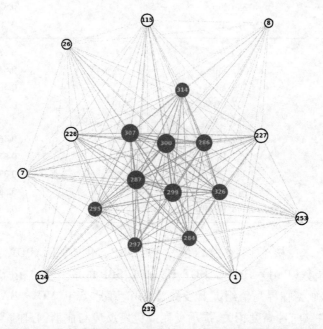

**图 5-84　血糖临界高值组 10 项核心症状、西医指标网络关系图**

由上可知，白苔依次与 SBP、BA、MO%、PDW、DBP、UA 指标关联；黄苔依次与 BA、SBP、MO%、PDW、DBP 指标高度关联；白苔在中医学中属寒属湿，提示 UA 与中医寒湿关联程度更大。

2）血脂临界高值组网络关系

（1）血脂临界高值组 10 项核心症状网络关系，见图 5-85，表 5-62。

**表 5-62　血脂临界高值组 10 项核心症状网络关系表**

| N1 | N2 | 权 重 |
|---|---|---|
| 1_疲倦 | 227_白苔 | 0.159 |
|  | 228_黄苔 | 0.127 |
|  | 115_酸痛 | 0.119 |

（续表）

| N1 | N2 | 权　重 |
|---|---|---|
| 115_酸痛 | 227_白苔 | 0.151 |
|  | 124_疼痛程度_偶然 | 0.13 |
| 212_齿痕舌 | 227_白苔 | 0.136 |
| 39_目干涩 | 227_白苔 | 0.131 |
| 227_白苔 | 253_脉象左弦 | 0.117 |
| 124_疼痛程度_偶然 | 227_白苔 | 0.113 |
| 7_失眠 | 227_白苔 | 0.111 |

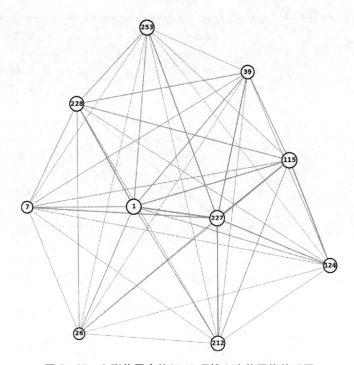

图 5-85　血脂临界高值组 10 项核心症状网络关系图

由上可知,核心症状依次为白苔、疲倦、齿痕舌、酸痛、目干涩、黄苔;白苔与疲倦的权重最高,提示此类人群后天之本,即脾胃功能差、机体易疲劳;齿痕舌、酸痛排在其后,湿邪困脾,肌肉易酸痛的同时会导致偶尔疼痛。

（2）血脂临界高值组 30 项核心西医指标网络关系，见图 5-86，表 5-63。

表 5-63　血脂临界高值组 30 项核心西医指标网络关系表

| N1 | N2 | 权　重 |
|---|---|---|
| 287_SBP | 300_BA | 1.0 |
| | 299_MO% | 0.921 |
| | 307_PDW | 0.89 |
| | 314_LDL | 0.819 |
| | 326_UA | 0.538 |
| | 297_HCT | 0.505 |
| | 295_Hb | 0.477 |
| | 499_尿 pH | 0.352 |
| | 466_乳腺 | 0.314 |
| 299_MO | 300_BA | 0.93 |
| | 307_PDW | 0.825 |
| | 314_LDL | 0.764 |
| | 326_UA | 0.517 |
| | 499_尿 pH | 0.32 |
| 300_BA | 307_PDW | 0.899 |
| | 314_LDL | 0.823 |
| | 326_UA | 0.544 |
| | 499_尿 pH | 0.355 |
| | 466_乳腺 | 0.312 |
| 286_DBP | 287_SBP | 0.881 |
| | 300_BA | 0.878 |
| | 299_MO | 0.814 |
| | 307_PDW | 0.782 |
| | 314_LDL | 0.713 |
| | 326_UA | 0.454 |
| | 297_HCT | 0.421 |
| | 295_Hb | 0.396 |
| | 499_尿 pH | 0.306 |
| 307_PDW | 314_LDL | 0.742 |
| | 326_UA | 0.489 |
| | 499_尿 pH | 0.319 |

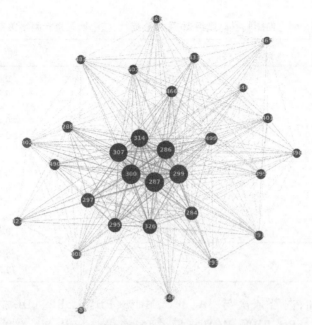

**图 5 - 86　血脂临界高值组 30 项核心西医指标网络关系图**

由上可知,核心西医指标及讨论结果基本同血糖临界高值组。

（3）血脂临界高值组 10 项核心症状、核心西医指标网络关系,见图 5 - 87,
表 5 - 64。

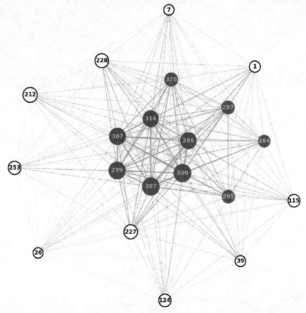

**图 5 - 87　血脂临界高值组 10 项核心症状、核心西医指标网络关系图**

表 5 - 64　血脂临界高值组 10 项核心症状、核心西医指标网络关系表

| N1 | N2 | 权　重 |
|---|---|---|
| 227_白苔 | 300_BA | 0.497 |
| | 287_SBP | 0.495 |
| | 299_MO% | 0.465 |
| | 286_DBP | 0.444 |
| | 307_PDW | 0.441 |
| | 314_LDL | 0.401 |
| 228_黄苔 | 300_BA | 0.361 |
| | 287_SBP | 0.358 |
| | 307_PDW | 0.328 |
| | 299_MO% | 0.326 |
| | 286_DBP | 0.308 |
| 1_疲倦 | 287_SBP | 0.305 |
| | 300_BA | 0.303 |

　　由上可知,白苔依次与 BA、SBP、MO%、PDW、DBP、LDL 指标关联;黄苔依次与 BA、SBP、PDW、MO%指标关联;疲倦与 SBP、BA 关联;白苔、黄苔都与 SBP、DBP 关联,提示血脂临界组人群血压高,可以从健脾化湿的思路治疗。

　　3)血压临界高值组网络关系

　　(1)血压临界高值组 10 项核心症状网络关系,见图 5 - 88,表 5 - 65。

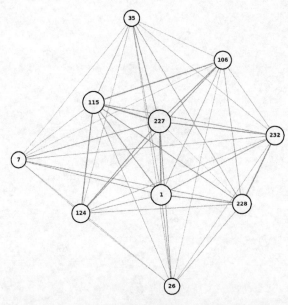

图 5 - 88　血压临界高值组 10 项核心症状网络关系图

表 5-65  血压临界高值组 10 项核心症状网络关系表

| N1 | N2 | 权 重 |
|---|---|---|
| 1_疲倦 | 227_白苔 | 0.153 |
| | 228_黄苔 | 0.101 |
| 115_酸痛 | 227_白苔 | 0.148 |
| | 124_疼痛程度_偶然 | 0.119 |
| 228_黄苔 | 232_厚苔 | 0.134 |
| 106_头痛 | 115_酸痛 | 0.121 |
| 227_白苔 | 232_厚苔 | 0.102 |

由上可知,核心症状依次为疲倦、白苔、酸痛、黄苔、厚苔、头痛;疲倦权重最高,提示血压临界高值组人群以主观症状为主,因为血压异常主要与心血管功能退化有关;疲倦日久,则容易出现白苔、黄苔、厚苔等症状,气不足则不荣,不荣则痛,出现酸痛、头痛。

(2)血压临界高值组核心西医指标网络关系,见图 5-89,表 5-66。

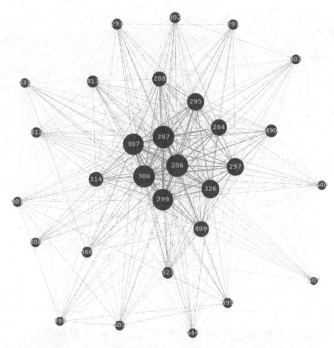

图 5-89  血压临界高值组 30 项核心西医指标网络关系图

表 5 - 66　血压临界高值组 30 项核心西医指标网络关系表

| N1 | N2 | 权 重 |
|---|---|---|
| 286_DBP | 287_SBP | 1.0 |
|  | 300_BA | 0.98 |
|  | 299_MO% | 0.894 |
|  | 307_PDW | 0.877 |
|  | 326_UA | 0.633 |
|  | 297_HCT | 0.56 |
|  | 295_Hb | 0.542 |
|  | 499_尿 pH | 0.457 |
|  | 314_LDL | 0.39 |
|  | 288_RBC | 0.386 |
| 287_SBP | 300_BA | 0.98 |
|  | 299_MO% | 0.894 |
|  | 307_PDW | 0.877 |
|  | 326_UA | 0.633 |
|  | 297_HCT | 0.56 |
|  | 295_Hb | 0.542 |
|  | 499_尿 pH | 0.457 |
|  | 314_LDL | 0.39 |
|  | 288_RBC | 0.386 |
| 299_MO% | 300_BA | 0.894 |
|  | 307_PDW | 0.796 |
|  | 326_UA | 0.584 |
|  | 499_尿 pH | 0.409 |
|  | 314_LDL | 0.356 |
| 300_BA | 307_PDW | 0.877 |
|  | 326_UA | 0.629 |
|  | 499_尿 pH | 0.455 |
|  | 314_LDL | 0.387 |
| 307_PDW | 326_UA | 0.569 |
|  | 499_尿 pH | 0.408 |
|  | 314_LDL | 0.346 |

　　由上可知,核心西医指标及讨论结果基本同血糖临界高值组。

　　(3) 血压临界高值组核心症状、西医指标网络关系,见图 5 - 90,表 5 - 67。

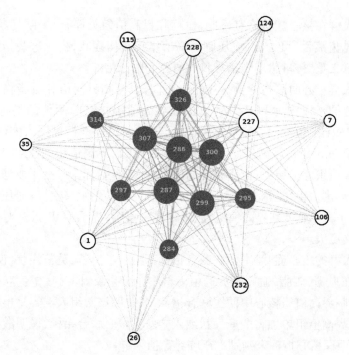

**图5－90　血压临界高值组 10 项核心症状、核心西医指标网络关系图**

**表5－67　血压临界高值组 10 项核心症状、核心西医指标网络关系表**

| N1 | N2 | 权　重 |
|---|---|---|
| 227_白苔 | 286_DBP | 0.535 |
| | 287_SBP | 0.535 |
| | 300_BA | 0.523 |
| | 299_MO% | 0.481 |
| | 307_PDW | 0.467 |
| | 326_UA | 0.337 |
| 228_黄苔 | 286_DBP | 0.337 |
| | 287_SBP | 0.337 |
| | 300_BA | 0.33 |

　　由上可知,白苔依次与 DBP、SBP、BA、MO%、PDW、UA 西医指标关系密切；黄苔依次 DBP、SBP、BA 3 个西医指标关系密切。

　　总的来说,三组临界状态核心症状、西医指标总体相同,都伴有疲倦、白苔、偶然疼痛等症状,说明高血糖、高血脂、血压临界高值与三组人群的血糖、血脂、血压指标之间高度相关,互相影响,这可以解释为什么临床疾病人群往往三者并见,提示疾病预防治疗时需三者兼顾,及时对血糖、脂、血压指标联合调整。

三组人群在核心症状略有不同,血糖临界高值组见厚苔、失眠症状,血脂临界高值组见齿痕舌、目干涩,血压临界高值组见头痛症状,提示这些指标单独对各组人群意义重要,科研用来指导科学研究和临床治疗。

三组人群核心西医指标及排序略有不同,血糖临界高值和血脂临界高值组排在前2位的指标均为SBP、BA,血压临界高值组排在前两位的指标为DBP、BA,提示BA与三组临界状态高度相关,可以对此指标进行更深入的研究;血糖临界高值组的BMI排序高于血脂临界高值、血压临界高值组,提示BMI指标对血糖临界高值组意义更大;血脂临界高值组的MO%指标排序高于血糖临界高值组、血压临界高值组,提示MO%指标对血脂临界高值组意义更大;血压临界高值组DBP排序高于血糖临界高值组、血脂临界高值组,提示DBP指标对血压临界高值组意义更大。

三组人群的核心症状、中西医联合指标都纳入了白苔、黄苔症状,说明白苔、黄苔症状在血糖、血脂、血压临界高值人群中十分重要,同时疲倦症状被纳入高血脂、血压临界高值组核心中西医联合指标中,说明该两组人群容易出现疲倦症状;血压临界高值组单独将酸痛症状纳入中西医核心联合指标,说明酸痛症状联合DBP等西医核心指标来判别血压临界高值人群。

研究运用复杂网络研究血糖、血脂、血压临界高值三组人群的症状、核心西医指标的关系可以发现,三组人群的西医核心指标基本一致。在临床上很难根据现代医学量化指标加以区分,但加上核心症状和具有明显统计学意义的中医舌、脉象量化指标,可以很好地区分西医指标临界高值人群,尤其是在亚健康状态、并未有真正明确的西医指标情况下,联合运用主观症状、舌脉象量化指标及西医指向性指标,可以对亚健康状态进行较明确的分类,提早介入健康状态的干预。

为顺应现代医学的发展趋势,中医药学者需要充分运用现代计算机、人工智能等方法,以中医为主,充分吸收西医学的各项检查指标,从多个维度上探索中西医充分融合的道路,由点及面,进而带动中医学"理、法、方、药"的新发展和中西医学预防诊断治疗的新突破,真正走上当代医学发展的快车道。

## 5.5　基于机器学习的亚健康状态分类研究与应用

基于多信息特征的中医健康状态辨识处理过程见图5-91。将原始的舌脉信号,经过特征提取获得有效特征,首先基于西医理化指标进行疾病、非疾病分类,找出舌脉等指标上可能存在的分类特征;其次对于非疾病数据进行健康与亚健康的分类,并给出健康状态和亚健康体质类型的辨识模型。针对一般体检人群,采用团队研究设计的 H20 量表、中医临床诊断量表及舌脉诊仪器进行大样本调查。以健康状态评估 H20 量表结合体检理化指标进行健康状态判别,以中医辨证原则为指导对亚健康人群进行辨证分型,探讨亚健康状态人群证型分布,并建立基于四诊信息的健康状态和亚健康证型辨识体系。

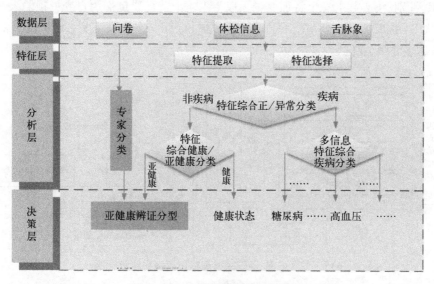

**图 5 - 91　中医健康状态辨识模型**

模型中每一个分类过程都是基于临床数据构建的分类子模型,研究的所有实验结果为本模型的应用效果提供了保障。基于临床数据,运用机器学习方法实现各个子模型,并验证各模型的有效性。

### 5.5.1　基于多信息特征的健康、亚健康状态辨识方法研究

对亚健康状态的有效评估是亚健康研究的焦点,采用问卷调查法对健康状态进行评估是目前最常用的方法。采用 H20 量表进行亚健康状态评估,结果显示,健康组与亚健康组的 H20 量表得分具有明显统计学差异,说明 H20 量表能够较好地区分健康与亚健康状态。观察到的总体亚健康发生率为 66.3%,与相关研究相比,亚健康的发生率和表现呈现多样化,这可能与选用的评估方法不统一和面向的人群不同有关。研究对象以籍贯为上海及其周边地区的体检人员为主,虽存在一定的地域性因素,但研究对象来源包括事业单位、企业单位员工和个人等,相比以往的研究对象来源更为丰富。同时,根据亚健康的定义,仅有主观性评测不够完善,应在总体样本中运用比较严格的临床体检和指标进行筛查,

进一步排除有明显疾病表现的人群,提高了亚健康评估的可靠性,这使得进行亚健康研究更具有针对性。

实验数据包括 BMI、性别、年龄、问诊症状、舌脉特征和体检理化指标,进行数据整理,删除问诊症状出现频次<3%的症状(后面研究相同)。整理后的问诊症状特征 51 个、脉图特征 16 个、舌象图像特征 22 个、体检理化指标 32 个,加上BMI、性别、年龄共 124 个特征变量。以上 124 个特征变量作为自变量预输入,健康状态(健康或亚健康)作为分类变量,样本的 80% 作为训练集,20% 作为测试集,建立健康、亚健康分类模型,模型设计见图 5 - 92。

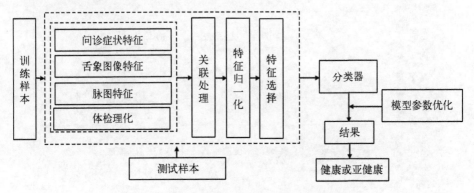

图 5 - 92　健康、亚健康状态辨识模型实验设计图

对数据集进行特征归一化、特征选择等数据预处理后,采用不同的机器学习方法建立辨识模型,比较不同算法的预测性能,并且将四诊融合的特征数据与单一诊法的特征数据的分类结果相比较,得到最优学习模型。

由于问诊症状特征、舌脉特征等参数数量级不同,为了消除指标之间取值范围差异的影响,尽量减少特征参数数量级不同造成的影响,对特征参数进行了[-1, 1]之间的归一化处理。样本的 80% 作为训练集,20% 作为测试集。为了验证训练集与测试集划分的合理性,运用 PCA 技术提取样本主成分,通过观察第 1主成分和第 2 主成分在训练集和测试集的分布情况,来判断训练集和测试集的划分是否合理。如果第 1 主成分和第 2 主成分在两个数据集的分布基本重合,说明训练集和测试集的划分比较合理(图 5 - 93)。

特征变量个数太多就会增加算法的复杂性,而且多个变量之间可能有一定的相关关系,由于四诊和理化特征融合后的特征维数达到 124 维,维数过多,一方面会造成训练时间过长,另一方面可能存在噪声因素。采用前面介绍的遗传算法进行特征选择,得到 GA 特征选择结果包括性别等基本信息、失眠等症状、WBC 等西医指标三大类特征共 22 个。

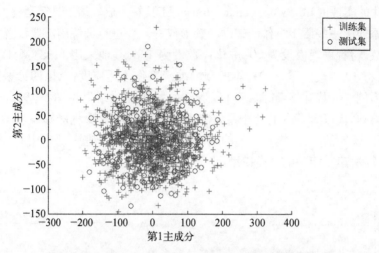

**图5-93　第1主成分和第2主成分在训练集、测试集分布**

　　基于六类特征：四诊+理化融合特征、问诊症状特征、脉图特征、舌象图像特征、理化指标和GA特征选择，分别使用SVM、BP神经网络和$k$-NN算法进行分类。

　　为提高SVM模型的性能，通常需要对RBF核函数参数(g)和惩罚参数(c)进行优化。通过遗传算法来寻找SVM的最优核心参数，优化SVM惩罚参数(c)和核函数参数(g)，建立SVM分类模型。在训练过程中将样本预测的准确率作为GA的适应度函数值。算法过程见图5-94。

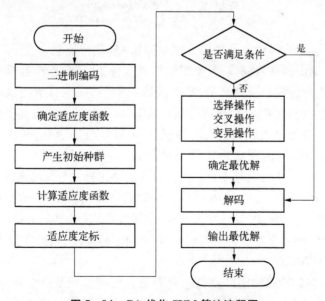

**图5-94　GA优化SVM算法流程图**

算法的实现由 LIBSVM‐Faruto Ultimate 工具箱完成。该工具箱是在 LIBSVM 基础上添加了一些便于操作的辅助函数形成的。在进行训练前需要设置算法模型的参数,将种群规模设为 20,进化代数设为 100,其他采用 LIBSVM 工具箱默认参数,将 10 倍交叉验证的样本的预测准确率作为适应度值,以四诊融合后的数据集为例,GA 优化 SVM 训练过程适应度曲线变化结果见图 5‐95。适应度函数在第 60 代以后基本上处于稳定状态。总体的曲线变化能够说明 GA 能有效地优化 SVM 的参数,提高分类的准确率。在之后的研究中都采用 GA 优化后的 SVM 算法建立相关的分类模型。

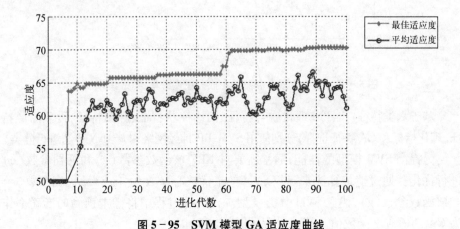

**图 5‐95  SVM 模型 GA 适应度曲线**

(终止代数 = 100,种群数量 pop = 20)
Best c = 69.007 8 g = 0.003 910 1;CVAccuracy = 70.278 3%

运用优化后的 SVM 分类模型分别对四诊+理化特征融合数据集、问诊症状特征数据集、脉图特征数据集、舌象图像特征数据集、理化指标数据集、GA 特征选择数据集进行建模。结果显示,基于四诊+理化特征融合的测试样本分类准确性、特异度、敏感性和 AUC 分别为 0.778、0.848、0.697、0.804;基于问诊症状特征的测试样本分类准确性、特异度、敏感性和 AUC 分别为 0.769、0.816、0.716、0.828;基于脉图特征的测试样本分类准确性、特异度、敏感性和 AUC 分别为 0.581、0.808、0.321、0.576;基于舌象图像特征的测试样本分类准确性、特异度、敏感性和 AUC 分别为 0.547、0.576、0.514、0.524;基于理化指标的测试样本分类的测试样本准确性、特异度、敏感性和 AUC 分别为 0.577、0.704、0.431、0.605;基于 GA 特征选择的测试样本分类的测试样本准确性、特异度、敏感性和 AUC 分别为 0.782、0.848、0.706、0.818。

影响 BP 神经网络性能的参数主要有隐含层神经元节点个数、激活函数类型的选择、学习率、初始权值与阈值等。BP 神经网络的核心算法实现通过

MATLAB 软件自带工具提供的 newff( PR, [ S1, S2, …, SN], { TF1, TF2, …, TFN}, BTF, BLF, PF)、train( net, P, T, Pi, Ai)和 sim('model', 'ParameterName1', Value1, 'ParameterName2', Value2, …)函数完成。为比较不同算法对于数据的适应性,同样采用遗传算法对 BP 神经网络初始权值与阈值进行优化,建立 BP 神经网络分类模型,优化完成后再对模型进行训练和预测。

运用 BP 神经网络分类模型分别对四诊+理化特征融合数据集、问诊症状特征数据集、脉图特征数据集、舌象图像特征数据集、理化指标数据集、GA 特征选择数据集进行建模。结果显示,基于四诊+理化融合特征的测试样本分类准确性、特异度、敏感性和 AUC 分别为 0.701、0.704、0.697、0.697;基于问诊症状特征的测试样本分类准确性、特异度、敏感性和 AUC 分别为 0.752、0.816、0.679、0.770;基于脉图特征的测试样本分类准确性、特异度、敏感性和 AUC 分别为 0.594、0.672、0.505、0.616;基于舌象图像特征的测试样本分类准确性、特异度、敏感性和 AUC 分别为 0.573、0.824、0.284、0.520;基于理化指标的测试样本分类准确性、特异度、敏感性和 AUC 分别为 0.581、0.584、0.578、0.568;基于 GA 特征选择的测试样本分类准确性、特异度、敏感性和 AUC 分别为 0.744、0.760、0.725、0.797。

由于对于 $k-NN$ 算法,不同的 $k$ 值会对最终的分类准确率产生影响,所以通过观察 $k$ 值在 1~20 范围内,取不同值时对于分类准确率的影响。$k-NN$ 核心算法实现通过 MATLAB 软件的 ClassificationKNN.fit( $X$, $Y$)和 predict( sys, data, $k$)函数完成。

运用优化后的 $k-NN$ 分类模型分别对四诊+理化特征融合数据集、问诊症状特征数据集、脉图特征数据集、舌象图像特征数据集、理化指标数据集、GA 特征选择数据集进行建模,在取不同 $k$ 值时结果见图 5-96。对 $k$ 值分别取 11、17、6、3、12 和 9 进行尝试。

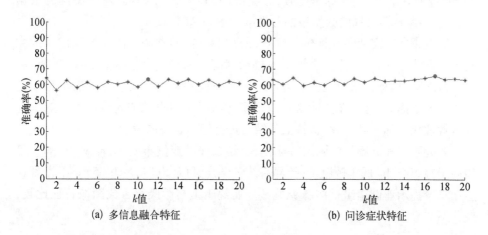

(a) 多信息融合特征　　　　　　　(b) 问诊症状特征

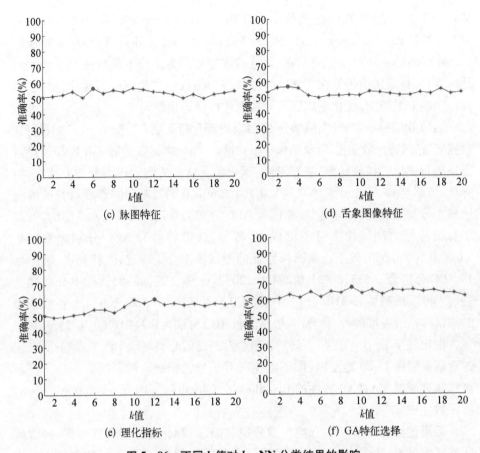

**图 5-96 不同 k 值对 k-NN 分类结果的影响**

分析不同的机器学习算法在各数据集的测试样本分类结果,发现 SVM 算法与 BP 神经网络、k-NN 算法比较,分类准确率和 AUC 较高。对于不同的数据集,基于 GA 特征选择的数据集的分类准确率和 AUC 较高。

亚健康研究需要主观评价与客观评价相结合,问卷调查法作为亚健康的主观评价方法之一,并不能完全评估亚健康状态。随着信息技术的发展,舌象、脉象的数字化、信息化研究也已取得了一定的进展,为中医对亚健康状态的诊断提供了重要依据。因此,在亚健康状态辨识方法研究中尝试加入舌脉诊客观指标及常规理化指标,与问诊症状特征相结合进行健康状态的辨识。

亚健康组和健康组的脉图特征比较,结果显示亚健康 $t_4$、$t_4/t_5$、$w_1/t$、$w_2/t$ 等值高于健康组,$h_5$ 低于健康组,差异有统计学意义($P<0.01$,$P<0.05$)。根据现代脉诊理论提示亚健康组整体脉象偏弦。亚健康组与健康组舌象图像特征比较,变化不明显。

由于特征融合后的特征维数较多,一方面会造成训练时间过长,另一方面可能存在噪声因素。采用遗传算法进行特征选择,得到特征选择结果,建立分类模型,发现疲倦、自汗、多汗、乏力、胸闷等常见的亚健康症状,脉图参数 $h_5$、$t_5$、$w_1/t$,舌象图像指标舌质 MEAN、舌苔 ASM、舌苔 MEAN、舌苔 ClrLb 和部分理化指标。分别对不同的数据集采用不同的机器学习算法进行建模,发现不同的数据集对分类结果有明显的影响,四诊融合特征、问诊特征和 GA 特征选择的数据集都具有较好的分类效果,当加入舌脉诊特征和理化指标后,SVM 模型的分类性能有一定的提高,其他算法分类性能没有提高。但多信息特征融合后再进行 GA 特征选择的数据集分类性能比其他数据集较高。这说明将舌脉客观特征与主观症状相结合,通过机器学习方法进行亚健康状态辨识具有一定的可行性。

### 5.5.2 基于四诊信息的亚健康中医证型辨识方法研究

亚健康中医研究中,证型和症状是两个最重要的分类层次。目前,对于亚健康的辨证分型,首先根据医生望、闻、问、切所得到患者的四诊症状信息,按照轻重程度进行打分,然后依据中医证候诊断标准对症状量化予以评分,对每项评分进行累加得到各个证型的总分值,最后根据设定的阈值进行判断得到最终证型。这一流程不可避免地掺杂了主观性成分,根据专家对亚健康辨证的结果,尝试采用问诊症状特征与舌脉诊数字特征相结合,利用机器学习算法建立亚健康常见中医证型的自动辨识模型。

本研究基于五类特征:四诊融合特征、问诊症状特征、脉图特征、舌象图像特征、GA 特征选择后的特征,针对亚健康中常见的气虚证、痰湿证、血瘀证、津亏证,使用 SVM、BP 神经网络、$k$-NN 算法分别建立基于四诊信息的气虚证的辨识模型进行对比。

在针对非气虚证亚健康患者建立的辨识模型中,四诊信息融合后的特征维数达到 122 维,维数过多会使模型的训练时间过长,也会存在一定的冗余内容和噪声。因此,有必要进行特征筛选,采用遗传算法进行特征选择得到37 个特征。

采用 SVM、BP 神经网络、$k$-NN 算法建立基于四诊信息的气虚证的辨识模型。通过不同机器学习算法比较结果可知四诊融合特征、问诊症状特征和 GA 特征选择的数据集都具有较好的分类效果,舌象图像和脉图特征数据集的分类结果不够理想。就分类器的性能而言,SVM 模型分类性能较好,$k$-NN算法较差。

对痰湿证和非痰湿证亚健康患者建立辨识模型,采用遗传算法进行特征选择,得到 33 个特征。采用 SVM、BP 神经网络、$k$-NN 算法建立基于四诊信息的痰湿证的辨识模型。通过不同机器学习算法比较结果可知,不同的数据集对于辨识结果的影响大于不同的机器学习算法。四诊融合特征、问诊症状特征和GA特征选择的数据集都具有较好的分类效果,舌象图像和脉图特征数据集的分类结果不够理想。就分类器的性能而言,SVM和BP神经网络模型分类性能较好,$k$-NN算法较差。

对血瘀证和非血瘀证亚健康患者建立分类模型,采用遗传算法进行特征选择,得到31个特征。采用SVM、BP神经网络、$k$-NN算法建立基于四诊信息的血瘀证的辨识模型,通过不同机器学习算法比较结果可知,四诊融合特征、问诊症状特征和GA特征选择的数据集都具有较好的分类效果,舌象图像和脉图特征数据集的分类结果不够理想。就分类器的性能而言,三种算法都具有较好的分类性能。

对津亏证和非津亏证亚健康患者建立分类模型,采用遗传算法进行特征选择,得到11个特征。采用SVM、BP神经网络、$k$-NN算法建立基于四诊信息的津亏证的分类模型。通过不同机器学习算法比较结果可知,四诊融合特征、问诊症状特征和GA特征选择的数据集都具有较好的分类效果,舌象图像和脉图特征数据集的分类结果不够理想。就分类器的性能而言,三者都有较好的分类结果。

通过以上研究发现对于常见的四种证型的分类结果显示,单独的舌、脉特征数据集的分类效果不够理想,特别是在血瘀证、津亏证等样本较少的时候,预测结果偏向于多数类,导致分类结果的敏感性接近于0。单独问诊数据也具有较好的分类结果,这主要是因为辨证时主要依赖于问诊及自身经验。

GA特征选择的数据集分类结果具有较好表现,GA作为启发式算法能够找出大部分对分类结果有效的特征,但每种算法都有其局限性,也并不是每次都能够得到最优的选择。如痰湿证特征选择结果,GA算法将苔腻、苔厚等重要特征都能够筛选出来,但没有选择头重、身重等重要症状特征。出现这种情况的原因也有可能与纳入样本的数据特点有关。

经上述的比较分析可知,SVM算法对四种证型都有比较好的分类结果,其次是BP神经网络。算法的选择和优化能够在一定程度上提高分类的准确率。从结果可以看出,在遗传算法对SVM模型中的惩罚因子C和核函数g进行优化训练时,交叉验证的准确率不断提高并最终趋于稳定状态,说明参数优化对于提高分类的正确率非常重要。此项研究重点在于探讨不同机器学习算法和选择不同特征数据对亚健康状态辨识结果的影响,通过以问诊症状特征为主,尝试加入舌脉客观指标以期能够有效地提高分类性能,为将来建立基于机器学习的中医健康辨识体系提供基础。

## 5.6 亚健康状态的干预评价研究

### 5.6.1 大学生亚健康状态干预研究

1. 方法

（1）通过健康评估量表、中医四诊信息采集表评估，以及舌象、面色、脉象的人工判别，依据中医辨证方法对大学生亚健康状态进行辨证分型，选择符合气虚证、血虚证、阴虚证、气郁证的 80 例亚健康大学生，同时设健康对照组 63 例。

（2）依据 H10 量表与中医临床诊断量表填写情况，结合舌、脉象的专家判读结果，进行中医客观指标及生理指标检测。针对中医各证型进行中药干预。中药干预 2 周后再次进行中医客观化指标及生理指标测试，分析生理指标与中医四诊指标的关系。研究观察分析中药干预亚健康状态的效果，根据各指标在不同证型中的变化特点。探讨尝试建立中药干预大学生亚健康状态的评价指标。

（3）中药干预，分别服用中药颗粒。气虚型：四君子汤；血虚型：黄芪四物汤；阴虚型：六味地黄汤；气郁型：柴胡疏肝散。中药组成与剂量如下。

四君子汤：党参 15 g，白术 10 g，茯苓 10 g，炙甘草 5 g。

黄芪四物汤：黄芪 15 g，当归 10 g，生地黄 10 g，芍药 10 g，川芎 10 g。

六味地黄汤：熟地黄 20 g，山茱萸 15 g，山药 15 g，泽泻 10 g，牡丹皮 10 g，茯苓 10 g。

柴胡疏肝散：陈皮 6 g，柴胡 10 g，川芎 10 g，香附 10 g，枳壳 6 g，芍药 6 g，炙甘草 3 g。

中药颗粒为免煎颗粒，每日 1 次，每次 200 mL，温水冲服。

2. 结果

1）中药干预前后量表分析结果

中药干预后量表得分升高，说明中药干预主观效果较好（表 5-68）。

表 5-68　中药干预前与中药干预后量表得分比较$(\bar{x}\pm s)$

| 参　数 | 健康组($n=63$) | 中药干预前($n=80$) | 中药干预后($n=80$) |
|---|---|---|---|
| 得　分 | 85.95±7.99 | 58.81±14.84* | 71.47±12.37* |

\* 与健康组比较，$P<0.01$。

中药干预前后量表各条目成绩进行对比，第 6、9 两条目没有显著性差异，其余各条目都具有显著统计差异，经中药干预后条目各项得分均上升，说明中药干预对亚健康整体改善明显（表 5-69）。

表 5 - 69　亚健康中药干预前后量表各条目成绩比较表($\bar{x}\pm s$)

| 条目编号 | 中药干预前 | 中药干预后 |
|---|---|---|
| 1 | 5.75±1.84 | 6.88±1.51 ** |
| 2 | 6.34±1.91 | 7.25±1.52 ** |
| 3 | 5.38±2.52 | 7.97±1.87 ** |
| 4 | 5.88±1.95 | 6.81±1.59 ** |
| 5 | 6.09±2.48 | 8.13±2.01 ** |
| 6 | 6.41±2.21 | 6.91±1.79 |
| 7 | 6.50±2.16 | 7.31±1.86 * |
| 8 | 5.72±2.46 | 6.88±1.76 ** |
| 9 | 6.25±2.18 | 6.75±1.75 |
| 10 | 5.38±2.32 | 7.59±1.75 ** |

＊中药干预前比较,$P<0.05$；＊＊与中药干预前比较,$P<0.01$。

2) 气虚组中药干预前后面色、舌象及脉象量化指标比较

(1) 面色数据比较,见表 5 - 70。① 额部、左颧、鼻部、下颌部：H、I、L、b 值在统计学上存在明显差异($P<0.05$),I、L 值均较中药干预前增高。H、b 值降低,其他则无显著差异($P>0.05$)。这提示光泽度较中药干预前增高;色黄程度较中药干预前减轻。② 右颧：I、L、b 值在统计学上存在明显差异($P<0.05$),I、L 值均较中药干预前增高。b 值降低,其他则无显著差异($P>0.05$)。这提示右颧部的光泽度较中药干预前增高;右颧部的色黄程度较中药干预前减轻。

表 5 - 70　气虚组中药干预前后面色数据比较($n=20,\bar{x}\pm s$)

| | | 额　部 | 右　颧 | 左　颧 | 鼻　部 | 下颌部 |
|---|---|---|---|---|---|---|
| 中药干预前 | L | 73.33±2.15 | 74.36±1.93 | 74.25±1.77 | 73.48±2.24 | 70.69±2.05 |
| | a | 13.52±2.45 | 13.75±2.62 | 13.97±2.51 | 14.22±2.35 | 14.25±2.67 |
| | b | 8.29±7.62 | 6.04±7.64 | 5.73±7.26 | 6.77±7.36 | 7.56±7.21 |
| | H | 93.50±12.28 | 87.41±16.04 | 88.65±13.66 | 90.38±12.68 | 92.05±11.82 |
| | I | 121.28±9.74 | 126.63±8.77 | 126.47±8.37 | 123.07±10.92 | 111.73±8.36 |
| | S | 0.14±0.05 | 0.15±0.05 | 0.15±0.05 | 0.15±0.05 | 0.16±0.05 |
| 中药干预后 | L | 75.20±2.50 * | 75.68±2.21 * | 75.33±2.20 * | 75.21±2.13 * | 71.97±1.97 * |
| | a | 13.86±2.08 | 14.04±1.69 | 14.14±1.69 | 14.76±1.73 | 15.25±1.64 |
| | b | 4.05±3.17 * | 1.90±2.78 * | 1.93±2.91 * | 2.52±3.37 * | 3.98±3.17 * |
| | H | 87.56±6.95 * | 82.02±7.22 | 81.96±7.52 * | 82.94±7.94 * | 86.39±6.65 * |
| | I | 131.22±10.42 * | 134.43±9.09 * | 132.98±9.08 * | 132.63±9.51 * | 118.85±7.79 * |
| | S | 0.15±0.03 | 0.16±0.03 | 0.16±0.03 | 0.17±0.03 | 0.17±0.03 |

＊与中药干预前比较,$P<0.05$。

（2）舌象数据比较，见表5-71。气虚组中药干预前后舌质的S、a、b值在统计学上存在明显差异（$P<0.05$），S、a值增大，b值减小。舌苔的H、S、a、b、ENT值在统计学上存在明显差异（$P<0.05$），S、a、ENT值增大，H、b值减小。其他无统计学差异（$P>0.05$）。这提示气虚组给予四君子汤干预后，舌质颜色偏红，舌苔变薄，四君子汤有健脾益气的作用，脾为气血生化之源，因此，气虚组经服四君子汤2周后舌质颜色变红，腻苔有所减轻。

表5-71　气虚组中药干预前后舌象数据比较（$n=20$, $\bar{x}\pm s$）

| | 中药干预前 | | 中药干预后 | |
|---|---|---|---|---|
| | 舌　质 | 舌　苔 | 舌　质 | 舌　苔 |
| H | 71.46±12.57 | 67.07±18.25 | 65.83±3.44 | 57.45±4.87 * |
| I | 120.70±9.59 | 130.10±14.65 | 117.65±9.51 | 128.25±12.28 |
| S | 0.27±0.04 | 0.20±0.04 | 0.30±0.04 * | 0.23±0.04 * |
| L | 97.70±12.49 | 101.85±13.33 | 95.86±13.05 | 100.35±13.46 |
| a | 28.85±4.31 | 20.37±4.10 | 31.56±4.04 * | 23.61±4.00 * |
| b | 12.96±7.79 | 12.15±7.32 | 8.88±2.20 * | 7.42±2.09 * |
| CON | 147.44±68.51 | 128.61±70.83 | 130.76±48.24 | 188.00±133.06 |
| ENT | 1.31±0.16 | 1.30±0.16 | 1.33±0.09 | 1.40±0.10 * |
| MEAN | 0.03±0.01 | 0.03±0.01 | 0.03±0.01 | 0.04±0.01 |

\* 与中药干预前比较，$P<0.05$。

（3）脉象数据比较，见表5-72。中药干预后运动前 $h_1$、$h_5/h_1$、S、As、Ad 值与中药干预前运动前相比，中药干预后运动后 $h_1$、S、As、Ad 值与中药干预前运动后相比均显著增高，中药干预后运动前 $h_5/h_1$ 值与中药干预前运动前相比显著降低，统计学上均存在明显差异（$P<0.05$），$h_1$、S、As、Ad 值在中药干预后增高，$h_5/h_1$ 值在中药干预后降低，左心室的射血功能改善，脉图面积、收缩期面积、舒张期面积增大，主动脉顺应性相对降低。

表5-72　气虚组中药干预前后脉象数据比较（$n=20$, $\bar{x}\pm s$）

| | 中药干预前 | | 中药干预后 | |
|---|---|---|---|---|
| | 运动前 | 运动后 | 运动前 | 运动后 |
| $h_1$ | 6.85±4.04 | 8.05±3.59 | 11.98±4.50 * | 10.86±3.34 △ |
| $h_5$ | 0.68±0.59 | 0.71±0.42 | 0.94±0.75 | 0.88±0.70 |
| $h_3/h_1$ | 0.70±0.06 | 0.66±0.06 * | 0.66±0.07 | 0.64±0.06 |
| $h_4/h_1$ | 0.41±0.12 | 0.31±0.13 * | 0.35±0.13 | 0.28±0.11 |
| $h_5/h_1$ | 0.10±0.05 | 0.09±0.04 | 0.07±0.04 * | 0.08±0.05 |
| $t_4/t_5$ | 0.62±0.14 | 0.93±0.38 | 0.65±0.16 | 0.91±0.34 |
| $w_1/t$ | 0.16±0.05 | 0.18±0.04 | 0.16±0.04 | 0.18±0.05 |

（续表）

| | 中药干预前 | | 中药干预后 | |
| | 运动前 | 运动后 | 运动前 | 运动后 |
|---|---|---|---|---|
| S | 2.03±1.18 | 2.03±0.85 | 3.32±1.05 * | 2.67±0.65△□ |
| As | 1.16±0.70 | 1.41±0.67 | 3.32±1.05 * | 1.89±0.48△ |
| Ad | 0.87±0.52 | 0.66±0.26 | 1.21±0.49 * | 0.79±0.32△□ |
| PR | 72.60±11.03 | 87.15±10.83 * | 72.40±8.53 | 86.24±11.92□ |

*与中药干预前运动前比较，$P<0.05$；△与中药干预前运动后比较，$P<0.05$；□与中药干预后运动前比较，$P<0.05$。

中药干预前运动后 $h_3/h_1$、$h_4/h_1$ 值与中药干预前运动前相比显著降低，中药干预前运动后 PR 值与中药干预前运动前相比显著升高，统计学上均存在明显差异（$P<0.05$），提示 $h_3/h_1$、$h_4/h_1$ 值在运动后降低，PR 值在运动后升高，外周阻力降低，脉率升高。

中药干预后运动后 S、Ad 值与中药干预后运动前相比均显著降低，中药干预后运动后 PR 值与中药干预后运动前相比显著升高，统计学上均存在明显差异（$P<0.05$），提示 S、Ad 值在运动后降低，PR 值在运动后升高，脉图面积、舒张期面积减小，脉率升高。

3）血虚组中药干预前后面色、舌象及脉象量化指标比较

（1）面色数据比较，见表 5-73。面色各项指标未见统计学差异。

表 5-73　血虚组中药干预前后面色数据比较（$n=20$，$\bar{x}±s$）

| | | 额 部 | 右 颧 | 左 颧 | 鼻 部 | 下颌部 |
|---|---|---|---|---|---|---|
| 中药干预前 | L | 74.06±2.80 | 75.12±1.89 | 74.94±1.97 | 73.78±2.79 | 71.68±2.50 |
| | a | 14.19±2.12 | 14.52±1.52 | 14.40±1.34 | 15.27±2.13 | 14.85±1.67 |
| | b | 3.90±3.71 | 1.99±3.84 | 2.02±3.76 | 3.94±6.19 | 4.04±3.51 |
| | H | 86.73±6.78 | 81.48±7.76 | 81.64±7.71 | 83.92±7.57 | 86.58±6.26 |
| | I | 126.83±11.70 | 132.33±8.56 | 131.47±8.86 | 126.83±11.94 | 117.55±9.83 |
| | S | 0.16±0.03 | 0.17±0.02 | 0.16±0.02 | 0.18±0.03 | 0.17±0.03 |
| 中药干预后 | L | 74.09±3.43 | 74.52±3.18 | 74.26±2.98 | 87.27±61.07 | 70.85±3.92 |
| | a | 13.98±2.18 | 14.19±2.00 | 14.05±1.73 | 15.20±1.88 | 14.44±1.87 |
| | b | 3.53±2.29 | 2.00±2.46 | 2.12±2.09 | 2.46±2.40 | 3.66±2.05 |
| | H | 86.44±5.70 | 80.63±8.56 | 84.10±7.77 | 86.45±15.26 | 86.91±4.75 |
| | I | 127.13±14.74 | 129.12±15.28 | 127.63±13.53 | 125.57±15.60 | 115.88±15.42 |
| | S | 0.16±0.03 | 0.16±0.03 | 0.16±0.02 | 0.18±0.03 | 0.17±0.02 |

*与中药干预组前比较，$P<0.05$。

（2）舌象数据比较，见表5-74。血虚组中药干预前后舌质的 I 值在统计学上存在显著性差异（$P<0.05$），I 值增高，其他指标差异无统计学意义（$P>0.05$），提示舌质颜色偏红。

表5-74　血虚组中药干预前后舌象数据比较（$n=20$，$\bar{x}\pm s$）

| | 中药干预前 | | 中药干预后 | |
|---|---|---|---|---|
| | 舌 质 | 舌 苔 | 舌 质 | 舌 苔 |
| H | 65.36±9.06 | 58.12±13.05 | 63.80±5.12 | 56.25±7.34 |
| I | 121.00±11.37 | 129.30±15.52 | 126.10±12.77 * | 134.30±15.32 |
| S | 0.29±0.03 | 0.22±0.03 | 0.28±0.03 | 0.21±0.03 |
| L | 92.30±15.27 | 95.88±15.59 | 93.74±14.89 | 97.24±15.43 |
| a | 28.74±4.05 | 21.15±4.26 | 28.71±4.36 | 21.55±4.24 |
| b | 9.54±4.92 | 8.73±5.06 | 8.70±2.36 | 7.94±2.14 |
| CON | 110.34±50.71 | 132.36±85.50 | 101.62±46.08 | 111.61±52.72 |
| ENT | 1.27±0.15 | 1.31±0.14 | 1.26±0.12 | 1.28±0.14 |
| MEAN | 0.03±0.01 | 0.03±0.01 | 0.03±0.01 | 0.03±0.01 |

＊与中药干预前比较，$P<0.05$。

（3）脉象数据比较，见表5-75。中药干预后运动前 $h_1$、S、As、Ad 值与中药干预前运动前相比显著增高，统计学上均存在明显差异（$P<0.05$），提示 $h_1$、S、As、Ad 值在中药干预后增高，左心室的射血功能改善，脉图面积、收缩期面积、舒张期面积增大。

表5-75　血虚组中药干预前后脉象数据比较（$n=20$，$\bar{x}\pm s$）

| | 中药干预前 | | 中药干预后 | |
|---|---|---|---|---|
| | 运动前 | 运动后 | 运动前 | 运动后 |
| $h_1$ | 9.16±4.24 | 9.58±4.14 | 12.75±4.10 * | 10.07±4.13 |
| $h_5$ | 0.87±0.94 | 0.80±0.65 | 1.18±1.10 | 1.08±1.30 |
| $h_3/h_1$ | 0.70±0.08 | 0.62±0.07 * | 0.69±0.08 | 0.64±0.05 □ |
| $h_4/h_1$ | 0.41±0.16 | 0.26±0.13 * | 0.39±0.16 | 0.29±0.10 □ |
| $h_5/h_1$ | 0.09±0.08 | 0.10±0.07 | 0.09±0.07 | 0.09±0.08 |
| $t_4/t_5$ | 0.62±0.25 | 1.02±0.39 | 0.62±0.19 | 0.87±0.16 |
| $w_1$ | 121.41±36.76 | 117.02±25.50 | 135.24±40.50 | 118.90±12.98 |
| $w_1/t$ | 0.15±0.05 | 0.17±0.03 | 0.16±0.04 | 0.16±0.03 |
| S | 2.62±1.11 | 2.48±1.05 | 3.61±0.96 * | 2.57±1.00 |
| As | 1.48±0.62 | 1.79±0.83 | 2.17±0.71 * | 1.77±0.69 |
| Ad | 1.14±0.66 | 0.71±0.34 * | 1.45±0.55 * | 0.80±0.36 □ |
| PR | 72.81±12.25 | 85.87±12.76 * | 71.44±8.70 | 82.79±11.79 □ |

＊与中药干预前运动前比较，$P<0.05$；□与中药干预后运动前比较，$P<0.05$。

中药干预前运动后 $h_3/h_1$、$h_4/h_1$、Ad 值与中药干预前运动前相比,中药干预后运动后 $h_3/h_1$、$h_4/h_1$、Ad 值与中药干预后运动前相比显著降低,中药干预前运动后 PR 值与中药干预前运动前,中药干预后运动后 PR 值与中药干预后运动前相比显著升高,统计学上均存在明显差异($P<0.05$),提示 $h_3/h_1$、$h_4/h_1$、Ad 在运动后的数值降低,PR 值在运动后的数值升高,外周阻力降低,舒张期面积减小,脉率升高。

4)阴虚组中药干预前后面色、舌象及脉象量化指标比较

(1)面色数据比较,见表 5-76。阴虚组中药干预后,下颌部 b 值统计学上存在明显差异($P<0.05$),与中药干预前比较,b 值降低,又见 a 值无统计学意义,但有增高趋势,提示中药干预后下颌部色黄程度减轻色红程度有增高趋势,其他则无显著差异($P>0.05$)。

表 5-76  阴虚组中药干预前后面色数据比较($n=20$, $\bar{x}\pm s$)

| | | 额 部 | 右 颧 | 左 颧 | 鼻 部 | 下颌部 |
|---|---|---|---|---|---|---|
| 中药干预前 | L | 75.07±2.13 | 75.39±2.17 | 75.57±2.04 | 74.92±1.79 | 71.53±2.38 |
| | a | 13.57±2.02 | 14.15±2.13 | 14.28±2.11 | 15.14±2.37 | 14.64±2.41 |
| | b | 4.36±5.90 | 2.85±5.96 | 2.83±5.99 | 3.74±6.07 | 6.34±6.85 |
| | H | 86.82±10.76 | 82.28±12.35 | 82.33±12.27 | 84.80±11.45 | 88.35±9.72 |
| | I | 130.18±8.98 | 132.83±9.52 | 133.60±9.40 | 130.00±8.98 | 116.17±8.78 |
| | S | 0.15±0.04 | 0.16±0.04 | 0.16±0.04 | 0.16±0.04 | 0.17±0.04 |
| 中药干预后 | L | 75.46±3.13 | 75.63±2.91 | 75.51±2.99 | 74.65±2.70 | 71.74±3.33 |
| | a | 13.85±1.75 | 14.22±1.76 | 14.22±1.84 | 15.41±2.04 | 15.22±2.03 |
| | b | 2.06±2.32 | 1.02±2.02 | 0.90±2.04 | 1.52±2.06 | 3.01±1.71* |
| | H | 82.46±7.25 | 79.73±7.49 | 79.03±6.67 | 80.60±6.12 | 84.44±3.93 |
| | I | 133.98±13.25 | 135.47±12.37 | 135.02±12.77 | 131.32±11.82 | 118.68±12.86 |
| | S | 0.16±0.02 | 0.16±0.02 | 0.17±0.02 | 0.18±0.03 | 0.18±0.03 |

*与中药干预前比较,$P<0.05$。

(2)舌象数据比较,各指标量化数据比较未见统计学差异。

(3)脉象数据比较,见表 5-77。中药干预后运动前 $h_1$、$h_5$、S、As、Ad 值与中药干预前运动前相比,中药干预后运动后 $h_1$、S、Ad 值与中药干预前运动后相比,均显著增高,统计学上均存在明显差异($P<0.05$),提示 $h_1$、$h_5$、S、As、Ad 值在中药干预后增高,左心室的射血功能改善,大动脉弹性增高,脉图面积、收缩期面积、舒张期面积增大。

表 5 - 77　阴虚组中药干预前后脉象数据比较( $n=20$ , $\bar{x}\pm s$ )

| | 中药干预前 | | 中药干预后 | |
|---|---|---|---|---|
| | 运动前 | 运动后 | 运动前 | 运动后 |
| $h_1$ | 9.29±4.43 | 8.89±4.54 | 12.60±4.23 * | 11.14±4.44△ |
| $h_5$ | 0.71±0.60 | 0.69±0.50 | 1.02±0.73 * | 0.96±0.72 |
| $h_3/h_1$ | 0.68±0.08 | 0.63±0.05 * | 0.67±0.05 | 0.62±0.08□ |
| $h_4/h_1$ | 0.37±0.14 | 0.26±0.09 * | 0.34±0.10 | 0.26±0.12□ |
| $h_5/h_1$ | 0.09±0.07 | 0.10±0.07 | 0.09±0.06 | 0.13±0.16 |
| $t_4/t_5$ | 0.69±0.25 | 0.93±0.24 | 0.72±0.19 | 1.17±1.23 |
| $w_1/t$ | 0.16±0.05 | 0.17±0.03 | 0.16±0.04 | 0.18±0.02 |
| S | 2.73±1.30 | 2.25±1.00 | 3.44±1.15 * | 2.82±1.14△ |
| As | 1.75±0.93 | 1.63±0.82 | 2.21±0.74 * | 1.94±0.82 |
| Ad | 1.01±0.52 | 0.63±0.24 * | 1.18±0.58 * | 0.83±0.48△□ |
| PR | 73.03±10.61 | 88.26±12.23 * | 77.63±9.97 | 85.87±15.07 |

* 表示与中药干预前运动前比较, $P<0.05$ ;△表示与中药干预前运动后比较, $P<0.05$ ;□表示与中药干预后运动前比较, $P<0.05$ 。

中药干预前运动后 $h_3/h_1$ 、 $h_4/h_1$ 、Ad 值与中药干预前运动前相比,中药干预后运动后 $h_3/h_1$ 、 $h_4/h_1$ 、Ad 值与中药干预后运动前相比,均显著降低,中药干预前运动后 PR 值与中药干预前运动前相比显著升高,统计学上均存在明显差异( $P<0.05$ ),提示 $h_3/h_1$ 、 $h_4/h_1$ 、Ad 值在运动后降低,PR 值在运动后升高,外周阻力降低,舒张期面积减小,脉率升高。

5) 气郁组中药干预前后面色、舌象及脉象量化指标比较

(1) 面色数据比较,见表 5 - 78。气郁组中药干预后,鼻部、下颌部的 a、S 值及额部的 S 值在统计学上存在明显差异( $P<0.05$ ),鼻部、下颌部的 a、S 值及额部的 S 值增高,提示鼻部、下颌部的红色程度较中药干预前偏红,额部饱和度增高,其他则无显著差异( $P>0.05$ )。

表 5 - 78　气郁组中药干预前后面色数据比较( $n=20$ , $\bar{x}\pm s$ )

| | | 额 部 | 右 颊 | 左 颊 | 鼻 部 | 下颌部 |
|---|---|---|---|---|---|---|
| 中药干预前 | L | 73.80±2.78 | 74.19±2.20 | 74.02±2.25 | 73.28±2.61 | 70.48±3.12 |
| | a | 13.63±1.96 | 14.15±2.40 | 14.28±2.17 | 14.72±2.23 | 14.37±2.00 |
| | b | 6.13±5.81 | 4.36±5.26 | 4.31±5.25 | 5.15±5.75 | 6.22±5.10 |
| | H | 90.64±8.95 | 84.65±14.46 | 86.69±10.21 | 87.98±9.61 | 90.60±8.48 |
| | I | 124.38±12.15 | 127.00±8.35 | 126.45±9.28 | 123.45±11.40 | 111.63±11.15 |
| | S | 0.15±0.03 | 0.16±0.04 | 0.16±0.04 | 0.16±0.04 | 0.16±0.04 |

（续表）

| | | 额 部 | 右 颧 | 左 颧 | 鼻 部 | 下颌部 |
|---|---|---|---|---|---|---|
| 中药干预后 | L | 73.50±2.39 | 74.12±2.45 | 73.54±2.27 | 73.11±2.47 | 70.05±2.40 |
| | a | 14.56±1.52 | 14.63±1.44 | 14.84±1.34 | 15.79±2.02* | 15.54±1.76* |
| | b | 3.57±1.31 | 1.90±1.37 | 2.12±1.47 | 2.59±1.53 | 3.83±1.59 |
| | H | 86.38±3.34 | 82.40±3.41 | 82.52±3.69 | 83.39±4.06 | 86.28±3.67 |
| | I | 124.83±9.57 | 128.13±9.96 | 125.87±9.32 | 124.53±9.87 | 111.75±8.90 |
| | S | 0.16±0.02* | 0.17±0.02 | 0.17±0.02 | 0.18±0.03* | 0.18±0.02* |

*与中药干预前比较,$P<0.05$。

（2）舌象数据比较,见表5-79。气郁组中药干预前后舌质的S、L、a值在统计学上存在显著性差异（$P<0.05$）,S、a值增高,L值下降。舌苔的S、a值在统计学上存在显著性差异（$P<0.05$）,S、a值增高。其他无统计学差异（$P>0.05$）。这提示气郁组经柴胡疏肝散干预后舌质偏红,而舌苔偏薄白。

表5-79 气郁组中药干预前后舌象数据比较（$n=20$, $\bar{x}±s$）

| | 中药干预前 | | 中药干预后 | |
|---|---|---|---|---|
| | 舌 质 | 舌 苔 | 舌 质 | 舌 苔 |
| H | 65.84±9.62 | 57.68±14.71 | 65.11±3.64 | 57.79±5.66 |
| I | 122.30±8.00 | 132.75±9.80 | 119.50±9.41 | 128.85±12.01 |
| S | 0.27±0.03 | 0.20±0.03 | 0.29±0.03* | 0.22±0.03* |
| L | 100.97±7.61 | 105.48±7.73 | 99.63±7.93* | 103.84±8.79 |
| a | 29.70±3.20 | 21.69±3.82 | 31.49±2.96* | 23.84±3.22* |
| b | 9.57±5.52 | 8.44±5.43 | 8.55±2.10 | 7.47±2.14 |
| CON | 138.58±60.76 | 151.92±76.57 | 144.33±50.60 | 155.68±53.64 |
| ENT | 1.34±0.10 | 1.35±0.14 | 1.35±0.10 | 1.37±0.10 |
| MEAN | 0.03±0.01 | 0.04±0.01 | 0.04±0.01 | 0.04±0.01 |

*与中药干预前比较,$P<0.05$。

（3）脉象数据比较,见表5-80。中药干预后运动前 $h_1$、$h_5$、S、As、Ad 值与中药干预前运动前相比显著增高,统计学上均存在明显差异（$P<0.05$）,提示左心室的射血功能改善,大动脉弹性增高,脉图面积、收缩期面积、舒张期面积增大。

表5-80　气郁组中药干预前后脉象数据比较($n=20$, $\bar{x} \pm s$)

| | 中药干预前 | | 中药干预后 | |
|---|---|---|---|---|
| | 运动前 | 运动后 | 运动前 | 运动后 |
| $h_1$ | 9.77±4.06 | 10.12±4.78 | 13.59±3.97 * | 12.61±4.41 |
| $h_5$ | 0.81±0.60 | 0.83±0.55 | 1.33±1.01 * | 1.20±0.89△ |
| $h_3/h_1$ | 0.68±0.06 | 0.64±0.05 * | 0.67±0.05 | 0.61±0.05□ |
| $h_4/h_1$ | 0.36±0.12 | 0.28±0.09 * | 0.33±0.11 | 0.25±0.09□ |
| $h_5/h_1$ | 0.09±0.05 | 0.09±0.05 | 0.10±0.07 | 0.10±0.07 |
| $t_4/t_5$ | 0.68±0.19 | 0.92±0.20 | 0.70±0.17 | 0.88±0.18 |
| $w_1/t$ | 0.16±0.05 | 0.18±0.05 | 0.16±0.05 | 0.17±0.03 |
| S | 2.81±1.19 | 2.56±1.17 | 3.70±1.03 * | 3.06±1.10 |
| As | 1.79±0.85 | 1.81±0.89 | 2.37±0.7 * | 2.15±0.78 |
| Ad | 1.02±0.46 | 0.75±0.32 | 1.33±0.47 * | 0.84±0.31□ |
| PR | 72.57±10.49 | 86.19±12.28 * | 74.71±9.55 | 85.52±11.80□ |

*与中药干预前运动前比较,$P<0.05$;△与中药干预后运动后比较,$P<0.05$;□与中药干预后运动前比较,$P<0.05$。

### 5.6.2　亚健康女大学生月经周期舌象变化研究

本研究在前期中医干预亚健康疗效评价工作的基础上,选取气血亏虚类亚健康女性为研究对象,通过气血补益剂复方阿胶浆口服液干预,观察舌象客观指标的变化情况,并为中医疗效评价提供依据。

1. 对象与方法

上海中医药大学亚健康状态女大学生 32 人,年龄 19～23 岁,平均年龄(22.09±0.64)岁。亚健康纳入标准为 H20 量表分值为 60～80 分者,专家舌象判读为淡白舌者。辨证分型为气血亏虚型女大学生,辨证依据参考《中华人民共和国国家标准·中医临床诊疗术语证候部分》(国家技术监督局发布,1997 年)《上海市中医病证诊疗常规》(上海中医药大学出版社,2003 年)。

受试者月经周期第 8～28 天早晚各服 1 支复方阿胶浆口服液,连续服用 21 天。受试者月经第 3 天、第 7 天分别进行舌象数据采集,作为服药前基线对照;分别于月经周期第 14 天(服药 7 天)、21 天(服药 14 天)、28 天(服药 21 天)采集服药后舌象数据。

舌象图像采集与分析使用团队研制的 TDA-1 型小型舌诊仪,采集及分析方法见本章 5.2.1 和 5.2.2。

2. 结果

1) 补益气血中药对气血亏虚类亚健康女性月经周期舌质影响

与月经第 7 天(服药前)比较,服药 7、14、21 天舌质 I、L 值均显著性降低

（$P<0.05$）；与月经第 3 天（服药前）比较，服药 7、14、21 天舌质 S、a 值明显增高（$P<0.05$）；月经第 14 天（服药 7 天）a、b 值较服药前（3 天、7 天）明显增高（$P<0.05$）。单因素重复测量方差分析示 a、S 值有统计学意义（$P<0.05$），见表 5-81，图 5-97，图 5-98。这提示中药干预后舌质亮度降低，红色分量值增高，舌质淡白向淡红色转变，且于月经中期更明显。

表 5-81 复方阿胶浆对气血亏虚型亚健康女性
月经周期舌质指标影响（$n=32$，$\bar{x}\pm s$）

| 指标 | 月经第 3 天<br>（服药前） | 月经第 7 天<br>（服药前） | 月经第 14 天<br>（服药 7 天） | 月经第 21 天<br>（服药 14 天） | 月经第 28 天<br>（服药 21 天） | F | P |
|---|---|---|---|---|---|---|---|
| H | 179.44±2.29 | 179.36±3.13 | 179.71±3.87 | 179.84±1.91 | 179.69±2.34 | 0.132 | 0.969 |
| I | 125.56±16.25 | 127.94±13.37 | 121.03±15.57▲ | 121.28±14.31▲ | 120.13±17.05▲ | 1.718 | 0.152 |
| S | 16.57±1.86 | 17.15±2.21 | 17.86±2.34* | 17.58±2.09* | 17.46±2.10* | 2.515 | 0.045# |
| | | | | | | | |
| L | 73.81±4.06 | 74.40±3.36 | 72.66±4.13▲ | 72.73±3.70▲ | 72.40±4.40▲ | 1.710 | 0.162 |
| a | 16.57±1.86 | 17.15±2.21 | 17.86±2.34*▲ | 17.58±2.39* | 17.46±2.06* | 2.515 | 0.045# |
| b | 5.05±1.15 | 5.10±1.38 | 5.63±0.91*▲ | 5.48±0.92 | 5.31±1.18 | 1.686 | 0.181 |

*与月经第 3 天（服药前）比较，$P<0.05$；▲与月经第 7 天（服药前）比较，$P<0.05$；#单因素重复测量方差有统计学意义。

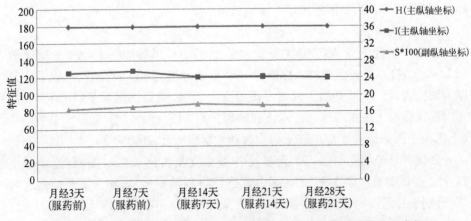

图 5-97 复方阿胶浆干预气血亏虚型亚健康女性月经周期舌质 HIS 变化

2）补益气血中药对气血亏虚型亚健康女性月经周期舌苔影响

与月经第 3 天（服药前）比较，服药 7、14 天舌苔 S、a 值明显增高（$P<0.05$），与月经第 7 天（服药前）比较，服药 7 天 b 值显著增高（$P<0.05$）。单因素重复测量方差分析示 a 值有统计学意义（$P<0.05$），见表 5-82，图 5-99，图 5-100。

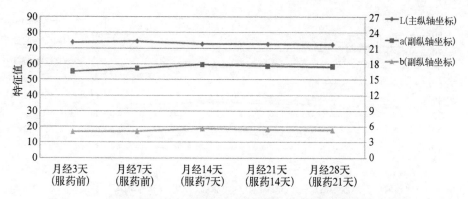

**图 5-98　复方阿胶浆干预气血亏虚型亚健康女性月经周期舌质 Lab 变化**

**表 5-82　复方阿胶浆对气血亏虚型亚健康女性**
**月经周期舌苔指标影响( $n=32$ , $\bar{x}\pm s$ )**

| 指标 | 月经第 3 天<br>（服药前） | 月经第 7 天<br>（服药前） | 月经第 14 天<br>（服药 7 天） | 月经第 21 天<br>（服药 14 天） | 月经第 28 天<br>（服药 21 天） | F | P |
|---|---|---|---|---|---|---|---|
| H | 183.08±3.21 | 182.46±4.58 | 184.94±6.98 | 183.22±2.97 | 186.97±3.61 | 0.995 | 0.427 |
| I | 120.34±20.46 | 119.61±19.29 | 115.00±22.32 | 114.06±20.79 | 116.58±21.77 | 0.675 | 0.599 |
| S | 14.06±3.05 | 14.42±2.90 | 15.42±2.51 * | 15.55±2.79 * | 14.54±2.80 | 2.107 | 0.086 |
| L | 73.06±5.27 | 72.87±4.77 | 71.56±6.04 | 71.32±5.57 | 72.01±5.65 | 0.789 | 0.527 |
| a | 10.55±1.45 | 10.99±1.77 | 11.28±2.12 * | 11.54±1.60 * | 11.00±1.76 | 2.539 | 0.043# |
| b | 4.90±1.43 | 4.90±1.65 | 5.47±0.96▲ | 5.42±1.23 | 5.06±1.30 | 1.679 | 0.205 |

　*与月经第 3 天( 服药前)比较, $P<0.05$ ;▲与月经第 7 天( 服药前)比较, $P<0.05$ ;#单因素重复测量方差有统计学意义。

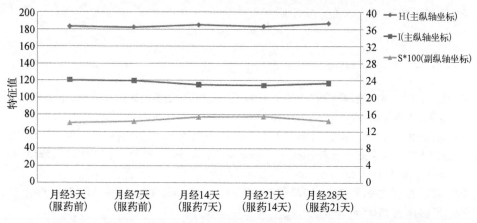

**图 5-99　复方阿胶浆干预气血亏虚型亚健康女性月经周期舌苔 HIS 变化**

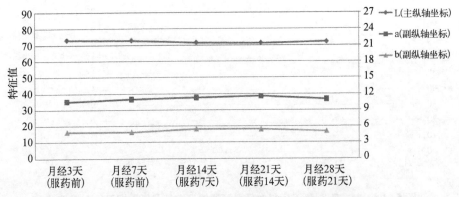

**图 5-100　复方阿胶浆干预气血亏虚型亚健康女性月经周期舌苔 Lab 变化**

本研究选取气血亏虚型亚健康状态女大学生为研究对象,观察补益气血中药复方阿胶浆干预前后月经周期不同时间点舌象图像客观指标变化趋势。实验结果显示,气血亏虚型亚健康状态女性服用补益气血剂后,舌质 I、L 值均显著性降低,舌质 S、a 值均明显增高,提示补益气血中药干预后舌质亮度降低,舌质颜色由淡白向淡红转变;对于舌苔而言,服药 7、14 天 S、a 值明显增高,服药 7 天 b 值显著增高。此外,单因素重复测量方差分析提示月经周期中舌质 a、S 值及舌苔 a 值有统计学意义,结合其趋势变化图,补益气血剂对舌象客观指标影响并未呈现线性关系,提示女性月经周期可能影响舌象图像指标。

研究显示舌象图像指标对中药干预前后有一定的敏感性,中药干预后舌象图像指标变化显著,提示舌象客观指标应用于疗效评价具有一定的可行性。今后研究将进一步结合中医证候量表、疾病疗效指标综合评价,开展指标相关性研究,在证候诊断、疗效评价、疾病预后中发挥作用,指导临床建立或调整防治方案,拓展舌象客观化的临床应用研究。

---

## 参 考 文 献

包怡敏,许家佗,费兆馥,等,2007.急性运动性疲劳脉图评价的实验研究[J].上海中医药大学学报,21(5):68-71.

毕紫娟,王瑜,王珏,等,2020.基于数字化脉图评价易筋经调节大学生健康状态研究[J/OL].中国中医药信息杂志:1-7. http://kns.cnki.net/kcms/detail/11.3519.r.20200323.1524.004. html.[2020-04-26].

崔骥,屠立平,张建峰,等,2018.1 720 例不同健康状态及年龄梯度人群脉图特征研究[J].上海中医药杂志,52(4):15-23.

崔龙涛,邸智,于波,等,2012.大学生亚健康中药干预后舌象分析[J].中国中医基础医学杂志,

18(9)：1044－1046.

邓河,严志,2011.一种基于 Filter 与 Wrapper 模型的网络流量特征选择方法[J].长沙民政职业技术学院学报,18(2)：105－108.

费兆馥,2002.望舌识病[M].北京：人民卫生出版社：106,107.

黄景斌,许家佗,张志枫,等,2017.基于舌象图像分区指标的糖尿病疗效评价[J].中华中医药杂志,32(3)：200－203.

李保洋,2008.特征选择在中医数据挖掘中的应用研究[D].北京：北京交通大学：6－12, 37－45.

李红琼,王天芳,薛晓琳,等,2019.疲劳性亚健康判定标准及中医常见证候的文献研究[J].世界中西医结合杂志,14(6)：768－771.

吕庆莉,2016.数据挖掘与复杂网络的融合及其在中医药领域应用[J].中草药,47(8)：1430－1436.

蒙秀东,李昕,陈波,等,2020.慢性疲劳综合征发病机制的研究进展[J].医学综述,26(2)：361－365.

谭跃进,吴俊,邓宏钟,2006.复杂网络中节点重要度评估的节点收缩方法[J].系统工程理论与实践,26(11)：79－83.

汪小帆,李翔,陈关荣,2012.网络科学导论[M].北京：高等教育出版社：397.

徐旭东,王群,孔令韬,2015.智能医疗系统中 GA_SVM 特征选择和参数优化[J].计算机系统应用,24(3)：226－230.

许家佗,2012.基于四诊信息决策支持的中医健康评价体系研究述评与展望[J].中国中西医结合杂志,32(3)：307－310.

许家佗,包怡敏,龚博敏,等,2008.慢性运动性疲劳的脉图评价研究[J].上海中医药杂志, 42(9)：42－44.

许家佗,包怡敏,裘磊,等,2002.脑力性疲劳的脉图观察与实验研究[J].中国运动医学杂志, 21(6)：574－578.

许家佗,屠立平,张志枫,等,2009.基于图像区域分割方法的舌质与舌苔识别[J].上海中医药大学学报,23(3)：42－45.

许家佗,屠立平,张志枫,等,2009.一种基于 LAB 色空间拓扑剖分影射的颜色恒常性模型[J].电子学报,37(9)：2109－2112.

许家佗,王庆华,孙鸿杰,等,2000.ZM－Ⅲ型智能脉象仪对健康人群脉图生物龄的调查分析[J].上海中医药大学学报,14(4)：35,36.

许家佗,张志枫,孙鸿杰,等,2002.力竭性运动前后的脉图观察研究[J].中国运动医学杂志, 21(1)：44－47.

严蓓华,杨铭,陈佳蕾,等,2012.复杂网络在中医药方面的研究和应用[J].中国实验方剂学杂志,18(7)：276－280.

尤昭玲,申群英,1994.正常妇女月经周期中舌粘膜细胞化学变化规律的动态研究[J].湖南中医学院学报,14(1)：38.

尤昭玲,王若光,1996.月经后期患者性周期不同时相中舌粘膜细胞化学变化的动态研究[J].中国中医药科技,3(3)：3.

袁培飒,陈锐,林涛,等,2015.基于遗传算法和神经网络的软件界面美感建模[J].四川大学学报(自然科学版),52(2):269-274.

周志红,周新聪,袁成清,2007.基于过滤器-封装器组合模型的故障特征选择算法[J].中国机械工程,18(16):1988-1991.

周志华,2016.机器学习[M].北京:清华大学出版社:53-60,73,74,97-101,225,226.

祝君逑,周坤福,盛颖,等,1985.对乳腺增生病人的舌苔脱落细胞的初步观察[J].上海中医药杂志,(10):21,22.

IAN G, YOSHUA B, AARON C, 2017.深度学习[M].赵申剑,黎彧君,符天凡,等译.北京:人民邮电出版社:201-207.

JIAWEI H, MICHELINE K, JIAN P, 2016.数据挖掘:概念与技术[M].范明,孟小峰译.北京:机械工业出版社:249,265-270.

COOTES T F, EDWARDS G J, TAYLOR C J, 2001. Active appearance models[J]. IEEE Computer Society, 1407(6):484-498.

HOLLAND J H, 1975. Adaptation in natural and artificial systems: an introductory analysis with applications to biology, control, and artificial intelligence[M]. Ann Arbor Mich: University of Michigan Press. University of Michigan Press, Ann Arbor, Mich, USA.

HSU W H, 2004. Genetic wrappers for feature selection in decision tree induction and variable ordering in Bayesian network structure learning[J]. Information Sciences, 163 (1-3): 103-122.

JONATHAN L, EVAN S, TREVOR D, 2015. Fully Convolutional Networks for Semantic Segmentation[C]. 2015 IEEE Conference on Computer Vision and Pattern Recognition. Boston: 3431-3440.

KAIMING H, GEORGIA G, PIOTR D, et al., 2017. Mask R-CNN[C]. International Conference on Computer Vision. 2980-2988.

MCCULLOCH W S, PITTS W, 1943. A logical calculus of the ideas immanent in nervous activity[J]. Bulletin of Mathematical Biophysics, 5(4):115-133.

OJALA T, PIETIKINEN M K, MENP T, 2000. Gray scale and rotation invariant texture classification with local binary patterns [C]//European Conference on Computer Vision. Springer Berlin Heidelberg: 404-420.

SHAOQING R, KAIMING H, ROSS G, et al., 2015. Faster R-CNN: Towards real-time object detection with region proposal networks [C]//Annual Conference on Neural Information Processing Systems 2015. 91-99.

SUN Z, BEBIS G, MILLER R, 2004. Object detection using feature subset selection[J]. Pattern Recognition, 37 (11): 2165-2176.

XU W T, RATCHADAPORN K, XU D, et al., 2012. An automatic tongue detection and segmentation framework for computer-aided tongue image analysis[J]. International Journal of Functional Informatics and Personalized Medicine, 4(1):56-58.

ZHUO L, YANG Y, ZHANG J, et al., 2014. Human facial complexion recognition of traditional Chinese medicene based on uniform color space[J]. International Journal of Pattern Recognition & Artificial Intelligence, 28(4):1450008.

# 附录

# 复杂网络症状指标编号索引

| 标签 | 项　目 | 标签 | 项　目 | 标签 | 项　目 |
|---|---|---|---|---|---|
| 1 | 疲倦 | 33 | 齿龈 | 65 | 呕吐清稀 |
| 2 | 抑郁 | 34 | 齿龈肿痛 | 66 | 呕吐臭秽 |
| 3 | 喜叹息 | 35 | 齿龈出血 | 67 | 口淡 |
| 4 | 烦躁易怒 | 36 | 牙齿松动 | 68 | 口苦 |
| 5 | 易受惊吓 | 37 | 咽喉肿痛 | 69 | 口甜 |
| 6 | 多疑善虑 | 38 | 扁桃体肿大 | 70 | 黏腻 |
| 7 | 失眠 | 39 | 目干涩 | 71 | 口气 |
| 8 | 多梦 | 40 | 咽喉梗阻 | 72 | 口干 |
| 9 | 嗜睡 | 41 | 口腔溃疡 | 73 | 口渴多饮 |
| 10 | 易醒 | 42 | 乏力 | 74 | 口渴不多饮 |
| 11 | 恶寒 | 43 | 身重 | 75 | 干咳少痰 |
| 12 | 发热 | 44 | 腰酸 | 76 | 咳嗽多痰 |
| 13 | 畏寒肢冷 | 45 | 胸闷 | 77 | 咳痰清稀 |
| 14 | 高热 | 46 | 心悸 | 78 | 咳黏痰 |
| 15 | 低热 | 47 | 胃脘闷胀 | 79 | 咳泡沫痰 |
| 16 | 潮热 | 48 | 胁肋闷胀 | 80 | 咳白痰 |
| 17 | 寒热交替 | 49 | 大腹胀 | 81 | 咳黄痰 |
| 18 | 喜冷 | 50 | 小腹坠胀 | 82 | 痰中夹血 |
| 19 | 喜热 | 51 | 肢体麻木 | 83 | 咳脓血痰 |
| 20 | 怕热 | 52 | 偏瘫 | 84 | 便秘 |
| 21 | 自汗-动则汗出 | 53 | 肠鸣 | 85 | 便溏 |
| 22 | 盗汗-夜晚汗出 | 54 | 矢气 | 86 | 泄泻 |
| 23 | 多汗 | 55 | 食少 | 87 | 完谷不化 |
| 24 | 无汗 | 56 | 多食 | 88 | 五更泻 |
| 25 | 易感冒 | 57 | 食欲亢进 | 89 | 水样便 |
| 26 | 头晕 | 58 | 多食易饥 | 90 | 脓血便 |
| 27 | 头重 | 59 | 呃逆 | 91 | 黑便 |
| 28 | 听力减退 | 60 | 嗳气 | 92 | 大便溏结不调 |
| 29 | 耳鸣 | 61 | 泛酸 | 93 | 大便秽臭 |
| 30 | 健忘 | 62 | 嘈杂 | 94 | 少尿 |
| 31 | 目眩 | 63 | 恶心 | 95 | 多尿 |
| 32 | 视物昏糊 | 64 | 干呕 | 96 | 小便余沥不尽 |

（续表）

| 标签 | 项　目 | 标签 | 项　目 | 标签 | 项　目 |
|---|---|---|---|---|---|
| 97 | 遗尿 | 138 | 带下色白 | 179 | 形态肥胖 |
| 98 | 夜尿 | 139 | 带下色黄 | 180 | 形态偏瘦 |
| 99 | 尿频 | 140 | 带下赤白相间 | 181 | 形态瘦弱 |
| 100 | 尿急 | 141 | 带下微臭 | 182 | 毛发稀疏 |
| 101 | 尿痛 | 142 | 带下秽臭 | 183 | 腹部肿块 |
| 102 | 尿清长 | 143 | 性冷淡 | 184 | 乳房肿块 |
| 103 | 尿黄 | 144 | 遗精 | 185 | 皮肤干燥 |
| 104 | 尿血 | 145 | 早泄 | 186 | 皮肤湿润 |
| 105 | 尿浊 | 146 | 阳痿 | 187 | 皮疹 |
| 106 | 头痛 | 147 | 不孕不育 | 188 | 皮肤浮肿 |
| 107 | 胸痛 | 148 | 得神 | 189 | 皮肤黄染 |
| 108 | 胁痛 | 149 | 少神 | 190 | 肌肤甲错 |
| 109 | 胃脘痛部位 | 150 | 失神 | 191 | 皮肤粗糙 |
| 110 | 大腹痛 | 151 | 神乱 | 192 | 皮肤黧黑 |
| 111 | 小腹痛 | 152 | 面色淡白 | 193 | 声高有力 |
| 112 | 少腹痛 | 153 | 面色苍白 | 194 | 声低无力 |
| 113 | 腰背痛 | 154 | 满面通红 | 195 | 喘息 |
| 114 | 四肢痛 | 155 | 颧红 | 196 | 声息低微 |
| 115 | 酸痛 | 156 | 面色淡紫 | 197 | 上气 |
| 116 | 胀痛 | 157 | 面色青紫 | 198 | 少气 |
| 117 | 闷痛 | 158 | 面色萎黄 | 199 | 语言不清 |
| 118 | 刺痛 | 159 | 面色黄染 | 200 | 独语 |
| 119 | 冷痛 | 160 | 面色晦暗 | 201 | 错语 |
| 120 | 灼痛 | 161 | 面色黧黑 | 202 | 失语 |
| 121 | 游走痛 | 162 | 眼泡色黑 | 203 | 淡白舌 |
| 122 | 隐痛 | 163 | 眼泡肿 | 204 | 红绛舌 |
| 123 | 绞痛 | 164 | 眼球突出 | 205 | 淡紫舌 |
| 124 | 疼痛程度_偶然 | 165 | 巩膜黄染 | 206 | 青紫舌 |
| 125 | 疼痛程度_经常 | 166 | 眼睑淡白 | 207 | 老舌 |
| 126 | 疼痛程度_持续 | 167 | 眼睑红 | 208 | 嫩舌 |
| 127 | 疼痛程度_轻微 | 168 | 唇色淡白 | 209 | 舌质胖 |
| 128 | 疼痛程度_剧烈 | 169 | 唇色红 | 210 | 舌质瘦 |
| 129 | 月经量多 | 170 | 唇色淡紫 | 211 | 点刺舌 |
| 130 | 月经量少 | 171 | 唇色青紫 | 212 | 齿痕舌 |
| 131 | 月经色淡 | 172 | 唇色紫黑 | 213 | 裂纹舌 |
| 132 | 月经色鲜红 | 173 | 口疮 | 214 | 瘀点舌 |
| 133 | 月经紫暗血块 | 174 | 甲色淡白 | 215 | 瘀斑舌 |
| 134 | 经期紊乱 | 175 | 甲色淡紫 | 216 | 舌质溃疡 |
| 135 | 痛经 | 176 | 甲色青紫 | 217 | 舌衄 |
| 136 | 带下量多 | 177 | 甲色红 | 218 | 歪斜舌 |
| 137 | 带下清稀 | 178 | 形态较胖 | 219 | 痿软舌 |

（续表）

| 标签 | 项 目 | 标签 | 项 目 | 标签 | 项 目 |
|---|---|---|---|---|---|
| 220 | 僵硬舌 | 261 | 脉象右沉 | 297 | 红细胞比容 1（HCT） |
| 221 | 吐弄舌 | 262 | 脉象右迟 | 298 | 血单核细胞计数 |
| 222 | 震颤舌 | 263 | 脉象右数 | 299 | 血单核细胞比值 |
| 223 | 舌下络脉浅淡 | 264 | 脉象右疾 | | （MO%） |
| 224 | 舌下络脉怒张 | 265 | 脉象右实 | 300 | 血嗜碱性粒细胞计数 |
| 225 | 舌下络脉青紫 | 266 | 脉象右虚 | | （BA） |
| 226 | 舌下络脉紫黑 | 267 | 脉象右滑 | 301 | 血嗜碱性粒细胞比值 |
| 227 | 白苔 | 268 | 脉象右涩 | | （BA%） |
| 228 | 黄苔 | 269 | 脉象右洪 | 302 | 血嗜酸性粒细胞计数 |
| 229 | 灰苔 | 270 | 脉象右细 | | （EO） |
| 230 | 黑苔 | 271 | 脉象右长 | 303 | 血嗜酸性粒细胞比值 |
| 231 | 润苔 | 272 | 脉象右短 | | （EO%） |
| 232 | 厚苔 | 273 | 脉象右濡 | 304 | 平均红细胞容积（MCV） |
| 233 | 剥苔 | 274 | 脉象右弦 | 305 | 平均红细胞血红蛋白量 |
| 234 | 滑苔 | 275 | 脉象右紧 | | （MCH） |
| 235 | 燥苔 | 276 | 脉象右弱 | 306 | 平均红细胞血红蛋白浓 |
| 236 | 糙苔 | 277 | 脉象右微 | | 度（MCHC） |
| 237 | 腻苔 | 278 | 脉象右结 | 307 | 血小板分布宽度（PDW） |
| 238 | 腐苔 | 279 | 脉象右代 | 308 | 血小板压积（PCT） |
| 239 | 脉象左浮 | 280 | 脉象右促 | 309 | 血小板平均容积（MPV） |
| 240 | 脉象左沉 | 281 | 既往史 | 310 | 超敏-CRP |
| 241 | 脉象左迟 | 282 | 个人史 | 311 | 降钙素测定 |
| 242 | 脉象左数 | 283 | 家族史 | 312 | 总胆固醇（TC） |
| 243 | 脉象左疾 | 284 | 体重指数（BMI） | 313 | 甘油三酯（TG） |
| 244 | 脉象左实 | 285 | 心率（HR） | 314 | 低密度脂蛋白（LDL） |
| 245 | 脉象左虚 | 286 | 舒张压（DBP） | 315 | 高密度脂蛋白（HDL） |
| 246 | 脉象左滑 | 287 | 收缩压（SBP） | 316 | 载脂蛋白 A（ApoA） |
| 247 | 脉象左涩 | 288 | 血红细胞（RBC） | 317 | 载脂蛋白 B（ApoB） |
| 248 | 脉象左洪 | 289 | 血白细胞（WBC） | 318 | 载脂蛋白 E |
| 249 | 脉象左细 | 290 | 血淋巴细胞计数 | 319 | 脂蛋白（a） |
| 250 | 脉象左长 | | （LYM） | 320 | 谷丙转氨酶 |
| 251 | 脉象左短 | 291 | 血淋巴细胞比值 | 321 | 谷草转氨酶 |
| 252 | 脉象左濡 | | （LYM%） | 322 | α-谷氨酰转肽酶 |
| 253 | 脉象左弦 | 292 | 血中性粒细胞计数 | 323 | 谷草转氨酶同工酶 |
| 254 | 脉象左紧 | | （NEUT） | 324 | 乳酸脱氢酶（LDH） |
| 255 | 脉象左弱 | 293 | 血中性粒细胞比值 | 325 | 尿素氮 |
| 256 | 脉象左微 | | （NEUT%） | 326 | 尿酸（UA） |
| 257 | 脉象左结 | 294 | 血小板（PLT） | 327 | 肌酐 |
| 258 | 脉象左代 | 295 | 血红蛋白（Hb） | 328 | 同型半胱氨酸 |
| 259 | 脉象左促 | 296 | 血红细胞体积分布宽度 | 329 | 总胆汁酸 |
| 260 | 脉象右浮 | | （RDW） | 330 | 总胆红素 |

| 标签 | 项目 | 标签 | 项目 | 标签 | 项目 |
|---|---|---|---|---|---|
| 331 | 总蛋白 | 369 | 磷癌相关抗原 | 409 | 垂体泌乳素（PRL） |
| 332 | 球蛋白 | 370 | 红细胞比容2（血流变） | 410 | 孕酮（P） |
| 333 | 白蛋白 | 371 | 红细胞变形指数（TK） | 411 | 雌二醇（ESTR） |
| 334 | A/G | 372 | 血沉1 | 412 | 睾酮（TESTO） |
| 335 | 直接胆红素 | 373 | 红细胞聚集指数 | 413 | EB病毒抗体测定（早期抗体IgA） |
| 336 | 间接胆红素 | 374 | 纤维蛋白原 | 414 | EB病毒抗体测定（衣壳抗体IgA） |
| 337 | 肌红蛋白 | 375 | 血β₂-微球蛋白 | 415 | EB病毒检测 |
| 338 | 肌酸激酶（CK） | 376 | 血沉2 | 416 | RH（D）血型鉴定 |
| 339 | 肌酸激酶同工酶 | 377 | 血沉方程K值 | 417 | HIV |
| 340 | 肾小球滤过率 | 378 | 血浆黏度100 | 418 | 各类病原体RNA测定 |
| 341 | 胃蛋白酶1 | 379 | 血清胃泌素释放肽前体 | 419 | 梅毒快速试验 |
| 342 | 胃蛋白酶2 | 380 | 血清胱抑素Cys C | 420 | 梅毒快速试验滴度 |
| 343 | 碱性磷酸酶 | 381 | 全血低切相对指数 | 421 | 梅毒螺旋体抗体 |
| 344 | 磷酸肌酸激酶 | 382 | 全血低切还原黏度 | 422 | 血型鉴定 |
| 345 | 前白蛋白 | 383 | 全血黏度1 | 423 | 丙型肝炎抗体 |
| 346 | 空腹 | 384 | 全血黏度200 | 424 | 乙型肝炎e抗体（HBeAb） |
| 347 | 葡萄糖 | 385 | 全血黏度30 | 425 | 乙型肝炎e抗原（HBeAg） |
| 348 | 糖化血红蛋白（HbAlc） | 386 | 全血黏度5 | 426 | 乙型肝炎核心抗体（HBcAb） |
| 349 | 糖化血清白蛋白比值 | 387 | 全血高切相对指数 | 427 | 乙型肝炎表面抗体（HBsAb） |
| 350 | 糖化血清蛋白 | 388 | 全血高切还原黏度 | 428 | 乙型肝炎表面抗原（HBsAg） |
| 351 | 血清白蛋白（糖化） | 389 | 血清链κ-LC | 429 | HBV-DNA |
| 352 | 铁蛋白（SF） | 390 | 血清链λ-LC | 430 | 甲型肝炎抗体-IgM |
| 353 | 糖类抗原19-9 | 391 | 补体C3 | 431 | 人绒毛膜促性腺激素（β-HCG） |
| 354 | 糖类抗原125 | 392 | 补体C4 | 432 | 霉菌 |
| 355 | 糖类抗原153 | 393 | 免疫球蛋白A | 433 | 白细胞（白带常规） |
| 356 | 糖类抗原242 | 394 | 免疫球蛋白E | 434 | 滴虫 |
| 357 | 细胞角质蛋白19片段抗原21-1 | 395 | 免疫球蛋白G | 435 | 尿N-乙酰-β-氨基葡萄糖苷酶 |
| 358 | 糖类抗原50 | 396 | 免疫球蛋白M | 436 | 尿β₂-微球蛋白 |
| 359 | 糖类抗原72-4 | 397 | 循环免疫复合物 | 437 | 尿微量蛋白 |
| 360 | 甲胎蛋白 | 398 | T₃ | 438 | 尿核基质蛋白22（NMP22）检测 |
| 361 | 癌胚抗原 | 399 | T₄ | | |
| 363 | 前列腺特异性抗原 | 400 | TSH | | |
| 364 | 人附睾蛋白4（HE4） | 401 | FT₃ | | |
| 365 | 胃蛋白酶原1/胃蛋白酶原2（PG1/PG2） | 402 | FT₄ | | |
| 366 | 游离前列腺特异性抗原/前列腺特异性抗原（FPSA/PSA） | 403 | 甲状腺受体抗体 | | |
| | | 404 | 甲状腺球蛋白（TG） | | |
| | | 405 | 甲状腺球蛋白抗体（TGAb） | | |
| | | 406 | 甲状腺过氧化物酶抗体 | | |
| 367 | 游离前列腺特异性抗原 | 407 | 人黄体生成素（LH） | | |
| 368 | 神经元烯醇化酶NSE | 408 | 促卵泡生成激素（FSH） | 439 | 四肢 |

（续表）

| 标签 | 项目 | 标签 | 项目 | 标签 | 项目 |
|---|---|---|---|---|---|
| 440 | 咽喉 | 469 | 浅表淋巴结 | 496 | 真菌（尿液检查） |
| 441 | 嗅觉 | 470 | 左眼矫正 | 497 | 尿手工酮体 |
| 442 | 外眼 | 471 | 左眼视力 | 498 | 尿比重 |
| 443 | 外科小结 | 472 | 左耳（听力） | 499 | 尿 pH |
| 444 | 鼻部 | 473 | 裂隙灯 | 500 | 尿白细胞 |
| 445 | 颈部 | 474 | 辨色力 | 501 | 尿葡萄糖 |
| 446 | 病史（外科） | 475 | 右眼矫正 | 502 | 蛋白质（尿液检查） |
| 447 | 病史（眼科） | 476 | 右眼视力 | 503 | 尿胆原 |
| 448 | 病史（耳鼻喉） | 477 | 右耳（听力） | 504 | 亚硝酸盐（尿液检查） |
| 449 | 皮肤 | 478 | 碳素 13 呼气试验 | 505 | 尿胆红素 |
| 450 | 眼压 | 479 | 超声骨密度检查 | 506 | 尿酮体 |
| 451 | 眼底 | 480 | 影像 | 507 | 尿潜血 |
| 452 | 眼科小结 | 481 | 影像所见 | 508 | 尿透明度 |
| 453 | 耳部 | 482 | 影像表现 | 509 | 镜检红细胞（尿液检查） |
| 454 | 耳鼻喉科小结 | 483 | 影像诊断 | 510 | 镜检白细胞（尿液检查） |
| 455 | 脊柱 | 484 | 胸部 CT | 511 | 上皮细胞（尿液检查） |
| 456 | 脾脏 | 485 | 颅脑 CT | 512 | 手工蛋白质（尿液检查） |
| 457 | 腹部 | 486 | 胸部 X 线片 | 513 | 手工尿葡萄糖（尿液检查） |
| 458 | 营养发育 | 487 | 乳腺彩超 | 514 | 手工胆红素（尿液检查） |
| 459 | 直肠指检 | 488 | 前列腺彩超 | 515 | 手工尿胆原（尿液检查） |
| 460 | 肝脏 | 489 | 诊断结论（液基薄层细胞制片术） | 516 | 透明管型（尿液检查） |
| 461 | 手、足、甲 | | | 517 | 颗粒管型（尿液检查） |
| 462 | 心电图 | 490 | 腹部彩超（肝、胆、胰、脾、肾） | 518 | 尿颜色 |
| 463 | 心脏 | | | 519 | 检查项目 |
| 464 | 内科小结 | 491 | 阴道彩超 | 520 | 检查部位 |
| 465 | 甲状腺 | 492 | 颈动脉彩超 | 521 | 尿常规 |
| 466 | 乳腺 | 493 | 颈静脉彩超 | 522 | 妊娠试验（尿液检查） |
| 467 | 两肺 | 494 | 甲状腺彩超 | 523 | 维生素 C（尿液检查） |
| 468 | 屈光 | 495 | 细菌（尿液检查） | | |